疼痛大解密

解開痛覺的假象與眞相，我們爲何會痛以及療癒疼痛的新科學

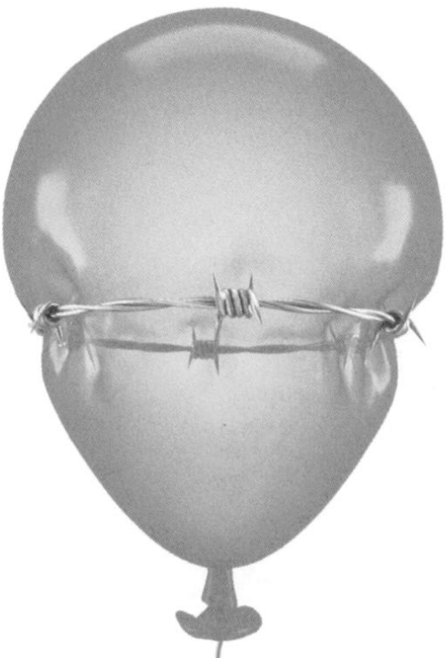

The Painful Truth

The new science of why we hurt and how we can heal

Monty Lyman
蒙蒂・萊曼——著
呂奕欣——譯

科普漫遊 FQ1079

疼痛大解密

解開痛覺的假象與真相，我們為何會痛以及療癒疼痛的新科學

The Painful Truth: The new science of why we hurt and how we can heal

原著作者 蒙蒂・萊曼（Monty Lyman）
譯　　者 呂奕欣
副總編輯 謝至平
責任編輯 謝至平、鄭家暐
行銷企畫 陳彩玉、林詩玟、陳紫晴、林佩瑜
封面設計 謝佳穎

發 行 人 凃玉雲
編輯總監 劉麗真
出　　版 臉譜出版
城邦文化事業股份有限公司
臺北市民生東路二段141號5樓
電話：886-2-25007696 傳真：886-2-25001952
發　　行 英屬蓋曼群島商家庭傳媒股份有限公司城邦分公司
臺北市中山區民生東路二段141號11樓
讀者服務專線：02-25007718；25007719
24小時傳真專線：02-25001990；25001991
服務時間：週一至週五09:30-12:00；13:30-17:00
劃撥帳號：19863813 戶名：書虫股份有限公司
讀者服務信箱：service@readingclub.com.tw
城邦網址：http://www.cite.com.tw
香港發行所 城邦（香港）出版集團有限公司
香港灣仔駱克道193號東超商業中心1樓
電話：852-25086231 傳真：852-25789337
馬新發行所 城邦（馬新）出版集團
Cite（M）Sdn. Bhd.（458372U）
41, Jalan Radin Anum, Bandar Baru Sri Petaling,
57000 Kuala Lumpur, Malaysia.
電話：+6(03)-90563833 傳真：+6(03)-90576622
讀者服務信箱：services@cite.my

一版一刷 2023年4月

城邦讀書花園
www.cite.com.tw

ISBN 978-626-315-265-6（紙本書）
ISBN 978-626-315-274-8（epub）

定價：NT$ 430（紙本書）
定價：NT$ 301（epub）

國家圖書館出版品預行編目資料

疼痛大解密：解開痛覺的假象與真相，我們為何會痛以及療癒疼痛的新科學／蒙蒂・萊曼（Monty Lyman）著；呂奕欣譯. -- 一版. -- 臺北市：臉譜出版，城邦文化事業股份有限公司出版：英屬蓋曼群島商家庭傳媒股份有限公司城邦分公司發行，2023.04
面； 公分. --（科普漫遊；FQ1079）
譯自：The painful truth : the new science of why we hurt and how we can heal

ISBN 978-626-315-265-6（平裝）

1.CST：疼痛醫學

415.942　　112001699

獻給

我的妻子，漢娜（Hannah）

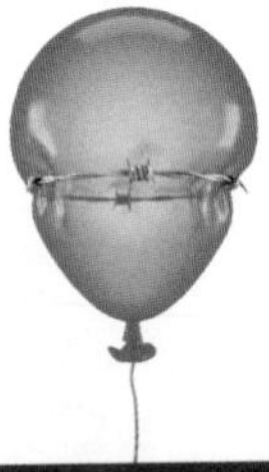

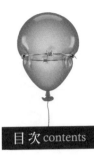

目次 contents

The Painful Truth

圖說列表

作者註

保密、衝突與溝通

疼痛既是人類普遍的經驗，也具有深刻的個人色彩。我認為，訴說真實的故事，是傳達疼痛深層真相的最佳良方。在本書的研究中，每一位受訪者都明確允許我將其經歷納入本書內容。有些人的故事是我多年前的見聞，那時我尚未打算撰寫關於疼痛的書，因此書中會採用雙重加密鎖：更改他們姓名，並把我們的相遇之處刪除。若你認為說的是你，我保證純屬巧合。所有醫師對病人皆有保密的義務，這項原則可追溯回古希臘。希波克拉底誓詞如此聲明：「凡余所見所聞，不論有無業務之牽連，余以為不應洩漏者，願守口如瓶。」[1]

我不是疼痛領域的專家，也不想推廣特定療法，從中牟利。我透過研究、經驗、和專家與患者的訪談中，發展關於持續性疼痛的治療意見，並在本書加以闡述。不過，雖然我想傳達疼痛原則，也真心期盼我的理解能帶來真正的幫助，但不該把我在本書表達的意見與反思當成醫囑。

棍棒與石頭或許會傷人筋骨，言語亦如是。因此我會盡力避免文字戰爭，以及會使疼痛惡化的語言。在多數情況下，本文中的「止痛藥」會採用「pain reliever」，而不是「painkiller」這個字。我也必須鄭重說明關於長期疼痛的用字。「持續性疼痛」（persistent pain）與「慢性疼痛」（chronic pain）是相同的。我偏好使用「持續性」，而不是「慢性」，因為「持續」較適合描述這種病況，接受度較高，現也獲得廣泛採用。「慢性」只代表長久，來自希臘文的「時間」（chronos），但它不是日常用語，對不同人而言有不同意思，最危險的詮釋就是「永久性」（permanent）。我偏好以「持續」替代「慢性」，但必須留意的是，在醫學上，「慢性疼痛」仍是最廣泛使用的名詞，因此必須習慣這兩個詞相互交替使用。

序言

「好消息是，你的身體沒有問題……」

我們關於疼痛的想法全都錯了。這主張固然大膽，但大致正確 。我說的「我們」，意思是指構成了社會的我們，也表示醫療體制內外的多數人。我們誤解了疼痛的性質，這份誤解正殘害無數人的生命。

身為剛出道的初級醫師（譯註：資格大約相當於臺灣的住院醫師。），這時的我目睹了這項誤解帶來的惡果。

那時是晚上九點，我準備結束在急性醫療室（acute medical unit，譯註：急性醫療室在英國與紐澳和急診科可能相關，但為獨立科室。）的值班，一天下來，實在筋疲力竭。太陽早已下山，病房沉浸於蠟黃的人工照明裡。急性醫療室是令人難忘的地方，像平價百貨公司在黑色星期五那樣一團亂，搭配的音樂則是機器嗶嗶聲與哀號聲奏成的吵雜交響曲。一整天，初級醫師會看見急診室的新病患被移到急性醫療室，展開進一步檢測與評估。之後，主治醫師會來看診，決定病患是否需要住院。我一手抓著一堆檔案，另一手速速寫下勉強可以辨識的筆記，跟著值班的主治醫師一床床前進，評估這天的病人。他顯然是優秀的臨床醫師，但有點倉促，而我草草寫下**監測腎臟功能……掃描膀胱……安排家屬會談**等每個行動規畫時，他已不見人影，尋找名單上的下一位病人。

我把紀錄一丟，速速跑過藍色的油氈地板，小心別撞上飛快的餐車或忙進忙出的護理師。我掃視下一個隔間，在隔簾與點滴架的叢林中，尋找主治醫師的蹤影。啊，在那邊，他已拉起隔簾，來到下一個病人身邊：保羅。

保羅是年近五十歲的資訊科技顧問，他躺在病床上，後腰墊個枕頭，臉上掛著飽受折騰的痛苦表情，禿頭上點點的豆大汗珠偶爾沿著皺起的眉峰滑落。過去幾年，保羅承受持續性下背痛，並歸因於辦公椅「故障」。他的疼痛原本是短暫、尖銳的刺痛，局限於右下背的小區域，一開始也是來來去去。但過去一年，疼痛變得持續且更強烈。保羅漸漸從社會退縮：首先放棄高爾夫球，之後不去酒館和朋友見面，現在則是延長病假，很少離家。他的個人生活也崩潰了：父親在幾個月前離世，妻子則在上個月離開他（顯然和他的疼痛無關）。過去幾天，疼痛蔓延到背部左側，並往下延伸到右腿側，這天早上更是痛到無法下床。他說，他從未在住家附近的診所找同一位家庭醫師（譯註：又稱為全科醫師。）看診，覺得他們都不了解他的疼痛；於是，這次保羅略過這些醫師，要兒子載他來醫院。急診醫師似乎對他病歷大綱感到有點困惑，為求謹慎，遂幫他安排磁振造影（MRI）。這是為了排除罕見的馬尾症候群（cauda equina syndrome），亦即脊髓尾端的神經受壓迫所造成。

掃描結果完全正常，之後神經科醫師的詳細檢查也是如此。血液檢查有助於發現感染或自體免疫系統的病因，檢查結果還是正常。主治醫師速速翻看紀錄，向保羅解釋這些發現：「……如你所見，你的檢測都很正常。好消息是，你的身體沒有任何問題……」

「所以，你是說，這些是我自己想出來的？」保羅又痛得皺起臉，嚴重到我們直覺上跟著一起皺眉。

「不，當然不是……呃……嗯，重點是，問題不嚴重！我們會開些強力止痛藥讓你帶回家，但我認為由你的家庭醫師接手最適合。」

我們離開保羅身邊時，主治醫師要我寫下最可能的診斷：

一、不明確性下背痛

二、心因性疼痛

「不明確性下背痛」的意思不言自明：背痛缺乏可辨識的身體病因。事實上，超過百分之九十的背痛病例，都沒有可辨識的組織傷害。[1,2]「心因性」的問題比較多，暗示著疼痛主要是源自於心理或情緒，或者可以想見，在許多病患的耳中，聽起來是「想像出來」的。保羅回家時，知道沒有嚴重的脊椎傷害。那是這次遭遇中唯一正面的結果。他離開時，不知道疼痛究竟源自何處，也不知道究竟是什麼在痛。那可能是身體某部位持續受傷所造成，而這個部位醫療科技無法偵測，因而缺乏治療的可能性（想來挺可怕的）；或者這疼痛純粹是心理性的：是一種思想障礙。保羅離開時，沒能獲得慎重診斷，甚至無法確認他經歷的情況是真的。我確信，諸如此類的故事一天發生的次數多到數不清。

問題是：這些意見基本上就錯了。就整個社會而言，我們都成了「疼痛假象」的受害者：這個觀念是說，疼痛是身體受傷的精準度量衡。依這套邏輯，疼痛若不是來自於身體，則必為心理障礙。無論是暗示或明言，多數人與多數醫療組織都成了「二元論」的奴隸：身體與心智是完全分離的存在。然而從現代疼痛科學等諸多角度來看，這想法是錯的。此外，對於無數飽受持續性疼痛的生命（約占人口的五分之一）來說，這種想法很不充分，甚至有冒犯意味，會摧毀人生。

本書是以證據為基礎來探索疼痛，讓我們以不同觀點看待疼痛、看待我們自己。透過故事與研究，讀者能看出疼痛的真正本質：疼痛是保護器，不是偵測器。疼痛是種糟糕的感受，督促我們保護自己的身體：我們會很快讓身體的脆弱部位從疑似有危險的來源退縮；我們會保護或支持這個身體部位；我們會避免某些行為或動作。疼痛不是傷害的度量衡。這差異看似微不足道，卻是徹底改頭換面。這項事實解釋疼痛如何在大腦形成，但並不表示疼痛「都只是你想出來的」。這項事實解釋了疼痛多麼怪異，從安慰劑效果到幻肢疼痛皆是如此，也解釋為什麼有那麼多人在傷害早已完全復原後，依然感受到疼痛。這也解釋為什麼疼痛是真實的，因此讓疼痛的正當性不應只仰賴是否有身體傷害。最重要的是，它為那些承受著莫名疼痛的人提供答案，帶來真正的康復希望。

我和多數同僚一樣，曾把疼痛視為重要（但終究無趣）的症狀，背後是更值得關注的病症。我實在是錯得離譜。我也在實務上發現，醫師很難接受組織傷害與疼痛之間的關聯經常很薄弱。我們都喜歡凡事符合簡潔的機械式或診斷式框架；理想上，這些框架不牽涉到病患的情緒或社交生活。我們都喜歡凡事容易衡量、觀測與處理。但疼痛就是混亂，與人性著實相似。

不認識疼痛，會對生活與群體造成巨大的衝擊，因此我們需要傳達真相。我們處於持續性疼痛大流行的時期——**這是**全球的失能主因[3]，社會卻沒什麼準備來應變。而關於疼痛的錯誤主流觀念不僅導致有持續性疼痛的人處於劣勢，還讓傳達疼痛，卻向來被認為「不可信」的人無法獲得止痛藥，包括女性、少數族群、心理障礙患者與嬰兒。有些族群的狀況未能享有仔細的科學檢視，有些人的疼痛向來缺乏看得見或「可衡量」的來源，對於這些人來說，醫師會認為他們的痛苦是誇大，甚至是發明出來的。這情況必須改變。

這本書是寫給承受疼痛之苦、疼痛照護者，以及想更了解這種引人注意之感的人，期盼無論何種背景的人都能理解。若想要探索更深層的知識，不妨看本書最後的術語表與諸多參考資料。我想藉由此書說明，你不必屈服於疼痛，也不必耗費生命對抗疼痛。還有另一條路可走。話雖如此，本書並非自助手冊。我探索了一些有證據支持的治療方式，經過總結之後，在本書的最後一章羅列出幾種應對之道。但我希望讀者能用上的是關於疼痛究竟是什麼的基本原則，並把這些原則當作基礎，進行有效的實際作為。

有疼痛的地方就有爭議。疼痛在本質上是會引發情緒的，我們都會以強烈的意見來處理這個主題，但沒有人能免除偏見。或許最有偏見的力量是來自我們的自身經驗——這些經驗未必能在他人身上複製，或泛化到所有人身上。最近我的腸躁症（irritable bowel syndrome，簡稱 IBS）似乎痊癒了，這問題長久以來困擾著我，有時相當嚴重，然而催眠療法治癒了這問題。我就讀醫學院時從未聽誰提過催眠，過去的我也對催眠不屑一顧，然而，舒緩疼痛的親身經驗卻宛如奇蹟。雖然有很好的科學證據，證明催眠對某些人、某些疼痛型態來說相當有效，但我得抗拒誘惑，不把催眠吹捧成治療各種疼痛的萬靈丹，因為它當然不是。疼痛也相當複雜多變，難以衡量。關於疼痛的資料堆積如山，卻是靠著五花八門的方法建立，研究發現也會彼此衝突，無怪乎科學家與醫師對於證據該如何詮釋總是針鋒相對。當然，利益衝突相當普遍，無論是大藥廠或小診所：許多人的生計是仰賴對於疼痛起因與療法的特定理解。財務上的利益競爭未必讓人犯錯，不過，這表示需要採用另一層次的謹慎。

雖然證據會相互衝突，利益也彼此競爭，但是過去幾十年來，現代疼痛科學已大幅躍進，揭露了無可否認的事實——疼痛是保護器——這項事實也形成疼痛革命的基礎。能理解這事實，終將紓解疼痛。我在寫這本書時秉持謙虛與開放的心，設法平衡健康科學懷疑論。期盼讀者也能如此閱讀本書。

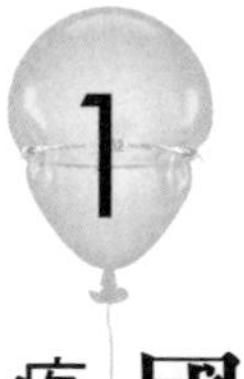

1 國防部

疼痛究竟是什麼？

生命中並無值得恐懼之事，只是需要了解。
該是多多了解的時候了，如此應能減少恐懼。

瑪麗・居禮（Marie Curie）

我不喜歡板球，會跟人說我覺得板球很無聊。但捫心自問，我不喜歡這項運動是因為球技甚差。我缺乏手眼協調，注意力時好時壞，剛當上初級醫師時就老是被資深外科醫師提醒這件事。這些局限在打板球時可不妙，因為你得用木板打擊快速移動的球，以免受傷（或者人家告訴我，這樣才能「跑位」得分），也才能接住快速移動的球，以免受傷（或者像他們講的，「接殺對方球員」）。板球顯然是世界上第二受歡迎的運動，有二十五億個球迷。如果你喜歡板球，請接受我的道歉，先別那麼快丟下我。

在求學生涯的最後幾年，我曾成功迴避過這項運動，但是二十一歲時的一趟威爾斯西部尖端海灘之旅，為我五年沒碰板球的紀錄畫下句點。一群朋友訂了間濱海小屋，準備在復活節週末度假。我們在美麗的晴朗午後來到此地，對一行人當中熱愛運動的那幾個來說，來場板球比賽是理所當然的。這處海灘位於有遮蔽的小海灣，約一百公尺長，全是我們的球場。我這隊「投球與接球」，這表示其中一人朝著對方的「擊球」隊伍投球，其他人在海灘周圍就定位，負責限制進攻隊伍的跑位得分，最好還能接殺。隊長湯姆很清楚我的板球球技差，遂把我安排到「正前外野」，這裡離主要活動區很遠，如此一來，我就不會惹出太多麻煩。這樣正合我意；我可以沉浸在周遭環境，沒有什麼中斷比賽或導致尷尬的風險。海水剛退潮，露出濕漉漉的沙灘，焦糖色的沙子上有平滑的卵石。海灣兩邊聳立著黑泥岩絕壁，上頭的野生植被宛如絨毛。這天雖然晴空萬里，但在地平線盡頭、好幾哩外的愛爾蘭海對岸，烏雲下的綠色雨幕讓遠方朦朦朧朧，景色美不勝收。

哐！

我轉過身，看來比賽早已開始。這球是萊爾擊中的，他是對手的第一位擊球手。說到板球，萊爾和我恰恰相反：他是頑固、超有競爭力的典型南非運動員。他舉家搬遷到英國時，身高在英國同學中鶴立雞群，在運動上傲視群倫，不僅代表他所在的郡打板球，還和未來將代表英國到世界各地出賽的橄欖球員一起運動。這位約九十五公斤的大塊頭，不僅把塑膠海灘板球發射到低平流層，而且球往下墜落時，是朝我的方向而來，令我大驚失色。我身邊沒有半個人，我只能落跑，或設法接殺。大腦的執行功能做出決策，要我別淪為邊緣人，因此我嘗試後者。這顆球朝著海岸線呼嘯而來，會大約在我左邊十公尺處落地，因此我飛奔去接。球在降落的最後幾公尺時，我飛撲過去——我那運動不足的雙臂每根肌腱都伸長出去——然後閉起眼睛。我撞到地，揚起一陣沙塵。待塵埃落定，我聽見海灣爆發歡呼。我睜開雙眼，看見雙手捧著這顆球。從沒見過哪個濕濕軟軟的亮橘色塑膠團這麼美麗。我就像在淘洗沙金，發現一大塊金塊，於是站起身把球舉得高高的，迎來一陣歡呼，眾人難以置信。我接殺了。我接殺萊爾了。我擊倒歌利亞啦。我愛板球！

我那光榮的二十秒旋即被大家拋諸腦後，徒留我沾沾自喜慢跑，穿越充滿卵石的沙灘，回到守備位置。這時，我感覺到右足部有一陣短暫的銳利感竄過。我的腿稍微縮回，但這感覺就和剛出現一樣很快消逝，於是我繼續跑。我八成是踩到比較尖銳的卵石吧。球賽繼續進行，我這邊的海灘幾乎沒有什麼進一步的行動。不過，大約十分鐘後，我眼角餘光瞄到某東西，引起我的注意。我後方的沙灘上有東西在蜿蜒，無論我往哪裡移動，那東西就跟著滑行。我轉過身，快速後退一步，然後鬆了口氣，原來那只是一段不會動的尼龍繩。不過，那東西好像連接著我的右腳。我盤腿坐下，想好好查看，這才發現後腳跟被混合著血的沙塊覆蓋。我輕輕撥開，露出禍首。原來是嚴重生鏽的魚鉤嵌進我足弓深處，刺穿處有血持續滲出。這就是疼痛的起點。一波波的刺痛感當然讓人不舒服——如果滿分是十分，這疼痛感大約是六分——但朋友聚集過來，以崇敬與厭惡的眼神盯著我這傷口時，疼痛感又會舒緩到四分。有這傷口好像很了不起，其所帶來的社會榮耀能舒緩疼痛。但是情況並非一成不變。我退出板球賽，獨自坐在小小的港口堤岸，猶豫著該自行把魚鉤拔出，或者該前往最近的輕傷診所處理，擔心這已腐蝕的恐怖玩意兒可能在某條魚的嘴裡好幾週，說不定會讓我感染——這時我的疼痛指數又上升到八。光是想像抽出魚鉤的過程，疼痛程度又上升到九。

我耗費大半個下午，設法把倒刺抽出足部時，在內心種下了真相的種子。這枚種子起初很有趣，但之後挺麻煩的。這枚種子是：疼痛很奇怪。疼痛並不合理。魚鉤卡在我的足部時，會導致組織受傷。雖然組織的問題完全沒有變化，但我感覺到的疼痛卻大幅起起落落。當我看到這可怕的東西從我的腳突出時，我開始感覺到疼痛，而驚呼連連的旁觀者出現時，疼痛減輕了；我獨自一人時，情況變得更嚴重，而我想像取出魚鉤所需要的角度時，又覺得更痛。我心中的種子萌生出基本真相：疼痛顯然無法直接用來衡量傷害。疼痛與傷害無法畫上等號。我們都曾有過這樣的親身經歷，例如發現腿上出現不明瘀傷，或經歷整天龐大工作壓力，下班時發現手指有小小的紙張割傷，實在很痛。任何醫院的急診室都能生動說明疼痛與組織損傷之間的脆弱關聯。我在急診室發現，這層關係即使在個別病人身上也有很大的差異：有個年輕男子在街頭鬥毆時，腹部中央被戳了一刀，所幸沒傷及任何器官或大血管。他指著自己開放性的傷口說：「醫生，這很酷吧？」他完全不痛——直到他出去抽煙，右腳腳趾踢到壞掉的手推車車輪。他抓著腳趾，但仍忽視腹部的穿刺傷，在短短幾秒間教了我四句新的髒話。

雖然我腳上的魚鉤起初沒有造成任何疼痛，但有另一則尖銳金屬物碰到人類足部的真實故事，顯示疼痛與傷害難題的另一個極端。一九九五年，有個二十九歲的英國建築工人從建築物的鷹架下來，待距離地面夠近時，他決定直接往下跳到一塊木板上。但他沒發現，那塊木板上有一根十五公分的釘子突出，後來那根釘子直接刺穿他左腳。這位建築工人與釘子被送進醫院；他疼痛不堪，必須服用強力止痛藥吩坦尼（fentanyl）及鎮定劑。吩坦尼是一種類鴉片藥物，會對人體的類鴉片受體起作用，產生強大的短期止痛效果。人體有天然類鴉片藥物櫃，其中最有名的類鴉片應屬腦內啡，但是自從人類發現罌粟（opium poppy）之後，就很樂於操縱這止痛系統。嗎啡是這類藥物中最知名的一種，然而吩坦尼的厲害程度堪稱數一數二，效力約是嗎啡的一百倍。醫療團隊小心翼翼，剪開建築工人的靴子，赫然發現釘子是從他的腳趾之間穿過，並未導致任何損傷。[1] 一九九〇年代初，研究人員曾進行一次精采實驗室試驗，重新創造出組織沒有受傷，卻產生嚴重疼痛的現象。[2] 他們在健康的參與者頭上放上看起來壯觀的「頭部刺激器」，類似老派的烘髮機。這個刺激器會連接到有強度旋鈕的大型控制器。研究人員告訴受試者，他們之後會暴露於經常導致頭痛的電流中。其實研究者騙人：這刺激器沒有電流，整臺機器都是假的。值得注意的是，刺激器「打開」時，有半數受試者感覺到疼痛，並說疼痛程度會隨著旋鈕往強度更高的方向轉動而更趨嚴重。

傷害並非疼痛的必要元素，也不是充分條件。這一點值得好好探討，因為多數人相信的是偉大的「疼痛假象」。「多數人」包括大部分的醫療專業人員，我也包括在內，至少在那已腐蝕的魚鉤改變我之前是如此。

疼痛假象：疼痛是衡量組織受傷的方法

即使我們心知肚明疼痛無法衡量組織的受傷程度，但許多人的行為似乎認定疼痛是身體產生、由大腦偵測到，許多醫療專業人士也如此治療病人。這不是在找神經科學的碴。我們必須拋棄這假象，進而探索疼痛的真相，唯有如此，才能幫助那些承受不必要疼痛的人。如此我們會對人類的大腦與身體運作有更精闢的了解，進而理解身為人類的意義何在。最重要的是，我們需要這項知識，才能幫助世上五分之一承受著持續性莫名疼痛的人。不過，在探討疼痛究竟是什麼之前，得先了解我們是如何陷入此等困境。

十七世紀的法國科學家與哲學家勒內．笛卡兒（René Descartes，1596~1650）涉獵了宗教、數學與自然科學，並在過程中創造出嶄新的領域。此外，他還推翻了我們對疼痛的理解。十七世紀初，關於人類思想與感受從何而來的問題，科學家、哲學家與神學家的看法莫衷一是。最古老的假設指出，思想與感受是來自我們的心——我們感受到不同情緒時，心跳就會出現明顯變化。另一派思想源自於西元二世紀希臘醫師蓋倫（Galen，129~約200）的解剖學實驗，認為思想與感受是源自於大腦。這項爭議延續了好幾個世紀，成為眾人喜愛討論的話題，莎士比亞還簡潔有力地說：「告訴我，幻想是由心還是大腦孕育而成？」[3]笛卡兒堅信疼痛是來自大腦與神經系統。誠然，他認為疼痛（以及靈魂寶座）來自大腦松果體（如今我們知道，松果體是睡眠模式調節器）——但就隨他說吧，這已是往前一大步了。同樣具有革新意義的是，他把大腦與神經比喻成機器，並提出反射作用的觀念。《論人》（*Treatise of Man*）是在笛卡兒去世後，於一六六四年問世，書中把受傷與疼痛之間的連結比喻為拉響鈴聲，還搭配如今相當馳名的圖，圖上有個男孩的左腳太靠近火。

把疼痛經驗比擬為拉響警鈴表面上看似有理：我們的組織受傷，神經透過疼痛訊號，把訊息送到大腦。大腦直接轉譯這條訊息，接著我們就會意識到疼痛。組織發送出疼痛訊號；大腦起了反應。這理論在過去四個世紀相當盛行，無論是明言或假定。不過，這理論基本上是錯誤的，卻是疼痛假象的基礎。如果疼痛是反射作用，是由身體邊緣、與外界互動的末梢延伸到大腦的單純訊號系統，那麼我們應該**總是**在身體組織受傷時感受到疼痛，也**只在**這時感覺到痛，而疼痛應與傷勢程度成正比。但稍微看看周圍的世界，就會發現顯然不是這麼回事；我踩到魚鉤的怪事、傷勢早已痊癒卻仍持續疼痛、情緒小變化就會改變疼痛經驗都是例子。

不過，痛覺並非完全和感覺無關。多數時候，短期疼痛相當能精準呈現傷害。大拇指被筆電夾到會覺得痛，但如果被汽車門夾到會更痛！顯然有一條路徑會把受傷所造成的傷害，與疼痛所造成的傷害相連。在笛卡兒提出理論之後，過了兩個半世紀，優秀的英國神經學家查爾斯・斯科特・謝靈頓（Charles Scott Sherrington，1857~1952）發現了這條路徑。他辨識出位於神經末端的特定受體，這些受體就位於皮膚表面下，似乎只會被有害的刺激活化，亦即會讓我們感覺疼痛的事物。他開啟先河，把這些受體稱為「傷害感受器」（nociceptor，譯註：也常稱為「痛覺受體」。），這個字源自於拉丁文「nocere」，意為受傷或傷害。[5]傷害感受器可偵測有害刺激導致的損害與危險，而刺激又可分成三大類：機械式（我踩到魚鉤時活化）、熱（例如笛卡兒的男孩讓腳趾受到火刺激），以及化學性（種類繁多，例如蕁麻、運

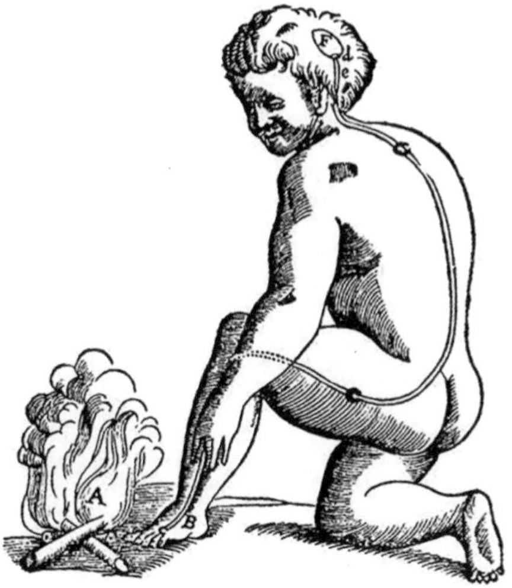

笛卡兒的「疼痛路徑」，摘自一六六四年出版的《論人》「比方說，如果火離腳很近，這堆火的小顆粒會有能力，啟動其所碰觸到的皮膚點，拉起連結著這一點皮膚的細線，同一瞬間打開連結細線末端的毛孔，就像把繩索的末端一拉，會瞬間敲響掛在末端的警鈴。」[4]

動時乳酸帶來的灼熱感——乳酸為身體產生能量時所帶來的副產品）。這些刺激的特定成分會啟動傷害感受器，觸發前往腦部的神經衝動。特別值得注意的是，這過程會出現某種跨界現象：不同的傷害刺激可啟動相同受體。以一種偵測有害熱度的受體為例。這受體稱為TRPV1（譯註：這是指「瞬態感受器電位陽離子通道，子類V，成員1」〔transient receptor potential cation channel, subfamily V, member 1〕。）。這種受體會偵測到溫度超過攝氏四十三度，不過，也會受到辣椒的活性成分「辣椒素」（capsaicin）觸發。無怪乎我們吃辣椒或皮膚碰到辣椒時會有灼熱感，因為和回應滾燙物體的受體是相同的。因此，即使溫度沒有變化，我們仍會感受到熱。這會欺騙大腦，讓大腦以為我們很熱，所以身體會設法藉由排汗來降溫。辣椒素的分子是脂溶性的，無法溶於水中，因此你咬到略超過辣味閾值的東西時，喝水是下下策，這樣會讓有害分子在整個嘴巴擴散，啟動更多TRPV1傷害感受器。上策是攝取含有脂肪的東西，例如優格、牛奶（品嚐辣椒的活動上就會提供牛奶），或我個人最愛的芒果拉昔。鳥飼料也常添加辣椒素，以防松鼠與其他飢餓的哺乳類動物覬覦，這讓我們得以一窺大自然透過辣椒植物進行天擇的奇妙層面。哺乳類（至少有臼齒可咬碎東西的動物）比較可能摧毀辣椒種子，而鳥類最可能讓這些種子毫無損傷地通過消化道，把辣椒散布到遼闊區域。簡單來說，哺乳類會把辣椒素分子詮釋為滾燙與疼痛，但是辣椒素在鳥類身上並沒有這樣的效果。因此，辣椒經過適應，變成只吸引有羽毛的朋友。[6]

傷害感受器啟動時，會傳送訊號（電化學衝動），沿感覺神經往脊髓方向前進。感覺神經包含三個部分：細胞體（含有神經的DNA與大部分的細胞機制）、樹突（從末梢深入細胞體的分支），以及軸突（從細胞體離開的分支）。一旦衝動完成沿末梢神經前進的旅程，抵達脊柱，就會沿著脊柱神經前進，抵達大腦。但重要的是，這前往大腦的路徑並非不會受到中斷的高速公路。謝靈頓有諸多革命性的發現，其中一項指出，神經的軸突其實沒有碰到下一個神經的樹突，兩者之間有很微小的空間分隔，稱為「突觸」（synapse）。唯有電脈衝抵達脊髓第一根神經的末端，才會導致它釋放出「神經傳導物質」這種化學物質到這個空間，並啟動下一個神經，再以此類推，最後把這衝動往上傳到脊髓，送到大腦。現在，我們可以為笛卡兒的男孩身上確實發生的事提供更多細節資訊。當他的腳碰觸到火焰時，並不是有一根神經啟動了大腦的疼痛中心，像拉起一根繩子的末端，搖響另一端的警鈴。這過程其實有數種不同神經把訊號彼此傳遞，之後大腦才察覺到疼痛。我們可能會忍不住認為有條「疼痛路徑」的存在，而這說法表面上也合邏輯。的確，在我過時的醫學院課本上，全都是如此稱呼訊號傳遞過程。但真相是：從組織到大腦的「疼痛末梢」、「疼痛訊號」或「疼痛路徑」並不存在，只有傷害感受器，以及傷害感受訊號與傷害

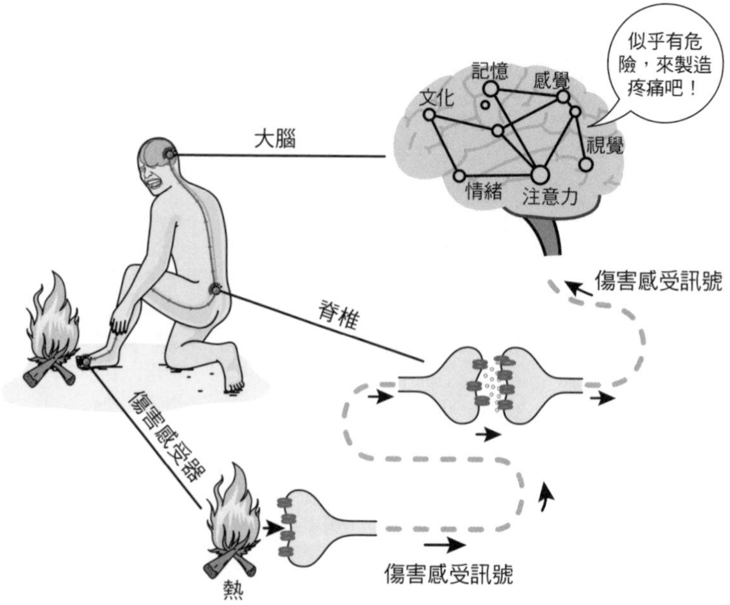

笛卡兒更新版：傷害感受（危險）路徑圖

感受路徑。雖然這是神經科學的正確術語，但我會稱這些為「危險受體」與「危險訊號」，因為這才是其本質。這些訊號要傳達的是組織受到傷害或面臨危險的訊息，而這些訊號通常在痛覺產生的過程中扮演重要角色，但並不是必須，且光有這些訊號也不夠。疼痛並不是在組織產生的，也不會沿著神經「上傳」。英國神經科學家派翠克．沃爾（Patrick Wall）堪稱二十世紀最了不起的疼痛科學家，而當年他門下的博士生史蒂芬．麥克馬洪（Stephen McMahon，亦為當今世界頂尖的疼痛專家）明白，科學家與醫師運用這些基本上錯誤的詞彙，嘗試把疼痛科學簡化，至今依然如此。一九八六年，他們寫道：「把傷害感受器貼上疼痛纖維的標籤，並非令人敬佩的化繁為簡之舉，而是瑣碎化，實在令人遺憾。教科書作者會繼續以簡化之名，行提供瑣碎知識之實。」[7]

起初魚鉤卡在我的腳底時，機械式的危險受體將危險訊號沿著神經送到我的脊髓，但有東西阻止了疼痛形成。為理解這項奧祕，最大的概念突破是來自沃爾和同樣具有革新貢獻的加拿大心理學家羅納德・梅爾扎克（Ronald Melzack）於一九六五年發表的研究——〈疼痛機制：新理論〉（Pain mechanisms: a new theory）。[8]這項新理論是「門閥控制理論」（gate-control theory）。從本質上來看，他們發現危險訊息從末梢神經傳到脊髓的過程並非走一條單純的單行道路徑；尚有其他中間神經元會讓危險訊號通過或把它擋下，就像開啟或關閉一道門閥。他們指出，非疼痛性的神經輸入（例如碰觸）可能啟動抑制性神經元，阻止危險訊號送上脊髓——這就是「關閉門閥」。這解釋了為何我們膝蓋撞到桌子時，會揉揉膝蓋。這項理論具有革命性，因為它解釋了為何受傷未必等於疼痛，以及危險訊號可以開啟或關閉。

在一九六〇年代的搖擺文化時期，梅爾扎克與沃爾彷彿呼應著反文化，顛覆了幾個世紀以來確信的事。笛卡兒的響鈴理論畫下句點，現代疼痛科學於焉誕生。今天的疼痛科學家都是在這次革命下所誕生的後裔。二十世紀的最後幾十年，疼痛研究突飛猛進，讓我們不再只揭露疼痛不是什麼，而是開始理解疼痛是什麼。疼痛甚至不是危險訊號通過門閥、進入脊髓的結果所決定：疼痛完全由大腦產生。換言之，疼痛不是大腦偵測到的，而是大腦製造的。如果疼痛要存在，需要我們的意識覺察。當我們全身麻醉、把大腦排除在外時，傷害感受依然和我們有知覺的時候一樣會發生，但不會形成疼痛本身（當然，前提是麻醉醫師妥善完成工作！）。沒有大腦，就沒有疼痛。

第二項重要的發展，就是理解到大腦沒有單一的疼痛中心。近年的一大進步是我們能對疼痛者的腦部進行造影。神經造影術的種類繁多，本書最常談到的是功能性磁振造影（functional magnetic resonance imaging，簡稱 fMRI），可偵測在某特定時間點血流量高的腦區（亦即正在使用的區域）。造影研究顯示，人在疼痛時會有幾個不同腦區「發亮」。[9] 值得注意的是，這些被啟動的腦區代表人之所以為人的所有層面：感覺（如果有危險訊號，則偵測是哪種危險訊號送到大腦，以及來自何處）、情緒（例如與焦慮和壓力有關的區域），以及認知（思想、記憶、信仰與期望）。每個人每一次疼痛的經驗都是獨一無二的，而這種輸入大雜燴會啟動大腦中產生疼痛知覺的個別化神經元網絡。這獨特的網絡通常稱為「神經標記」（neurosignature）。談到疼痛的時候，一切都很重要。這解釋了一個冗長卻精確的名詞，也是最廣為接受的疼痛理論：疼痛的生物心理社會模式（bio-psycho-social）。顯然，「怎麼」痛是相當複雜的主題。但現在科學界明白，「為何」痛則相當單純，也確實會改變生活。該是了解疼痛真相的時候了。

疼痛的真相：疼痛是保護器

「疼痛是保護器」的說法並不是疼痛的定義，而是關於疼痛的基本真相。在本書的研究與訪談中會一再觸及這項真相。真正了解真相，就能解釋為何疼痛如此詭譎多變，以及為何疼痛在受傷痊癒後仍能持續那麼久。如果我們停留在相信警鈴的階段，認定疼痛可直接衡量傷害，就永遠無法理解人類生存的這些層面。了解到疼痛是保護器、未必能精準通報傷害，並知道疼痛是試圖保護我們（即使過度反應，有時候甚至會搞砸人生），是通往痊癒的第一步。人體還有其他保護機制會與疼痛一起發揮作用，例如免疫系統，但是任何疼痛的定義皆應以疼痛作為保護器的角色為基礎。換言之，疼痛這種感覺是告訴我們：身體某個部位遇到危險或傷害，需要保護。身體是否**確實**面臨危機或已經受傷，則完全是另一回事。每種疼痛的定義或多或少都是妥協，但皆應以這項核心事實為本。疼痛是可怕的感覺，促使我們保護身體部位。國際疼痛研究協會

（International Association for the Study of Pain）在二〇二〇年七月更新了疼痛的定義：「疼痛是一種不愉快的感覺與情緒經驗，和實際或潛在的組織傷害相關，或類似相關。」[10]而協會這項定義清楚顯示，疼痛不一定等於傷害：「疼痛與傷害感受（nociception）是不同的現象。疼痛不能僅從感覺神經元的活動來推論。疼痛向來是個人的經驗，會受到不同程度的生物、心理與社會因素影響。」

如今我們知道，疼痛是大腦產生的。但是要理解與解釋這項概念，還有很強大的障礙。如果向承受持續性疼痛的人說明這項事實，他們大可以問：「你是說，我的疼痛都是自己想出來的嗎？」這意思是，通常疼痛「都是在你心裡」，暗示著疼痛是可以透過思想而驅離。這實在太偏離事實。疼痛是大腦做的決定，告訴有意識的心智有危險；而大腦的絕大部分是在我們的意識掌控範圍之外。

要說明這一點，先回頭看看我踩到魚鉤的遭遇，並以比喻的語言來看看我的疼痛系統。想像一下，我的大腦裡設有「國防部」：這裡的公務員網絡星羅棋布，在不同的部門處室工作，但目標一致：保護身體免於危險。其中有些員工從外界接收視覺輸入、觸覺與嗅覺，多半是平凡的感官資訊，也接收危險訊號。其他則負責情緒、過往經驗、專注、核心信念與未來期待。他們分布在整個大腦，但持續溝通；想像一下，他們被困在永遠沒完沒了的線上會議。這些公務員的工作就是一起權衡身體遭遇危險及威脅的證據。如果有危險或傷害的證據，國防部會發布命令給有意識的心智，要求要保護身體，而這命令就是疼痛。

讓我們直接切入動作吧。我剛出乎意料地接住板球，沉浸在榮耀中二十秒。我現在輕輕慢跑穿過海灘，在不知情的情況下就要踩到一根生鏽的舊魚鉤了。而國防部看起來是一片祥和……

情緒：我覺得好讚！剛才接殺板球！大家都愛我！

視覺：你們得感謝我。我是蒙蒂手眼協調中優良的那一半。

感覺：好的，各位，抱歉打擾一下，但我收到傳訊。我從右足弓得到危險訊號。有個小小尖銳的東西劃破皮膚。

視覺：好，我們來看看視覺資料。我們在海灘上，這裡有大大小小的卵石，沒有特別危險之處。

情緒：跟你們說喔，我覺得快樂又安全，就這樣。

記憶：謝啦，情緒。我趕快查一下檔案庫吧。嗯，蒙蒂過去十年都在這一帶的海灘上奔跑，這裡的環境都差不多，過去尖銳的東西只有卵石。

國防部得在幾分之一秒的時間內回答一個問題：這項刺激危險嗎？如果國防部判斷，我的身體面臨危險，需要保護，就需要讓我的意識能察覺到這項事實，並激發我採取行動，方法是——製造疼痛。國防部的短期疼痛決策通常很精準，且工作人員經驗豐富，不過這個決定頂多和所收到的外界情報一樣好。這決策也深受過往經驗與未來期望的影響：國防部如果習慣身體經常遭到攻擊，就可能會高度防衛，愛亂開槍。有一項再怎麼強調也不為過的關鍵：我們有意識的心智是進不去國防部的權力中心的。疼痛是國防部發布的命令：這項命令促使我們有意識地自我保護身體。然而，就我的例子來說，國防部決策時誤判危險訊號來自無害的來源，因此沒產生疼痛。

當無意識大腦判定身體有危險時，會有意識地把這判斷轉譯為疼痛。維萊亞努爾・蘇布拉馬尼安・拉馬錢德朗（V. S. Ramachandran，全名為 Vilayanur Subramanian Ramachandran）是卓越的印度裔美籍神經科學家，他曾精湛說明這個現象：「疼痛是對生命體健康狀態的意見，而不只是受傷的反射回應。」[11] 如果指出視覺也是大腦的意見，就更能強調這一點。我們相信自己所見，通常也假定光打到視網膜時，大腦會負責解碼，就像智慧型手機的相機。視覺看似不費力，通常

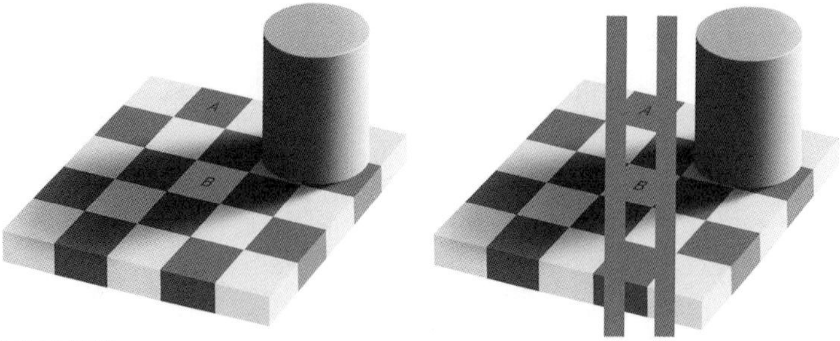

棋盤陰影錯覺

也能相當精準地再現這個世界，不過，視錯覺（optical illusion）顯示並不是這麼回事。看看以下的棋盤陰影錯覺。[12]

我們或許很難相信，左邊圖上的方格A與方格B的顏色一模一樣。把這兩個方格和右圖相同顏色的長條相比較。即使我們知道事實，卻無法改變大腦要我們看見什麼。大腦會調整光線的資訊讓我們認為合理，未必要為外界發生的事製作出完全精準的圖像。很久以前人們就知道，大腦大部分是致力於產生圖像，其所耗費的力氣，是偵測光線與顏色資訊的十倍之多。[13]視覺並非用來衡量光線與顏色，其設計是要為外界事物賦予意義。疼痛也很類似：疼痛不是用來衡量傷害或危險，而是大腦對身體是否受傷或面臨風險發表的無意識意見。視覺遠不只是觀看而已；疼痛也不只是感覺。當我們燙到腳趾或踩到魚鉤，受傷之處發出的危險訊號當然很重要，但重要程度頂多和**意義**一樣高。

鏡頭轉到義大利海岸的晚春，位於羅馬南邊幾哩之處，時間則是一九四四年。英美部隊在安濟奧（Anzio）海灘登陸，包抄德國強大的防禦工事。盟軍的兩棲登陸固然達成出奇不意的要素，但德軍很快調動所有可動用的軍力，在灘頭形成集團。德軍從周圍山丘的有利位置，對處於劣勢位置的盟軍發動了混亂的軍火攻擊，實在是場血洗之戰。在安濟奧的醫院，醫官被一波波送來的傷患包圍。其中一位醫官是年輕的亨利・比徹（Henry Beecher），他的見聞將促成他成為疼痛醫學先驅。每名傷者來到醫院時，比徹會問他們痛不痛，想不想要打嗎啡。令他驚訝的是，有超過七成的人都說不痛，其中有些人甚至身負重傷。在戰後，比徹在波士頓時遇到的平民百姓卻恰恰相反：這些車禍或工業意外的傷者，同樣差不多有超過七成的人回答「會痛」。比徹在一篇文章中分析了這兩個族群，發現兩者的差異並不是受傷程度，而是傷者對背後意義的感知。[14]在安濟奧的灘頭，受傷的士兵如果到了醫院，就會知道自己是在安全的地方，或許會被送回家。比起沒有受傷，他反而更可能因為受傷而活下來，畢竟在戰場上的生存機率並不高。然而，受傷的波士頓平民則是從安全情況移向危險處境，因此大腦很自然會產生疼痛。這是極端的例子，沒有多少例子能說明受傷是有益的，但這研究顯示疼痛是因為感知到危險而產生，也會因為安全而紓解。

疼痛和我們站在同一邊。短期疼痛（醫學上稱為「急性疼痛」）的確可以挽救生命。有極少數的人天生缺乏感受疼痛的能力，他們過著無法注意組織受傷、無法保護組織不受傷的人生，幾乎都年紀輕輕就死亡。也有人因為疾病，失去對疼痛的敏感度。二〇一四年，我在東非展開醫學之旅時遇見一位痲瘋病人，他感覺不到指尖，也因為察覺不到的傷害重複發生，導致肢體畸形。他告訴我：「我寧願什麼都能感受，也不願感受羞恥之苦痛。」無論從哪個角度來看，疼痛實為生命所必須。不過，疼痛會腐蝕健全者的心智、身體與社交圈，進而可能摧毀人生。

持續性疼痛廣為流行，案例越來越多，而醫療人員卻沒有足夠的因應能力。持續性疼痛也令人困惑：大量證據顯示，多數案例在傷勢復原已久之後，疼痛依然持續。雖然某些持續性疼痛的案例是因為組織的持久性傷害（通常是癌症相關的疼痛，或諸如痛風或風濕性關節炎發作），且持續性疼痛應由醫師檢查（醫師會尋找「紅旗」〔red flag，譯註：指危險徵兆。〕），但在絕大多數的案例中，疼痛本身就成了疾病。即使有持久性組織傷害，受傷程度顯然也和所經歷的疼痛程度沒什麼關聯。在了解疼痛做為保護器的性質後，我們可開始理解疼痛的另一個真相：疼痛是有記憶的。

疼痛記憶

我的魚鉤故事還有第二幕。在移除那討厭的東西之後，過了幾個小時，甚至幾天，我的腳很痛，足弓泛紅發炎，禁不起碰。這時有兩個保護系統介入了：疼痛系統與免疫系統。在受傷之後發紅是含有組織胺的「肥大細胞」所造成的。肥大細胞是免疫系統的地雷，會釋放出發炎物質，讓血管擴張（與泛紅），拓寬免疫軍隊的道路，讓免疫大軍能前往受傷之處。它也讓皮膚的危險受體更敏感；光是碰到腳就會導致疼痛。無痛的刺激卻導致疼痛——這現象稱為「觸摸痛」（allodynia）。曬傷的皮膚會特別敏感，也是因為同樣的過程。它提醒我們別打擾受傷區，並保護這個身體部位。這完全是為了我們好。在受傷後過了一個多星期，我足部傷口滲膿，表示某些討厭的傳染源曾出現在魚鉤的刺上。不過，在一兩個星期之後，原本越來越強的疼痛與免疫系統都平靜了，於是生活恢復正常。

把時間快轉大約一年。我大學放暑假時，與家人一同到威爾斯西部度假，那一帶就是我足部受傷的地區。這次還來了兩位嘉賓：父母養的狗兒赫克特與琪琪。這兩隻狗雖然可愛，但稍嫌活潑。這兩隻是史賓格多犬（springador，史賓格獵犬與拉布拉多犬的混種），情況好的時候是精力旺盛，而這回是牠們頭一次見到海洋。為了讓狗狗發洩精力，我帶牠們沿著兩哩長的海灘慢跑。突然間，一股尖銳劇痛從我的右腳竄上來。我踉蹌一步，絆倒在滿是卵石的沙上，緊抓著右腳。我看看腳底。在足跟與足弓連接的地方、離魚鉤傳奇事蹟留下的淡淡疤痕不遠處，有很小很小的刮傷。我甚至不確定有沒有流血。這顯然是由尖銳的石頭造成的，但為什麼會引發這麼不成比例的疼痛反應，實在難以理解。就是這樣，除非你懂得國防部的權力中心發生了什麼事：

感覺：我們從右腳足弓收到危險訊號。有尖銳的小東西刮傷了皮膚。

視覺：好，視覺資料如下：我們在布滿大大小小卵石的長沙灘上，設法追上幾隻精力充沛的動物。

記憶：我剛剛搜尋檔案庫，你們記不記得上一次在威爾斯西部的卵石沙灘上，有東西劃破蒙蒂右腳時發生的事？

一瞬間，大腦在我的意識之外判定這刮傷代表危險，於是產生大量疼痛，將我的注意力引導到保護足部。在這些意外之後，雖然右腳沒有持續性疼痛，我還是會避免在布滿卵石的海灘上打赤腳行走。這是超敏反應、輕微焦慮與迴避的循環，十分常見。

和許多持續性疼痛造成生活一塌糊塗的人經歷相比，我的例子實在微不足道。但重點是，路徑是一樣的。多數持續性疼痛的案例中，大腦長期下來變得過度保護，即使受傷處已復原，大腦依然會產生疼痛。這看似乎完全不合邏輯，但是我們在探討疼痛真相時就會明白箇中道理：疼痛是保護器。背部肌肉拉傷幾乎都會完全康復，但在許多案例中，大腦出於保護珍貴脊髓的善意，開始把這部位的任何動作都詮釋為可能帶來威脅，即使這次沒有受傷依然會產生疼痛。歷史上有數不清的故事，道出立意良善的警力在碰過一次重大犯罪或恐攻之後變得過度警覺，於是對無辜民眾進行犯罪特徵分析、攻擊與監禁。我們大腦的國防部也差不多，會過度警覺，把任何無害的肌肉動作詮釋為危險。而大腦越常這麼做，就越「學會」疼痛，即使原本的組織損傷早已痊癒。在多數持續性疼痛的案例中，疼痛不再是症狀，而是成為疾病。重要的是，這並未讓疼痛不那麼折騰人，反而一樣真真切切。但我們對於這疼痛真相的知識卻非常重要，能帶來滿滿的希望。

在那趟疼痛的海灘慢跑行中，陪伴我的史賓格多犬是救援犬；我父母在牠們八個月大時把牠們接回家。除了沒有接受訓練之外，牠們還看起來經歷了快樂的小狗童年。牠們都很好奇，會舔任何造訪家裡的人，表達滿滿的愛。這兩隻狗大約兩歲時，我初次邀請朋友喬許來我家，這時情況才突然改變。那時，母狗琪琪看見我那身高一百八十多公分、沙黃色頭髮的朋友走進前門就開始狂吠。牠同時撒尿，惡狠狠地朝著喬許吠叫，渾身顫抖，擋在我和喬許之間，設法保護我。每回喬許造訪，琪琪就會這樣，也只對喬許這樣。有一天，我弟弟的朋友造訪。他看起來和喬許有幾分神似，遂引來可憐的琪琪相同的反應。這下子可合理推測，在琪琪出生後到八個月的這段期間，曾有個和喬許長得很像的人傷害或驚嚇過牠或牠主人。現在，若哪個人和很久以前曾真正造成威脅的人有類似之處，都會讓琪琪感到威脅，即使那人不會傷害牠。我不能對琪琪生氣，逼迫牠與喬許好好相處——這樣只會把事情弄得更糟。我也無法要牠坐下，有邏輯地解釋一切。我能做的就是慢慢提供琪琪資訊（也就是證據），讓牠知道喬許是安全友善的：我和喬許相處時會讓琪琪在場，也讓喬許在外頭和牠超無憂無慮的兄弟赫克特一起玩，最後讓喬許把網球扔給琪琪。這是緩慢而持續的過程，每往前幾步就會後退一步。不過，琪琪開始信賴喬許，在他出現時也漸漸放鬆，最後成為好朋友。

無論你偏好把疼痛視為過度防護的狗，或是當成過度警覺的警力，我們都需要了解，疼痛即使在缺乏傷害的情況下也會輕易存在，而過度保護通常是慢性、持續性疼痛的根本原因。要治療慢性疼痛，有證據支持的最有效方法，就是提供安全證據給大腦，並減少威脅的證據。設法以憤怒或否認來「對抗」疼痛向來無用，而設計來去除「組織問題」的療法也鮮少有效，或者無法以其聲稱的方式發揮功用。現代醫學喜歡運用戰爭用語，使用「對抗」當作比喻。這在人體遭到外來入侵者攻擊（例如新冠肺炎），或自己的細胞造反時（例如癌症）或許很貼切，但疼痛是設法幫助我們。疼痛是朋友、是醫師、是老師，也是保鑣。疼痛是守護天使，而不是傷害的舉報者。即使疼痛的過度保護可能會毀了我們的生活，但了解到疼痛總是設法保護我們，依然是與持續性疼痛共存、減少甚至消除疼痛的第一步。明白了這簡單卻新穎的真相——疼痛是保護器——之後，我們就能開始享受這奇特感覺背後的故事與科學，甚至踏上康復的漫漫長路。

2 五位無痛奇人

——探疼痛不敏感症

我寧願什麼都能感受，也不願感受羞恥之苦痛。

東非痲瘋病患

你或許認為，人生若無疼痛，可謂善哉善哉。不過，得看看你問的是誰。

二〇二〇年五月，我被重新調派到醫院的新冠肺炎病房兩個月了，這會兒自己也染疫。我是在晚餐時注意到最初的症狀。在夜班之前，我吃美味的蔬菜木莎卡（moussaka，譯註：一種希臘千層茄子。），卻感到食之無味。我撒了鹽，每一口卻只在舌頭上嚐到鹹鹹的感覺。撒了許多胡椒之後，又覺得食物變得特別苦，但依舊缺乏真正滋味。至於甜點，我幾個小時前一定會大快朵頤的巧克力蛋糕，此時卻化為一團空虛模糊的甜味。

我的嗅覺與味覺忽然消失，就是冠狀病毒導致的嗅覺喪失（anosmia），而這深奧的經驗教了我關於感覺（sensation）與知覺（perception）的兩堂課。首先，我們對外界的知覺（例如某種食物的滋味如何）通常不是僅由單一的感覺或輸入所引起。在這次的情況中，食物的味道主要來自兩大感覺，也就是嗅覺與味覺（gustation，舌頭對味道的感覺），而其他感覺（例如對溫度與畫面），對營造出整體味道的知覺而言也很重要。就連聲音也牽涉其中：科學研究顯示，如果培根聽起來酥脆，嚐起來也會更美味。[1] 我學到的第二堂課是，我們若是失去了通常視為理所當然的感覺，想念的心情會很強烈。我平常吃東西時感受到的喜悅已消失無蹤。人體本來有警報系統，讓我們避開腐敗與具有潛在危險的食物，這時這套系統也不見了。

在醫學上，我們從缺乏感覺者的經歷學到許多關於感覺的知識，也學到感覺對知覺的影響。這些人可能是天生就缺乏感覺，也可能是疾病或傷害所導致。無法感覺到疼痛的人之所以值得注意，原因不光是教了我們疼痛經驗背後的生物機制，為新止痛藥帶來希望，也因為他們宛如一扇窗，讓我們窺見這種複雜經歷具備的情感、心理與社會重要性。

納維

在巴基斯坦北部的村落，有個十三歲的少年相當知名。大街旁，一群好奇的購物者會在一條滾燙煤炭鋪成的小徑周圍排隊。那位十三歲的少年面不改色，赤腳在上頭行走。滿懷敬畏的旁觀者若給了足夠賞金，少年就會大張聲勢，揮舞一把刀，眼睛幾乎眨也不眨，就緩緩把刀子插進自己的手臂。這男孩似乎能完全掌控本該難以形容的疼痛。於是，納維開始聲名遠播。

他開始成名時，劍橋大學遺傳學家傑夫．伍茲（Geoff Woods）剛好在巴基斯坦的附近地區研究神經疾病。當地醫師請伍茲來評估納維時，伍茲知道機不可失，定要見見這位感覺不到疼痛的男孩。這種極罕見的疾病稱為先天性無痛症（congenital analgesia，也稱為先天性痛覺不敏感）。一九三二年，美國神經精神科醫師喬治．迪爾博恩（George Van Ness Dearborn）曾記錄他在評估一名神祕男子時的發現。這位中年紳士實際上是個相當平凡的人，只不過可以忍受多次受傷，卻不感覺到任何疼痛（包括以手槍意外射斷左食指）。迪爾博恩承認，「簡言之，我們目前對於神經系統的認識還太少，無法肯定地為這樣的病例提出單一的神經病理學推測。」[2] 在迪爾博恩的病例報告發表之後，過了七十年，伍茲得知巴基斯坦有無痛少年的消息，這段時間變化不大，相關知識依然付之闕如。與納維見面會是千載難逢的機會，這並不是說，有機會去看醫學上的「怪咖」，而是透過一扇活生生的窗戶探看疼痛機制，或許還能找到治療方式。

大約在納維十四歲生日時，伍茲教授準備出發，與他見面。這時，男孩從家中的高高屋頂跳下來，向友人炫耀。在撞擊地面之後，納維起身拍去身上的沙塵，似乎毫髮無傷地自行走開。不久之後，在毫無預警的情況下，他很快失去意識，離開人世。後來發現，他在墜落時頭部受到嚴重撞擊，導致腦部大出血，但他卻連碰撞的感覺都沒有。

伍茲在劍橋大學的團隊成員，以及巴基斯坦的一群醫師聯絡了納維的家屬。這下子他們發現，這家族有幾個成員——包括在巴基斯坦北部同一宗族的另外兩個近親家庭——也都有先天性無痛症。這些人身上有傷疤、骨折，舌頭前端也有咬傷。怪的是，雖然他們完全感覺不到疼痛，但是觸覺、壓覺、溫覺都還保留著。

表面上，無痛人生看似福氣，但先天性無痛症患者卻證明實情恰恰相反。我曾和一名醫師談過，他治療過一名巴基斯坦裔的英國年輕男孩（或許是納維的遠親）。「我記得，雖然那孩子感覺不到任何疼痛，但是看起來長期情緒低落，相當憂鬱，」醫師憶道。「他耗費了泰半青春，持續檢查身體，確保自己沒踩到玻璃，或是燙傷手部。你知道，牙醫如果在你口部注射麻藥之後，會告訴你幾個小時之內別喝任何熱飲、什麼都別吃，那時的你好像有妄想症吧？想像一下，要是你一輩子都過這樣的生活呢？實在苦不堪言。」

有先天性無痛症的人並未享受著滿是福氣的人生，反而花了大把時間不時回頭查看，時時擔憂組織受了傷卻沒察覺，深陷此等恐懼之中。這兩個案例清楚顯示，短期疼痛對我們有好處，為生存所必須。疼痛能挽救生命。人類身體柔軟，但外界有許多事物是堅硬、銳利、滾燙，有時候是肉食性的。疼痛兼具著警告系統與教師的角色，會改變我們的行為，讓我們保護自己免於傷害，提升生存機會。先天性無痛症的患者得透過其他感覺，才能得知這一點：例如看見流血、聞到肉燒焦、聽到骨折時啪的一聲。但這樣終究不夠。比方說，如果你不知道自己闌尾破裂，就可能致命。在伍茲的研究中，納維羅患此病的親戚沒有一個活到二十歲。

從這巴基斯坦家族成員的大腦掃描與切片來看，找不到結構或解剖學上的異常，但伍茲的劍橋大學團隊分析了他們的DNA之後，清楚看出他們皆有SCN9A單基因突變。[3]這項基因會為鈉離子通道$Na_V1.7$編碼，支援皮膚與內臟的神經都能找到$Na_V1.7$。基本上，鈉離子通道是傷害感受器末端的門閘，可允許鈉離子的流入，啟動神經。帶正電的鈉進入帶負電的神經內部，電荷快速翻轉，就會啟動神經衝動。$Na_V1.7$這平淡無奇的名稱其實解釋著其功能。「Na」就是鈉的原子符號，會在這通道移動；「v」代表穿過神經膜的電壓變化，而1.7單純表示這是研究者發現的這類通道中的第七條。重要的是，它幾乎只存在於傷害感受器，而傷害感受器會啟動神經，傳送組織發出的危險信號，遂可能會導致疼痛。當偵測到危險刺激時，「啟動電位」這種小小的電脈衝會沿著神經前進，來到$Na_v1.7$通道，於是被強化成更大的訊號，沿著神經傳送。之後，這衝動就會送到脊髓神經，再送到大腦，最後可能被詮釋為疼痛。

二〇一九年，牛津大學發表一項研究，說明$Na_v1.7$基本上是個聲量調控鈕，有些人的基因突變影響了這條鈉離子通道，表示痛覺一直被調降至零。[4]正因如此，即使納維的腳被滾燙的煤炭燙傷，負責偵測危險的末梢神經依然默不作聲。二〇一五年，倫敦大學學院的團隊指出，$Na_v1.7$的基因突變也會透過另一種不同的奇妙機制來減少痛感。他們在$Na_v1.7$缺失的小鼠模型與極少數人類身上發現，人體中自然存在的類鴉片物質「腦啡肽」（enkephalin）明顯增加。[5]值得注意的是，研究人員給了其中一人很容易取得的納洛酮（naloxone）來阻斷類鴉片物質，於是這人在人生中第一次感覺到痛。在治療疼痛不敏感的人時需要讓他們感覺到疼痛，這時疼痛的價值最明顯。

不過，凡事皆一體兩面。$Na_v1.7$固然像聲音調控鈕一樣，能收放我們的疼痛敏感度，然而其

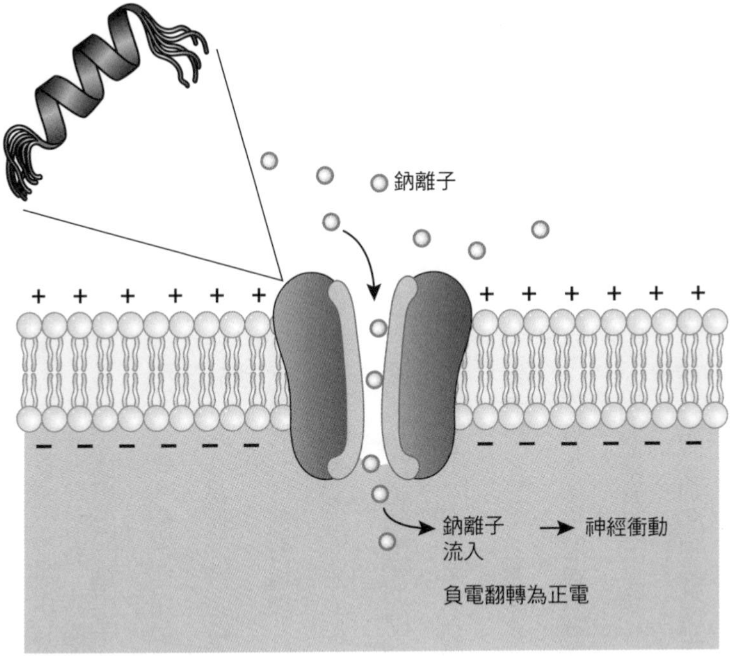

$Na_v1.7$受體

他突變會造成和納維恰恰相反的情況：把痛感放到最大。原發性紅斑性肢痛症的罕病患者得在生活中承受持續性疼痛，幾乎時時感覺到皮膚與軟組織有尖銳與灼熱的疼痛，最常見的是在手腳；只要按壓他們的皮膚，他們就會疼痛難耐。這是因為在原發性紅斑性肢痛症的情況下，$Na_v1.7$通道太容易被打開，要花更多時間才能關閉。這些通道上調還會造成另一種罕見疾病，稱為「陣發性劇痛症」（paroxysmal extreme pain disorder）。目前世上只有十五個家族的成員罹患此病，患者吃東西與排便時會感覺到劇痛。[6]這種不愛出鋒頭的受體對疼痛經驗至為關鍵——遺憾的是，這道理是透過那些受體運作得太好或者完全不運作的人來說明。

如果科學家能想出辦法將各種疼痛患者的鈉離子通道阻斷，就能做出史上最不可或缺、也最有利可圖的藥物之一。阻斷$Na_V1.7$的藥物會對疼痛醫學帶來革命，因為今天各種止痛藥可能不完全有效、有惱人的副作用，或可能造成毀滅性的上癮現象，正如今天在美國各地的群體都面臨類鴉片藥物所帶來的崩壞危機。鎖定$Na_V1.7$很有道理，因為有明確的科學證據顯示，$Na_V1.7$在偵測危險時所扮演的重要角色——這些證據來自世上少數幾個$Na_V1.7$通道無法運作的人。他們感覺不到疼痛，也有少數幾個更不幸的人是通道過度活躍，導致他們活在持續疼痛之中。$Na_V1.7$不存在於心肌與大腦細胞，可避免這些器官出現副作用，例如暈眩或是會致命的心律不整。

不出意料，十五年前科學家發現$Na_V1.7$之後，各大藥廠莫不摩拳擦掌，尋找止痛的聖杯。但這些年來失敗的研究卻堆積如山，顯示即使背後有強大的科學支撐，開發新藥的難度依舊深不可測。主要難題在於，這種藥物必須有非常高的選擇性。$Na_V1.7$屬於由九種受體構成的家族，是這家族的成員之一，這些受體結構非常類似，但在全身扮演不同角色。要是哪種藥物隨便把所有受體阻斷，就會打開潘朵拉盒子，出現許多副作用。其實我們已在使用能阻斷這些受體的藥物，包括局部麻醉劑利多卡因（lidocaine）。不過，雖然這些藥物以前很適合在某些情況下，將身體的小區域完全麻醉，例如切除皮膚癌細胞之前，但是在治療全身性或持續性疼痛時，這樣的藥物就無用武之地，且會造成危險。要專門阻斷Na_v1.7，就需要先辨認出受體中極微小的特定區域，也需要創造出差不多這麼微小的物體來阻斷。

在努力尋找適當的小分子時，大藥廠決定探察某些個體，這些個體會靠著關閉神經受體維生：狼蛛。二〇一八年，安進製藥（Amgen）在名稱聽起來嚇人的中國虎紋捕鳥蛛毒液中，辨識出專門阻斷Na_v1.7的一種胜肽（基本上就是一種小蛋白質）。[7]不過，要看出這種物質是否確實對人類慢性疼痛有臨床功效仍需要花好幾年，也需要極高的經費投入。即使有用，這種新的神奇藥物在給藥時也必須無比謹慎，才能確保保護性疼痛能發揮功用。務必記得，對納維這種Na_v1.7完全沒有功能的人而言，他們會樂於感覺到疼痛。或許解決之道，是把Na_v1.7阻斷劑與其他止痛藥結合（例如鴉片製劑），這樣可以減少劑量，降低不良副作用。

Na_v1.7受體是介於外在世界與我們人體內部之間的門閘通道。像納維這樣的罕見奇人正好說明，如果這通道被關閉或是持續開啟，都可能造成嚴重的後果。Na_v1.7在過去二十年，大幅提升了我們對傷害感受的理解。不過，從無痛者身上持續發現的事實，清楚說明Na_v1.7絕非唯一導致疼痛的危險通道。研究者在全世界四個家族找到的先天性無痛症患者身上，發現另一種鈉離子通道的突變——這通道是$Na_V1.9$。[8] 義大利托斯卡尼大區馬西里家族（Marsili）在當地以堅韌及明顯很高的疼痛閾值聞名，最近研究人員發現這家族的六名成員有一種奇特、或許是獨一無二的鋅指同源框2（ZFHX2）基因突變。[9] 這個基因不負責產生特定受體（例如$Na_V1.7$），但會調節幾個牽涉到其他疼痛層面的基因，由此看來，或許可為新止痛藥提供誘人的目標。

納維與其他先天性無痛症患者的例子，說明疼痛在人類生存過程中所扮演的關鍵角色。他們以生命做的實驗受到觀察，而這案例似乎也結案了：沒有疼痛的人生是苦難與短暫的。然而，一位在二〇一九年的人似乎否定了所有規則。

喬

「我真的不知道什麼叫做疼痛，」這位七十多歲的蘇格蘭老太太告訴我。

遇見罕見病患向來有意思，能訪談到世上唯一的已知患者更是相當稀罕的情況。但我很懷疑，她會不會稱自己為受苦者或病患。喬和納維一樣有基因突變，從未感覺到疼痛。但是這突變對她的人生帶來截然不同的影響。

「我有快樂的性情，有時還樂天到惹人嫌呢！」她高聲笑道。喬的活力會感染人。

喬不僅不會感覺到疼痛，也不會感覺焦慮或恐懼，都不會。她開車打滑到路邊並翻覆時，感覺不到腎上腺素湧現，而在我們見面前一週，她在蒙特內哥羅峽谷上方的高空滑索搖擺不定地掛著，那時也不覺得害怕。「我想，這突變唯一的缺點就是影響到短期記憶。我老是記不得把鑰匙放到哪，但這也不太造成我的困擾。」

喬是偽基因出現突變（大致上是指另一個基因非活性拷貝），這個偽基因稱為FAAH-OUT。偽基因長久以來被視為是一段「垃圾」DNA，亦即我們的遺傳密碼中實際上不會為任何東西編碼的部分。但科學家發現，這種偽基因在調控脂肪酸醯胺水解酶（fatty acid amide hydrolase，簡稱FAAH）時扮演關鍵角色。這種基因產生的酵素FAAH在正常情況下會分解花生四烯乙醇胺（anandamide），花生四烯乙醇胺是身體產生的內源性大麻素（endocannabinoid），會結合細胞中能影響情緒、記憶與疼痛的大麻素受體。最知名的大麻素是四氫大麻酚（tetrahydrocannabinol，簡稱THC），是大麻中最能影響心智的強烈成分。的確，花生四烯乙醇胺學名開頭的「阿難」（ananda）在梵文中是指歡喜。在喬的例子中，缺乏FAAH意味著她的花生四烯乙醇胺並未分解。從某種程度而言，喬一直處於情緒高昂的狀態。

「我想，為基因提出FAAH-OUT這名稱的科學家肯定是笑得開懷，因為我血液中含量高的大麻素讓我放鬆，無憂無慮，有點健忘：基本上，我就像這輩子都在吸毒。太不尋常了，老兄。」

她的狀況引人矚目，而發現過程也一樣奇特。喬在六十五歲之前，並不知道自己有任何不同。有四年的時間，她在走路時臀部偶爾會難以支撐，但因為不覺得疼痛，不太造成困擾，因此醫師也未多想。後來在照過X光之後，醫師發現她關節已嚴重受到骨關節炎損傷，這種疾病通常會引發嚴重疼痛。她置換髖關節之後，外科醫師發現她兩根大拇指也都受到骨關節炎嚴重傷害，然而她自己渾然不知。這位蘇格蘭人的疼痛閾值實在不可思議，已讓她位於因弗內斯（Inverness）的麻醉醫師相當困惑，而喬在經過格外疼痛的拇指手術之後卻感覺不到疼痛（這種手術稱為大多角骨切除手術〔trapeziectomy〕，是移除手腕的小骨頭），於是麻醉醫師聯絡倫敦大學學院的遺傳學家詹姆斯・考克斯（James Cox）。考克斯長期研究這些無痛奇人；當年伍茲開始在巴基斯坦研究納維家人時，考克斯就是他在劍橋大學的博士後學生。

「他們告訴我關於基因突變時，我回顧往事，突然開始理解，」喬回憶道。「我孩提時代，不知道自己摔斷手臂，直到骨骼以奇怪的角度復原。我也得等到聞到肉的燒焦味，才發現自己的手放在爐子上太久了。幸好我吃素。」我腦海開始處理這令人不愉快的畫面，然而喬滿不在乎地繼續說：「其實呢，我現在腳上有個方形的瘀青，不知道是哪來的。大概是有東西砸到腳了吧。」

我無法理解的是，如果她感覺不到任何疼痛，怎麼有辦法活到七十幾歲，而且手腳都還在。原來，和其他先天性痛覺不敏感症的患者相較，喬的生存祕密或許是源自FAAH-OUT突變的另一種神祕難解之處。她這輩子受的許多傷都能快速復原，通常沒有留下疤痕。有FAAH基因突變的小鼠模型，也支持皮膚傷口會加速痊癒。[10]這可能是因為，通常由FAAH分解的脂肪酸當中，有一種會刺激皮膚細胞增生。

喬不僅是個奇人，還是個奇蹟。疼痛與恐懼在我們的危險人生中，扮演著老師與引導者的角色，長久以來都被視為生存所必需。然而，喬兩者皆無。沒有疼痛的人生會很無趣，似乎是有道理的說法，因為沒有疼痛就無法激勵我們，也無法讓愉悅成為獎勵。不過，喬的漫長人生似乎長期以來都令她滿意。她在二〇二一年整年進行試驗，目的是讓她第一次感到疼痛——她甚至感到期待。喬不會感到擔憂，因此和納維與其他先天性無痛症患者不同，其他人都沒有焦慮水準明顯偏低的情況。這很可能是因為大麻素一型受體（CB1 receptor）的訊號增加所致，這種大麻素受體會受到體內生成的花生四烯乙醇胺，以及大麻衍生而來的四氫大麻酚活化。這種受體若更常活化，就能降低焦慮，幫助心靈與身體應付有壓力的環境。[11]喬是一個活生生、會說話的人，能展現出疼痛與心情如何交織。

納維與喬的單一一種突變，即顯示出疼痛會受到很不同的方式來控制與調節。納維的SCN9突變會在神經閘道上阻斷疼痛，而喬的FAAH-OUT突變會增加人體內源性止痛劑的量。喬確認了花生四烯乙醇胺的鎮痛能力，若和內源性大麻素系統搭配，能為新的止痛劑帶來希望。這讓科學家忍不住好奇，喬無憂無慮的體質是否能重新創造出來，應用到焦慮與憂鬱症的治療。

遺憾的是，我們認識FAAH一段時間了，但即使開發出這麼多FAAH抑制劑，卻沒有一種能真正進展為藥物。而在追逐止痛神藥的競賽中也發生了悲劇，讓人付出了最嚴重的代價。二〇一六年在法國進行的臨床試驗中，有一種新的「FAAH阻斷劑」藥物對人類神經系統造成幾種脫靶效應，導致其中一位研究參與者死亡，四名永久腦部損傷。[12]要阻擋能在身體不同組織、分解不同物質的酵素，是極其困難的。但願發現像喬這樣的奇人能成為催化劑，鼓勵新研究，尋找持續性疼痛的治療法。二〇一九年，她的案例引來大量的公眾關注，她還曾出現在全國性的電視節目吃蘇格蘭圓帽辣椒；拜此之賜，越來越多聲稱自己從未感覺到疼痛的人走出來，自願當實驗室大鼠。或許痛覺不敏感比我們過去的想法還要平凡。

坎蒂絲

「被保齡球砸到脊椎。」「就像把整顆頭塞進下唇。」「骨盆像板塊那樣裂開。」如果問問Google（或任何生產過的人）生孩子的感覺如何，那要做好既有趣又恐懼的心理準備。我在就讀醫學院時初次接生寶寶（所謂接生，是讓一位鎮定的助產士來指導我被動、發抖的雙手，而我則帶著驚懼與敬畏的心，盯著整個場面），自此之後，我對分娩過的人都抱著最深敬意。分娩是充滿毅力、精力與勇氣的英雄之舉。雖然沒有任何兩次分娩是相同的，但多數女性在分娩的某個時間點，都經歷過疼痛。除非你是坎蒂絲。

「我第一次分娩時相當緊張，以為會痛到想去死，」這位來自北安普敦郡的教學助理告訴我，她回憶著第一次開始分娩的情況。「有一天，我在特易購超市採購聖誕節商品時，突然腹部傳來強烈的感覺。那種感覺很奇怪，但不算真正疼痛。」她以為是假性宮縮，或稱布拉克斯頓・希克斯收縮（Braxton Hicks），因為距離預產期還有一週，而她之前也經歷過幾次假性宮縮。坎蒂絲買完東西就回家去了。巧的是，有個她在產前課程認識的朋友順道來訪，喝杯咖啡；這位朋友對於生產很焦慮，還帶了社區助產士前來。在喝咖啡和吃蛋糕的時候，坎蒂絲又感覺到腹部一陣攣緊的怪異之感：「我覺得子宮在收縮，」她告訴她們。助產士雖不認為這位心情放鬆，話匣子打開的坎蒂絲要分娩，但還是建議坎蒂絲到附近的醫院。到了醫院時，坎蒂絲的子宮頸只開了三公分，但才過了十分鐘，子宮頸就開到十公分。接下來的事情平常得反而顯得更不尋常：「我兩次宮縮，之後就把兒子推出來了。他就像個橄欖球冒出。」

坎蒂絲知道什麼叫感覺疼痛，但是她很可能比多數朋友的疼痛閾值還高，三次分娩都不需要任何止痛劑就確認了這一點。伍茲教授劍橋大學的實驗室成員對分娩時不感到疼痛的現象很有興趣，於是在二〇二〇年指出，這可能是因為一種「自然硬膜外」基因所導致。麥克・李（Michael Lee）醫師與其他研究者在全英國找了約一千名女性，她們在第一次分娩時不需要任何止痛藥。[13]之後，這些女性接受幾種實驗性疼痛：在前臂以熱電極給予滾燙與極冷的感覺，並透過血壓計的壓脈帶來施予機械性壓力。或許不令人意外，這些女性比控制組女性有更高的疼痛閾值，重要的是，研究人員找不到兩組之間有任何認知或情緒能力的不同，以解釋疼痛閾值的差異。請注意，「疼痛閾值」是指一個人感覺某種刺激會造成疼痛的最小強度，而「疼痛耐受度」則是指一個人能承受的疼痛最大值。

之後，團隊把兩組女性的基因組排序，於無痛分娩組發現，她們 KCNG4 基因中有突變的情況較為盛行。這種基因會為$K_v6.4$通道編碼——$K_v6.4$通道是傷害感受器末端的門閥，會控制神經細胞的鉀離子流動，就像$Na_v1.7$如何控制鈉離子流動。這種突變和納維的突變有兩種關鍵性的差異。首先，這種突變並不會讓門閥完全失效，因此病患仍可感覺到疼痛。但這種突變會讓通道有缺陷，這麼一來，會需要更大的刺激（亦即在分娩時的強烈宮縮），才能從末梢送出傷害感受衝動到大腦，讓病人感覺到疼痛。這或許是提高一個人疼痛閾值最如實不誇張的方式。第二，這種突變比納維或喬的痛覺不敏感要普遍得多：大約每一百名女性中就有一個女性帶有這種遺傳變異。發現這種遺傳變異不光是醫學奇事：如果能開發出專門鎖定$K_v6.4$通道的新止痛藥，就可能以創新之道，找出對母子都沒有副作用的無痛分娩藥物——這是我們目前尚缺乏的東西。

坎蒂絲也能說明遺傳變異能影響每個人如何感覺疼痛。影響疼痛閾值與疼痛經驗的遺傳變異可能很多，我們尚未完全得知。我小學時，操場上難免有人打架，而大家最好離一位名叫當肯的男孩遠一點。他是個紅髮蘇格蘭大塊頭，不僅比我們每個人高了將近三十公分，還聲稱他那嚇人的力量是來自「蘇格蘭人不會感覺到痛！」這項事實。他如果揮拳，可是力量無比的一擊。值得注意的是，研究顯示，紅髮民族可能確實對於幾種疼痛更能抵抗，包括電造成的疼痛，但是對於溫度造成的疼痛則比較敏感。[14]這可能是因為黑素皮質素受體一（melanocortin 1 receptor，簡稱

MC1R）突變所造成的影響。這基因會產生紅髮色素，而突變的影響目前仍少有探討。

彼得

「我看起來像銅打造的，但兩隻腳卻是泥土糊成的！」

在血管手術病房，彼得無疑是最有意思的病人之一。即使在他右腳截肢的早晨，這位退休的英文教授還是精神抖擻，向巡房的外科醫師團隊引用拜倫的詩句。彼得身材發福，雙頰紅潤，油膩的灰色亂髮掛在禿頭的後腦勺。我是病房的初級醫師之一，和他算是挺熟的，尤其看似無趣嚴謹的他會喜歡在一天的不同時間點把我叫來，教我知名的俏皮話或一行詩句。我很了解他的故事，知道一連串的事件導致他的腳必須截肢。這條通往毀滅的無痛之路，實在是太令人熟悉的故事。

十年前，彼得的家庭醫師幫他做例行健康檢查，發現第二型糖尿病。他得服用藥物來降低血糖，但他有一搭沒一搭地吃藥。過了六年相安無事的日子之後，有個夏日午後，他發現在溫室的米白地毯上有一道血跡跟隨著他。那是他右腳跟滲出的血跡，仔細查看後，他發現自己踩到了一根一吋長的刺，這根刺大部分仍深卡於他的皮肉之中。彼得顯然是在打赤腳整理花園時踩到了刺，但怪的是，刺穿進他腳跟時，他沒感到任何疼痛，於是讓刺卡在那兒，也沒移除。傷口似乎很快癒合，於是他就回歸退休後的正事：種花蒔草，鄉間漫步。

彼得發展出了糖尿病性神經病變，亦即糖尿病引發的神經損傷。他的血糖值高、胰島素訊號降低，加上膽固醇失調，慢慢導致他的足部神經與供應足部養分的血管發炎。最早完全凋亡的神經可能是他的C型神經纖維，這會傳送較為緩慢的痛感波，因為這些神經並未受到髓鞘的絕緣保護，不像多數神經都受到髓鞘包圍。之後，其他神經開始受損死亡，從腳趾往上發展到下肢，直到雙腳完全無疼痛感。

正當他繼續靠著在牛津鄉間漫長散步，取得寫詩靈感時，彼得慢慢開始讓損害蔓延到左右腳的骨骼與關節，但左腳尤其嚴重。通常來說，肢體受傷會導致受傷部位的疼痛敏感度異常增加，神經會向大腦吶喊，要求讓肢體多一點時間休息。然而，許多糖尿病性神經病變的患者因為神經死亡，沒有訊號送出。[15]彼得繼續在鄉間漫遊，這時足部骨骼開始磨損，持續的動作與慢性發炎讓骨骼結構弱化，甚至導致骨折。彼得卻對這一切渾然不覺，直到左腳腫起，無法套進登山靴。如果仔細觀察，會發現這隻腳不僅變大，而且足弓完全坍塌。彼得去找診所求醫時——距離上次就醫已經將近十年——他的家庭醫師解釋，他左腳無痛、持續受損的過程稱為「夏柯氏足」

（Charcot foot），病名是來自法國神經學家尚－馬丁・夏柯（Jean-Martin Charcot）。或許能透過手術來挽救。

彼得的家庭醫師很明智地探察他另一腳，也就是他的右腳，發現在右腳的足跟與足弓一帶有三公分寬的潰瘍，深可見骨。這嚴重的糖尿病足潰瘍可能是從任何小小的傷口開始的，可能是幾年前在花園被刺到；由於彼得末梢神經沒有痛感，因此完全沒有注意。糖尿病足潰瘍聽起來沒什麼，卻常造成嚴重後果。里茲大學在二〇一七年曾進行一項研究，找來經診斷為罹患糖尿病足潰瘍病人，並以一年的時間追蹤。過了一年，這群人潰瘍出現改善的人數不到一半，還有七分之一的人需將足部完全或部分截肢。[16]

雖然彼得的「夏柯氏足」相當罕見，但右腳潰瘍不覺得痛，致使最後失去這隻腳的情況並不少見。全球可能有五億糖尿病患者，[17]其中約有一半會出現末梢神經損傷。[18]有些人的末梢神經損傷會導致持續疼痛。其他像彼得這樣的病患，偵測組織傷害的能力下降或蕩然無存。這種無意間的忽視會導致組織損傷與足部潰瘍，且日益惡化，最後必須截肢（糖尿病足潰瘍為非創傷性截肢的主因）[19]，也會加速死亡。社會和個人一樣得付出代價：二〇一五年，英國國民健保署在糖尿病足的照護支出超過乳癌、攝護腺癌與肺癌治療的總和。[20]納維與喬的無痛症顯示出危險偵測是有用的，以及為何對生存繁榮這麼重要。在彼得的案例中可看出，身體被忽視的小小部位若出現痛覺缺失會造成多嚴重後果，實在無須贅言。然而像他這樣的人多得難以計數，這無疑是無痛之症的大流行。

安娜

保羅・謝爾德（Paul Schilder）與厄文・史坦格爾（Erwin Stengel）什麼都見過。對於喜歡做研究的精神科醫生來說，二十世紀初的維也納肯定是天堂。這座城市是西格蒙德・佛洛伊德（Sigmund Freud）的大本營，不僅是精神分析的搖籃，也是神經學與其他醫學領域出現諸多突破的場景。舉世聞名的醫師湧向維也納，罕見病患也是。

謝爾德與史坦格爾對於各種疑難雜症的患者來已司空見慣，不過他們被請去評估安娜時，覺得相當困惑。這女子會在獨處時反覆自傷。她會以縫紉用針毫不在乎地戳自己，且似乎出於好奇心，還把物體往眼睛推。乍看之下，安娜好像出現自傷行為，但謝爾德與史坦格爾開始有系統地檢驗時，卻慢慢看出問題在於她的疼痛：

如果刺這位病患的右手掌，她會開心微笑，稍微皺眉一下，然後說：「噢，疼痛，那會痛。」[21]

雖然安娜似乎能感覺到疼痛、察覺到自己經歷疼痛，臉上也出現扭曲與退縮，卻不會讓她難受，她也從不覺得不悅。她完全不受疼痛困擾。她可以描述疼痛的強度與特質，分辨是在手臂上刺戳或強烈電擊，但就是沒有情緒反應。她疼痛時沒有恐懼、厭惡或反感。安娜對於疼痛沒有情緒反應，從危險刺激退縮的速度很慢，甚至完全不退縮，因此常導致受傷。安娜並非缺乏注意力或認知缺損。她也不是受虐狂，並未從疼痛刺激中得到愉悅。疼痛對她來說就是沒有意義。

接下來幾十年，醫界也指出幾個類似的病患，主要是由西班牙神經學家馬瑟羅・貝蒂埃（Marcelo Berthier）辨識出來，並在一九八〇年代指出其他六名案例。[22]造影與解剖透露出多數病人的某些腦區有損傷，這些腦區可大略稱為情緒腦：杏仁核、腦島與前扣帶迴皮質。最常見的損傷是由中風或成人腦瘤所造成，多數病患泰半人生會覺得疼痛「很正常」。這種超罕見的怪異狀況稱為痛覺說示不能症（pain asymbolia），第一個有紀錄的病例就是安娜。這些解剖學上特定區域損傷所造成的罕見症狀，就能生動說明疼痛既是感覺，更是情緒。痛覺說示不能症患者有正常的「感覺辨別通道」，會快速把訊息傳給脊髓（一束稱為脊髓丘腦徑的纖維）並送到大腦的某些區域，這些腦區會負責辨識損傷在何處發生，以及是何種損傷。接下來，第二種較慢的危險訊號波也會來到大腦，啟動情緒調節區；這些情緒結構的特定腦區如果受傷，就會導致痛覺說示不能症。近期，這情況已在相反情境下獲得確認。二〇二〇年，有一篇引人矚目的法國研究發現，有四名癲癇患者的發作活動區僅限於情緒腦這個小區域。在發作過程中，他們會感覺到疼痛帶來令人苦惱的不悅，並展現出疼痛行為，但他們無法描述疼痛的感覺，也不知道疼痛從何而來。[23]

痛覺說示不能症患者雖然痛感系統完整，但是情緒系統卻出現損害。不過，有少數人會出現相反的問題。[24]如果他們燙到手，他們會對這種疼痛有不愉快的情緒，但是無法描述這種疼痛的性質（例如是灼熱、刺痛、尖銳或輾壓感），也無法指出是來自身體的何處。在這些案例中，大腦的損傷部位是形成痛感的通道，例如初級與次級體感覺皮質。

安娜不同於納維、喬、坎蒂絲或彼得，她並不是對疼痛無感，而是不在乎。痛感不能說示症的患者相當奇特，顯示出一般危險訊號的傳送與偵測，不會真正產生疼痛經驗。疼痛常被誤認與錯誤描述為反映組織受傷的感覺經驗。但安娜顯示，我們對於疼痛的知覺不僅是感覺到某件事，而是感受到這件事。痛覺說示不能症患者讓我們看見疼痛的本質核心：那不光是一種感覺，也不光是一種情緒，而是感知、情緒與思想的絕妙交融。這是很強力的經驗，會促使我們保護自己的身體。就像貝多芬需要幾十名音樂家同時演奏各式各樣的樂器，才能產生他管弦樂傑作的超凡經驗，我們也需要多種神經與腦區立即統整我們生命的多種層面，才能產生疼痛現象。被戳傷的腳趾和交響曲同樣有價值。

像這「無痛五奇」的無痛感者，是製藥業深深關注的主題。他們正快速拓展我們對疼痛的理解，也透露出未來止痛藥誘人的機轉。他們也做出簡單卻驚人的事：說明疼痛作為保護器的關鍵角色。少了疼痛，會過著對受傷毫無防護的人生，年輕早逝。疼痛想看顧我們。即使我們尋找方式，安撫持續性疼痛對生活造成的嚴重影響，但這真相依然重要無比。

3 你注意到我了嗎？

轉移注意力與想像的力量

音樂有一項好處：若能打動你心，你就不會感到疼痛。

牙買加歌手巴布・馬利（Bob Marley），雷鬼音樂鼻祖

我躺平，頭部緊貼著火車頂，左右兩邊是德國的蓊鬱鄉間，綠色與棕色的景象飛逝而過。在前方，火車主發動機持續吐出煙灰雲霧；前方還有好幾節車廂。我趴得低低的，慢慢匍匐前進，眼睛掃視下一節車廂屋頂，尋找目標。隨後，我看見他了。有個突出的通風口稍微擋住了穿灰色大衣、頭戴尖帽的納粹軍官。但他已經看見我了。「發布警報！」他嚷道，旋即舉起魯格手槍朝我發射。

讓我把情況說個清楚吧！在漫長暑假的某一天，我已打了幾小時的電動《第三集中營》（*The*

Great Escape）。但我也可能是那名逃跑的戰俘，急著穿越瑞士邊界。我深深沉浸其中，毫無時間觀念，不知道其他家人的動靜。我（或是我的角色，因為這時我們合而為一）緩緩爬上車廂上方，朝著納粹開槍，在橋下壓低身子閃避，這時，我隱約感覺左腳有點怪怪的不適。但這不足以轉移我的注意力，我依然專注著往列車前方前進。不知道過了多久，總算在那天稍晚過關，於是我整個人往後癱到椅子上，閉上雙眼。這時，疼痛開始發作。我甩甩左腳，不舒服的感覺就是從這裡發生的。沒想到不光是我的拖鞋飛走，還有一隻剛買來的小貓被甩開，牠顯然剛剛黏在我的腳姆趾上。我低頭一看，腳趾上有鮮血滴落到地毯。看來貓對我的腳又咬又抓至少半小時，但我竟渾然不知。我沉浸於另一個維度，導致腦部完全沒有疼痛出現，雖然經驗仍然持續。

疼痛研究者必然不會忽視注意力轉移這項元素。在過去二十年，華盛頓大學的人界面科技實驗室（Human Interface Technology Lab）運用虛擬世界的力量，以減輕疼痛。在這間實驗室，虛擬實境的先驅杭特．霍夫曼（Hunter Hoffman）打造出一個地方，讓燒燙傷患者在進行疼痛難耐的傷口治療時可以逃脫——雪世界（SnowWorld）。患者會配戴虛擬實境眼鏡與抗噪耳機，立刻從外科手術檯來到另一個維度。在這虛擬實境的電動遊戲中，使用者會飄浮在月光下颳風的冰雪峽谷上。毛茸茸的猛瑪象在雪堆中打滾，企鵝在峽谷峭壁的上方困惑地俯視牠們，還有成群的動畫雪人在谷地排隊。這遊戲的目標是朝著周圍的動物扔雪球，如果動物被擊中就會爆炸。在此同時，耳機會傳來保羅．賽門（Paul Simon）的〈叫我艾爾〉（You Can Call Me Al）的輕快樂音。選擇這首曲子當配樂的過程很妙，不該草草帶過：保羅．賽門曾在一場展覽中體驗過雪世界，想當然耳，他喜歡霍夫曼所提供的一切，只對配樂不滿，乾脆讓霍夫曼使用他的歌。霍夫曼的研究室發現，有燒燙傷的軍人被送到雪世界之後表示，在治療過程中降低了百分之三十五到五十的疼痛。[1]

這些由病患陳述的經驗，尚有功能性磁振造影的掃描結果來補充——掃描結果顯示，疼痛相關的腦區活動減少了。霍夫曼和團隊指出，疼痛能明顯下降不光是因為注意力轉移這項要素，更因為病患願意暫時放下「不願相信」：大腦獲得鼓勵進入遊戲之中，於是注意力轉移了，獎勵就是減少疼痛。早期證據也顯示，結合虛擬實境與致幻劑，可進一步加深患者的沉浸程度，進而紓解疼痛。[2]藥物的止痛能力能維持多久並不明確（更別提還有常見的副作用），相較之下，虛擬實境可鎖定特定的時間框架，這表示效果幾乎可以馬上開啟或關閉。虛擬實境發揮了功效，而另外同樣令人振奮的是，它有市場誘因，可望把這技術往前推進。在學院外，除非新疼痛治療方式會使用到新藥，否則沒有多少誘因來開發與推廣新療法。以持續性疼痛而言，目前最有效的治療通常並不屬於藥理學的範圍。虛擬實境對於急性疼痛顯然有效，不過，目前卻沒有足夠的證據顯示，對於持續性疼痛的效果能延續。[3] 但我想這樣推測：想像一下，未來持續性疼痛的患者可負擔在家即可使用的虛擬實境頭戴裝置，定期在專門為紓解其疼痛而打造的世界沉浸，轉移注意力；這樣有助於他們重新為大腦接起線路，讓他們感到更安全，即使在模擬現實的環境之外也更能處理疼痛。

在現實世界，我們的疼痛經驗幾乎都受到注意力與轉移注意力所主導。若你沉浸在刺激的電影或埋首於一本好小說，就不會太注意周圍所發生的一切。你在讀這本書時，大腦就會過濾背景噪音、周邊視覺的物體，甚至連手上拿著書都感覺不到。但如果你現在完全專注於書的重量與封面質感，就會開始感受到這些元素。你拿著這本書時，早在你**感受到**之前，大腦就已偵測到這些觸覺資訊。感覺注意力轉移的最極端案例，在「史上最英國的對話」中出現。阿克斯布里奇勛爵（Lord Uxbridge，1768~1854）是英國貴族與軍官，一八一五年滑鐵盧戰役時，曾騎著馬在威靈頓公爵身邊。阿克斯布里奇勛爵曾多次率領騎兵朝法國人進攻，而敵方的大砲就在他頭上飛過，炸死了他左右兩邊的軍人，也轟掉他八匹坐騎。他雖然筋疲力竭，仍全心專注於眼前任務，因此過了好一會兒，才發現有法國砲彈已完全粉碎了他的右腿。在閱讀他對公爵所說的話時，不妨想像一下濃濃的英國腔：「天哪，長官，我有一條腿沒了」（By God, sir, I've lost my leg，lose one's legs，譯註：亦指喝醉無法站穩。）；威靈頓回答：「天哪，的確如此！」[4]

這故事或許是杜撰的，但我曾在舉世聞名的伯明罕軍人醫院與許多軍人談話，發現他們在激烈的戰事中會連最嚴重的傷勢也感覺不到。這種不可思議的現象最能說明疼痛是無法直接用來衡量傷勢，而早在人類開始彼此爭鬥之時已有人知道這現象。古羅馬哲學家盧克萊修（Lucretius，99B.C.~55B.C.）曾記錄，當「刀輪戰車散發出不分青紅皂白的屠殺臭氣，忽然砍斷人的肢體時」，「人心的渴望」表示「讓他感覺不到疼痛」，「重新投入戰鬥與屠殺」。[5]阿克斯布里奇勛爵感覺不到他腿粉碎時的疼痛，部分原因就是注意力轉移，全神貫注於戰鬥與生存。

這時我們先務必推翻迷思，認為在「戰或逃」情況下，腎上腺素會擋下危險訊號而抑制痛感。腎上腺素可讓心智達到強烈的專注效果，讓我們轉移注意力，沒注意到疼痛，但腎上腺素無法阻擋疼痛，甚至還會強化疼痛。減少疼痛的主要分子是類鴉片物質，亦即我們體內的嗎啡對等物，這物質存在於大腦的藥物櫃，大腦決定要紓解疼痛時才使用。阿克斯布里奇勛爵在激烈戰爭中完全缺乏痛感，原因比單純轉移注意力稍微複雜一點的：他的無意識大腦（國防部）評估視覺與傷害性輸入後判斷，為了通過眼前的生存考驗，為生命而戰比感覺疼痛更重要，因此任何腿部送到大腦的危險訊號都被完全擋下。

相反地，如果我們的注意力較著重於可能造成傷害的刺激，就會更覺得疼痛。一九五四年，英國心理學家赫爾與史特萊德（Hall and Stride）發現，對焦慮的受試者而言，光是在一套指引中納入「疼痛」這個字就能讓人覺得電擊造成痛苦，但之前卻完全不會讓人覺得疼痛。[6]注意力有個常受到忽略的優勢：轉移注意力（分心）可能有強力的止痛效果。任何家長都能告訴你這一點，既然這是很容易用來紓解各種疼痛的良方，就讓我們好好利用吧。雖然虛擬實境技術的新進展似乎前景相當可期，不過，醫療專業人員與照護者仍可使用低科技方式來舒緩疼痛。有一項研究使用功能性磁振造影來監測受試者大腦，發現若給予受試者記憶任務，同時讓他們接觸到疼痛刺激，這樣受試者會比較感覺不到疼痛。[7]功能性磁振造影顯示，轉移注意力會阻擋脊髓送來的危險訊號。有趣的是，如果請病患進行記憶任務，同時給予類鴉片阻斷劑納洛酮，那麼轉移注意力的鎮痛效果會降低百分之四十。這顯示，如果我們的注意力從疼痛分散，大腦的藥物櫃就會打開，發放大量的類鴉片藥物，阻擋一波波傷害感受訊號沿著脊髓往上。我幫病人抽血時，會詢問一些病人得動動腦筋想的問題，例如過去病史、喜歡的度假地點，或者想要飛天魔毯或潛水車——光是這簡單的行為，就表示我知道自己在給予真正的止痛劑。同樣地，我們該鼓勵承受持續性疼痛的人投入一些活動，讓他們從疼痛分散注意力，例如聽聽音樂、閱讀，或和其他人聊天喝杯茶，這麼一來，也讓他們更樂意從事這些活動。

「閉上雙眼，保持正常呼吸……」

我受的是西醫訓練，講究提出合理的問題、蒐集實證——且容我這麼說吧，受過訓練的人也挺不可一世的；但我在這裡接受催眠。打從有記憶以來，我就飽受腸躁症候群之苦，肚子會絞痛收縮，經常不太舒服，有時苦不堪言。醫藥與飲食改變沒有任何效果。腸躁症是複雜的疾病，目前對這種疾病的了解不多，但我讀到許多證據顯示，腸躁症是腸與大腦的軸線失能所引起。我讀了一篇篇的研究報告，論點多半偏重於心情浮躁會導致腸躁症（以我的情況來說，是課業與醫院輪班的心理壓力所致）。研究中不斷提到一種似乎有效的腸躁症療法——雖然我在醫學院待了六年，卻從未想過這種方法：催眠療法。

我先前對催眠的認知是，催眠若非有搞笑色彩，就是心懷不軌——例如催眠師在舞臺上從口袋拿出左右擺盪的懷錶，或是電影中會控制人心智的惡棍。所幸我的催眠治療師保羅不是這種人。保羅和藹可親，穿著色彩鮮豔的上衣，他引領我進入位於牛津郊區的診間，這裡的陳設是低調的灰色調與柔和的家具，讓人心平氣和溫暖的初秋陽光透過百葉窗照進來。我沒看到懷錶的蹤影。我坐在一張舒服的白蠟色扶手椅上，腳放在厚厚的人造毛地毯上，保羅坐在對面的沙發。保羅告訴我，他曾靠著催眠療法而改變人生，遂決定投身其中。他的成長過程創傷累累，總是擔心有躁鬱症又無度酗酒的媽媽會隨時死去。他發現諮商能帶來轉變，不過，當他為了擺脫抽菸習慣而接受催眠療法時，卻感受到更深刻有力的東西。保羅下定決心，要學會如何運用這套有力的工具，於是花好幾年的時間研究，慢慢累積催眠療法的實務經驗，治療焦慮、上癮、恐懼到疼痛等五花八門的狀況。

「在你吸氣與吐氣時，察覺到你的胸部與腹部的移動……開始留意你在呼吸時，肩膀會往上，而肩膀往上時會拉動你的二頭肌與三頭肌。注意這些地方，一邊呼吸，一邊放鬆……」

透過這些暗示文字，保羅輕柔地將我的注意力引導到全身；我感受到自己好像刻意點亮火炬，照亮我從未留意的感覺：腳的重量、呼吸的聲音、頸背與喉嚨後的溫度差異。

「現在，開始聽聽周圍的聲音……從你進來這房間之後，已聽到牆上時鐘的滴答聲、空調的低吟、外頭的車流聲。你整天都聽見周圍的聲音，但沒有留意到。你的大腦要你著重在它認為比較重要的事情上；你訓練大腦，要把這些事情視為比較重要。」

我已完全放鬆，卻深受到他所說的每個字吸引。保羅把我的注意力引導到我的思緒，無論那是好的、壞的、會造成壓力的，或是能讓人放鬆的。他告訴我，不需要過分留意任何特定想法；我可以注意、觀察並接受，或者可以把它視為一種聲音，就像牆上時鐘的滴答聲。之後，他帶領我回歸到身體感覺，將我的注意力引導到發疼絞痛的腹部，並運用想像，改變我看待疼痛的方法。

「想像一下你的腸……把它們當成一條河看待……現在，它可能是一條流過岩石的湍急河流，但把它想成平緩流經牛津的泰晤士河段，有懶洋洋移動的平底船往下游漂。」

催眠是西方最古老的談話療法之一（在醫學界稱為「心理治療」）。不過，催眠偏離到不好的出發點，也沒能完全回到正軌。現代催眠的起源通常會歸到弗朗茨．梅斯梅爾（Franz Mesmer，「施催眠術」〔mesmerize〕的動詞就是從他的名字來的）。他是十八世紀一名奇特的德國醫師。梅斯梅爾相信，所有的生物是靠著一股看不見的自然力量連結，他把稱之為「動物磁性」，而所有的疾病都是衍生於這股力量的流動遭到中斷。他會坐在病人對面，雙方膝蓋相碰，並誇張地把手在他們的身體上遊走（有時好幾個小時），直到病人經歷緊急轉折點——通常是虛脫或抽搐——他說這就帶來療癒。梅斯梅爾搬到巴黎時很快躋身名流，也引來醫學與科學界的憤怒。一七八四年，法國國王路易十六指派九名頂尖科學家組成委員會——包括美國開國元勳班傑明・富蘭克林（Benjamin Franklin）與發現氧的安東萬・拉瓦錫（Antoine Lavoisier）——研究動物磁性。經過一連串創新實驗、也是最早的實證醫學範例之一，這支夢幻團隊完全揭穿梅斯梅爾理論的真相。但他們可能和今天的醫師犯下一樣的錯誤：正因為我們無法確切解釋催眠如何運作（有些解釋確實在科學上很可疑），因此忽視了關鍵事實：在許多案例、對許多人而言，催眠確實有用。富蘭克林的總結發人深省：「實施磁化，是一門逐漸增加想像力的藝術。」[8] 動物磁化顯然是捏造的，但如果我們可以藉由掌控想像的力量來紓解疼痛與痛苦，何樂而不為？

直到近年，催眠的祕密才被揭露，並開始獲得肯定，成為有科學合理性的疾病療法，包括幾種疼痛型態。不過催眠到底是怎麼回事依然很難解釋，這樣無法改善催眠的形象。如果請十個催眠治療師、十個研究催眠的科學家來定義，可能會得到二十種不同定義。多數定義不斷反覆同一個主題：催眠是一種意識的變化狀態，讓人對暗示更有回應。在催眠狀態下，人的注意力會更強烈集中於某區域或想法，而全神貫注於某主題就可能減少或關閉末梢意識；從某種方面來看，這也是一種注意力轉移的型態。注意力的專注焦點受到控制之後，能把與之競爭的思想與感覺降到最低。論及催眠時，往往會提到「解離」（dissociation）這個字，指的是我們不同的覺察部分彼此分開：無意識大腦可傾聽並回應暗示，不必動用意識心智的覺察。這就解釋了為何有些人在催眠狀態下可以聽從命令，不必有意識地覺察。

你可能在不知不覺中進入催眠狀態，深陷其中的程度根本不自覺。想想看，你有多少次下班開車回家，卻不記得通勤過程中的任何事，彷彿身體裡有另一個無意識駕駛在開車。或是參加嘈雜派對時，耳朵似乎能選擇性地調整頻率，只聽到與你聊天的人的聲音，過濾掉其他所有聲音，直到某個在附近聊天的人提到你的名字，於是你的注意力焦點馬上轉移到別人身上。彷彿你大腦中有個人隱藏在你的意識覺察之外，時時傾聽那段對話。

多數催眠師同意，催眠需要兩個主要階段。在「導入」階段，保羅告訴我要閉上眼、放輕鬆，把注意力完全集中在他所講的事情上。在「暗示」階段，他會採用文字與想像的意象，協助我從新視角看待與處理我的疼痛。暗示能協助治療對象體驗想像出來的事件與想法，彷彿那些都是真的。保羅最喜愛的催眠定義之一是「確信想像」，而為了要讓我看看想像的力量如何影響心智與身體，他讓我進行催眠療法界所稱的「檸檬測試」。只要你能安全閉上眼睛，不妨也試試看這項測試。仔細閱讀以下段落，然後閉上雙眼，以生動的細節想像同一個畫面：

想像一下，你站在家中廚房。感受平日的景象、聲音與氣味。之後你走到冰箱前，打開冰箱門，想像最底層的架子上有顆檸檬。想像一下這是個完美的檸檬——有完美的形狀，還有完美的黃澄色。把檸檬拿起來，以手掂掂它的重量，感受油蠟的質感。把檸檬湊到鼻子前，嗅聞新鮮檸檬的香氣。把檸檬放到砧板上，拿水果刀把檸檬切一半。拿起半個檸檬，想像一下，你要把檸檬放進嘴裡，這時有些汁液沿著你的手指淌下。現在，咬一口檸檬，舌尖嚐到那酸溜溜、味道強烈的檸檬汁。

如果你嘴巴的口水變多了，就表示你更朝著催眠暗示的階段前進。重要的是，研究發現，催眠本身及應用在治療疾病時（催眠療法），人人的回應並不一樣。大約有百分之十到二十的人很容易催眠，也有相同比例的人似乎沒有反應，其他人介於兩者之間。然而，至少對那些有部分反應的人而言，暗示與想像會進入我們的潛意識，改變我們的心智與身體。但如果你並未想像檸檬，只管有意識地指示唾腺啟動、分泌唾液，那麼唾腺是不會聽話的。

我離開保羅的療程時，覺得平靜自信。我每天早上會留個十分鐘，讓自己坐好，閉上雙眼，聆聽療程的錄音。在接下來兩週，我仍然會在腸躁症突然發作時感覺到痛，但現在我會利用和腸躁症有關的美好意象來改變經驗；我體驗疼痛的視角，讓腸躁症越來越不那麼負面。這就好像我可以後退一步，以旁觀者的角度探看疼痛，不把它視為有威脅性的事。保羅的服務對象有一大部分是希望能克服恐懼症的；我在想，對我產生效果的會不會是類似的過程。疼痛是個看起來醜陋猙獰的蜘蛛，但我慢慢學會把牠視為無害的朋友：我不會逃到另一個房間，或用報紙啪一聲打下去，而是輕輕把牠拾起，放到花園，讓牠搬家。經過幾個星期，又過了幾個月，在我寫下這段文字時，我的腸躁症已不再出現。

催眠療法似乎對我有用，顯然也對其他人有用：有嚴謹的研究顯示，催眠能讓百分之五十到七十五的腸躁症患者明顯紓解疼痛。[9,10]在這次經歷之後，我感覺到催眠有奇特不凡的一面，能改變我們對疼痛的理解，為許多有持續性疼痛的人帶來舒緩。但我仍有許多醫學同僚主張，催眠並不特別，不是獨特的心理狀態，催眠療法的效果也可以用其他方式來解釋。一種常見的假設是，催眠療法的效果是來自安慰劑效應。若在一間燈光昏暗的房間，說服力強的治療師以撫慰的話語，提高某事有效的希望——這其實就是自我實現預言。另一個理論則是說，被導入催眠就只是採用了某種角色，並回應社會壓力與線索的過程。或是催眠療法可能透過放鬆，紓解了某些人的疼痛。但從稀奇古怪的新奇實驗到最新的神經造影技術，大量證據再再顯示大腦更深之處有事發生。

在疼痛的脈絡之下，部分關於催眠的最早研究發現，催眠確實有其特殊之處。一九六九年，賓州大學的心理學家設計了很優秀的研究，藉由壓脈帶鼓起，導致參與者肌肉疼痛。研究者發現，在催眠期間，參與者的疼痛知覺降低，疼痛閾值明顯提高，容易接受催眠暗示的人尤其如此。[11]而這些受催眠者的成果遠超過這項止痛研究的其他參與者，後者得到的是安慰劑，並被告知是強力的止痛藥。催眠療法的效果中，固然也有一部分是來自安慰劑效應，但還有其他要素在發揮作用。幾年後的一項研究透露出令人訝異的可能解釋——雖然這研究稍嫌詭異。催眠程度深的人可透過「自動書寫」來回答問題。他們可在主體沒有覺察的情況下，一手寫下問題的答案。

一九七三年，史丹佛大學知名的心理學家歐內斯特．希爾加德（Ernest Hilgard）以一名年輕女性——姑且稱為麗莎（Lisa）——來測試。他要麗莎把手放進冰冷的水中。[12]不出意料，她覺得很痛。之後，研究者把麗莎導入催眠狀態，她再度將手放到冰水中。這一次，她說感覺不到任何疼痛，而她在以言語描述感到多麼放鬆時，另一手則繼續自動寫下自己多疼痛——就像她尚未被催眠時感覺到的疼痛一樣。她的身體也顯示出疼痛不適的其他跡象——心跳加速，血壓升高——雖然她並未有意識地感覺到任何疼痛。希爾加德推論，疼痛從她的意識中分開（解離），因此她大腦有些部分會對手臂送來的危險訊號有反應，但是大腦產生主觀意識的構成部分卻未感覺到任何疼痛。

在二十一世紀之交，一群來自哈佛與史丹佛的科學家運用新科技，揭開催眠暗示力量的面紗。[13] 其中一項研究會讓參與者看很多圖，有些是彩色的，有些則是灰階圖像。怪的是，當參與者在被催眠的情況下，如果告訴他們灰階影像是彩色的，他們就會看見色彩。如果他們看見的是色彩鮮豔的圖，但是透過言語暗示，要他們看到暗淡灰階，那麼他們看見的又會是催眠師告訴他們的畫面。不過有一點很重要：這種情況只在高度催眠的參與者中出現。這項研究格外有實驗性魅力之處在於，催眠過程會使用功能性磁振造影儀，掃描參與者的大腦。掃描顯示，每當催眠師告訴催眠對象他們正看見色彩時，對象處理色彩的腦區就會活化。在催眠的情況下，相信，就能看見。

在這項研究之後，過了二十年，大腦造影協助我們進一步探尋催眠的奧祕。二〇一六年，史丹佛大學精神醫學與行為科學教授大衛．斯皮格爾（David Spiegel）博士所率領的研究團隊，以功能性磁振造影掃描儀探索高度催眠者的大腦。[14] 他們發現，受催眠的大腦有三大特徵。第一，催眠會減少大腦警覺網絡（salience network）活動：你非常全神貫注，專注於每一件事情，因此忽視了其他所有事情。你聚精會神看刺激的電影、書或打電動，不太留意周圍環境時，也會發生這樣的情況。第二，斯皮格爾的團隊發現，前額葉皮質與預設模式網路這兩個腦區之間的連結減少了，這代表一個人的行為及對這些行為的覺察分開；在催眠狀態下，你不會思考，只是行動——就像由一個「無意識」駕駛開車，自動返家。最後也最令人吃驚的，團隊看見前額葉皮質與腦島這兩個特殊腦區之間的連結增加，意味著身心的控制強化。與其說催眠是失去控制——這是受到渴望權力、控制心靈的催眠師讓人癱倒在地，或像雞咯咯叫的典型印象所驅使——催眠其實是提升控制。它讓人對自己的知覺（包括疼痛）有更多影響力。第三項發現可能就是催眠療法對持續性疼痛患者有效的背後原因，顯示這不光是深層注意力轉移。

功能性磁振造影確認了催眠具有打破腦部疼痛迴路的效果。二〇〇五年，愛荷華大學的研究者發現，有些患者碰到熱時會疼痛，但催眠之後經歷到的疼痛明顯舒緩，並顯示和疼痛網路有關的腦區活動減少，最明顯的就是初級體感覺皮質——這是和局部疼痛有關的腦區。[15]有趣的是，證據顯示，催眠師能靠著文字語言的運用，安撫感覺或情緒腦區，減少疼痛知覺。蒙特婁大學曾進行一項研究，針對疼痛情緒經驗進行催眠暗示，於是參與者感受到熱的刺激不那麼令人不悅，雖然疼痛強度並未改變。[16]當暗示專注於疼痛的感覺元素時，相反的情況發生了：疼痛變得不那麼強烈，但依然使人不悅。這似乎顯示，有效的催眠暗示應以處理這兩種疼痛元素為目標。

要完全了解催眠背後的神經科學，依然有一條漫漫長路要走。關於催眠的爭論會延續下去，而催眠可能永遠無法擺脫神祕感。但我們確實知道，催眠療法在許多人身上、對於各種疼痛都有用。有廣泛證據顯示，催眠與催眠療法經過科學證實，可減輕短期疼痛，對有些人來說還能減輕長期疼痛。[17,18]對孩童來說，催眠能有效減少醫療程序相關的疼痛，[19]而研究顯示，催眠也可減少類鴉片藥物的需求，甚至對手術病人來說，也能降低全身麻醉的需求，代價又很低。[20, 21]「催眠分娩」是以催眠來舒緩分娩疼痛，也有扎實的證據支持。[22]一項針對兒童腸躁症與功能性腹痛（即無法以任何可以衡量的方式來解釋的疼痛）的研究發現，催眠療法不僅能改善疼痛，且效果長久。[23]

這些研究告訴我們，催眠療法不只是安慰劑，還可改變思考模式，訓練大腦脫離疼痛。即使所有治療腸躁症的慣用醫療方法都失敗了，運用催眠療法依然非常成功，因此英國國家健康與照顧卓越研究院（National Institute for Health and Care Excellence，簡稱NICE）已核准催眠療法——這是「補充」療法鮮少得到的恩准。二〇二〇年十月，一項隨機對照試驗發現，催眠認知治療（亦即催眠結合認知行為療法）對於減少持續性疼痛很有效，也比單獨使用催眠或認知行為治療更有效。[24]催眠療法可鎖定會導致疼痛惡化的情況，例如焦慮、失眠、創傷後壓力症候群（post-traumatic stress disorder，簡稱 PTSD），間接舒緩疼痛。

在催眠治療師進行了幾回療程之後，要學會自我催眠療法並不難。經常運用，能改變一個人和疼痛的關係。最有效的自我催眠可完全消除急性疼痛的經驗。在世界各地，都能看到彷彿是一個個超人組成的群體，他們能操縱自己的覺察，甚至關閉末梢神經送上的危險訊號——希臘踏火者到北歐冰泳者都例子。一九八二年有一項研究是檢視印度苦行僧，他在經過兩小時的深度冥想之後，就能進入什麼都不想的階段，這時就算以圖釘或匕首刺他身體，他仍絲毫不感覺疼痛。[25]腦電圖（electroencephalography，簡稱 EEG）掃描顯示，他在這出神狀態會呈現明顯的「θ 波活動」，這種腦波震盪會和深度專注與記憶提取有關，而在進行催眠療法的人身上也同樣會看到這種現象。[26]這位苦行僧的超能力是我們多數人望塵莫及的，需要積年累月的訓練，但從他們的例子可看出，大腦對於疼痛的影響力很大。

要留意的是，人們對於催眠療法的反應差異甚大，當然不是對人人都有用。這些療法顯然需要分層與個人化——思考誰可能會對催眠有反應，之後再推薦催眠療法，並為可能沒有反應的人提供其他治療方式。儘管如此，雖然催眠療法飽受低估之憾，在主流醫學中缺乏研究與使用，但我漸漸相信這種身心療法可讓許多在長期疼痛的苦海中載浮載沉的人慢慢拆解持續性疼痛的心理結構，讓他們再度恢復完整的生活。

或許催眠療法最大的問題，是在於形象。我在擔任初級醫師、剛開始實習時，有一次外科查房時批准了一名年輕男子出院；他起初有闌尾炎的疑慮，但後來發現顯然是腸躁症嚴重發作在作怪，於是外科醫師們對他完全失去興趣。這位病人過去曾進行許多醫療檢查與診治，但沒有任何功效。我建議主治醫師可把他安排在催眠療法的候補名單上（那時我正在研究自己的腸躁症，並剛查看證據），但主治醫師不屑地一笑，並確認他訓練的外科醫師都能聽見：「啊哈！佛洛伊德做出診斷啦！我們何不把他腹部絞痛當成是他對母親潛伏的性渴望？」他眼神掃視一群沒睡飽的外科醫師，確保能從他們身上提取足夠的客套笑聲。雖然多數醫師不認為催眠療法完全是江湖騙術，但他們持續主張，催眠療法沒有足夠的隨機對照試驗來形成實證。提到新藥時，這樣的試驗是黃金準則：沒有醫師或病人知道哪個藥錠是藥物、哪個是安慰劑，藉以排除安慰劑效果。不過，這不能應用到催眠療法的治療上，因為你無法在一個人不知道的情況下催眠此人，而暗示與期望也是催眠療法的成功關鍵。此外，由於催眠療法無法獲得專利，無怪乎會缺乏龐大的動力來資助研究，讓研究人員探討催眠療法紓解疼痛的效果。

但催眠療法與虛擬實境在實驗室與臨床上持續展現價值，因此想像一下兩者結合會發生何事，著實令人振奮。有些開啟先河的機構所帶來的早期成果，看起來充滿希望。法國史特拉斯堡的麻醉醫師與催眠治療師合作，建立「催眠虛擬實境」（HypnoVR）系統。病人戴上虛擬實境頭戴裝置，選擇想被送去哪裡（可以是寧靜森林、水底世界、熱帶海灘，或是靜止的太空），之後以柔和的語音，唸出依據病人專屬的醫療程序或疼痛所建立的腳本，將病人導入催眠。這可在醫療程序中使用，或者在處理術後的立即疼痛使用。在術後七十二小時內獲得二十分鐘「催眠虛擬實境」療程的孩子，和接受一般照護的孩子相比，術後嗎啡的用量減半，且住院臥床時間減少二十一小時。[27]催眠是世上最古老的心理治療法之一，虛擬實境則是世上最新的科技之一。兩者都清楚顯示，注意力、注意力分散與想像力，是疼痛圖像中的關鍵拼圖片。善加操縱，能為紓解疼痛帶來真正的希望。目前止痛的選擇僅有透過藥丸或醫療程序來麻木感覺，然而這些療法能促進患者以有樂趣的強力方式，重新投入世界的懷抱。

4 期望效應

安慰劑、知覺與預測

他對最有信心的人，治療效果最佳。

蓋倫（Galen），西元二世紀古羅馬醫學家與哲學家

保羅・伊凡斯（Paul Evans）很興奮，因為他終於能把手放在電療機上。這位電臺製作人多年來飽受纖維肌痛症之苦，症狀經常發作，令他不堪承受：「我覺得好可怕，全身關節都在痛。」[1]他想要找個東西舒緩疼痛，曾看到運用電刺激裝置的電療機效果獲得證實，也聽聞過這電療機的好處。他接受英國慈善機構疼痛關懷（Pain Concern）的廣播節目《談疼痛》（*Airing Pain*）專訪，提到他把電療機的貼片貼到皮膚上時多麼開心。「我買這臺機器，發現這機器太棒了，簡直像吸大麻……我從來沒吸過大麻，但如果感覺是這樣的話，那沒錯……讓我很放鬆。」保羅似乎

發現了紓解疼痛的電子靈藥。但他繼續說：「過了三個月，我發現根本沒插電。」

保羅在無意間發現了安慰劑的力量。安慰劑效應和疼痛一樣奇怪，是一扇讓我們一瞥疼痛真正性質的窗戶。它能顯示疼痛是大腦在某個脈絡下做的決定所產生，且通常我們沒有察覺。要真正了解安慰劑效應的奇特之處（以及和整體的疼痛關聯），得先界定一些名詞。安慰劑基本上是看起來有醫療功效的東西，但實際上是惰性或非活性的，例如糖錠、食鹽水注射，或保羅根本沒插電的電療儀。安慰劑效應是我們的大腦在治療脈絡下所做的決定。

安慰劑（placebo）這個字是直接衍生於拉丁文（意為「我應該愉快」），在英文中則有莫須有的罪名。在中世紀歐洲，「placebo」是葬禮哀樂的歌詞中會使用的字，不久之後，會讓人聯想到在葬禮上騙吃騙喝的人，那些人會「唱悼歌」（sing placebo），好在喪宴上分一杯羹。使用這個字，就會和拍馬屁畫上等號。傑弗瑞·喬叟（Geoffrey Chaucer）十四世紀成書的《坎特伯里故事集》（*Canterbury Tales*）中，〈商人的故事〉（The Merchant's Tale）提到一個角色叫普萊瑟伯（Placebo），他是個虛偽、愛拍馬屁、唯唯諾諾的人，讓兄弟做了很糟的決定，沒給予任何建議或抵抗。[2] 雖然這個字不再用來描述拍馬屁的人，但關於虛偽的言外之意已轉移到醫療界。這種非活性藥物或偽治療擁有近乎超自然的能力，可以影響我們的身體並緩解疼痛，讓幾個世紀以來的科學家感到困惑，也讓安慰劑效應罩上神祕與可疑的面紗。一九五四年，《刺胳針》（*The Lancet*）刊登一篇報告，主張安慰劑只是心靈支柱與安慰，對「不聰明、神經質或無能的病人」尤其如此。[3]時至今日，有些醫師主張安慰劑效應本身就是捏造的，病患只是被愚弄，以為自己狀況改善，實際上則非如此。[4]不過，多數現代證據並不支持此觀點，而是認為安慰劑可以改變我們的大腦，真正改變由大腦調控的症狀與疾病。過去二十年，研究人員執行了大量的精采研究，說明安慰劑效應可直接碰觸到疼痛經驗的核心，可能革新我們治療疼痛的方法。

安慰劑未必只能是糖錠或一劑食鹽水。在二〇〇〇年左右，休士頓有一群大膽創新的骨科醫師決定要執行「安慰劑手術」，遂打造出一項研究里程碑。[5]當時最常見的骨科手術之一是關節鏡清創手術（arthroscopic debridement），這過程需要在膝蓋切出開口，打開膝蓋關節，移除發炎組織與些許鬆脫的軟骨和骨骼，目的是減少膝蓋骨關節炎的疼痛，許多案例都有成效。但外科醫師承認，沒有人真正了解這手術過程如何與為何發揮效用。他們決定把一百八十名疼痛的膝蓋關節炎病人分組。其中一組進行一般手術，另一組則是偽手術：後者這些病患接受全身麻醉，只切入皮膚，就這樣。結果不尋常的事發生了：安慰劑手術和真正的手術一樣有效。更不尋常的是，在接下來兩年的追蹤（也就是病人仍不知道自己是接受真手術或安慰劑手術），安慰劑組回報了更好的效果。這研究顯示，這項手術帶來紓解疼痛的效果並不是來自組織的改變，而是大腦藉由期望與希望所帶來的改變。

近年的研究也支持這些發現，甚至指出運動在治療骨關節炎的膝蓋痛時，和手術一樣有效（只有一些韌帶受傷的特殊案例例外）。[6]安慰劑手術當然不僅限於膝蓋的關節鏡清創手術；二〇一四年的一篇文獻回顧發現，有五十三項試驗是把外科手術過程與安慰劑手術相互比較，其中有一半的假手術案例和真正的手術一樣有效。[7]我們可能會從這些研究中得到一項假設：那些「真正」手術是無效的。其實不然；只是這些手術程序和安慰劑手術程序一樣，並不是靠著處理體內組織的傷害，而是靠著觸動了安慰劑效果。若我們能善加運用安慰劑的力量（或許不用冒著假手術的風險），則可望為疼痛醫學開創出新局。我們需要找出如何與為何「什麼都沒有」會有用。

二〇〇四年，哥倫比亞大學的托爾·韋格（Tor Wager）和團隊運用神經造影，設法找出在安慰劑效應中，大腦究竟發生了什麼事。團隊讓一些志願者接受電擊，同時以功能性磁振造影觀察其腦部活動。不出意料，在給予電擊時，對疼痛敏感的腦區（例如視丘、前扣帶迴皮質與腦島）會發亮。後來研究人員在施予電擊之前，先給實驗對象安慰劑乳霜，並告訴他們這乳霜可以舒緩疼痛，於是這些和疼痛相關的腦區就減少活動了。[8]由此觀之，相關性是存在的。但韋格想知道，疼痛紓解是「如何」發生的。幾年後，他的團隊採用正子斷層造影（positron emission tomography，簡稱PET）掃描，測量大腦類鴉片受體的活動。[9]他們發現，安慰劑治療法會增加相關腦區的類鴉片物質釋放。光是預期舒緩疼痛、相信疼痛會減少，就足以讓大腦打開藥物櫃，發送強力的神奇類鴉片藥物，例如腦內啡（基本上就是不會上癮的嗎啡）。韋格的實驗有助於確認過去的研究，包括一九七八年開創性的研究，說明安慰劑效應是可以逆轉的——只要給予類鴉片藥物阻斷劑納洛酮即可。[10]另一項二〇〇九年的實驗則提出結論，顯示納洛酮可在影響疼痛的關鍵腦區抑制類鴉片作用，這些腦區包括前扣帶迴皮質，以及導水管周圍灰質。[11]

大腦的其他分子也會受到安慰劑效應影響。這包括其他天然止痛劑的釋放，例如我們身體自行製造出的大麻素，就含有大麻這種植物的止痛成分。[12]如果有人預期疼痛，接受安慰劑會讓依核（nucleus accumbens，大腦獎勵迴路中的關鍵部分）釋放多巴胺，而多巴胺這種分子和動機與愉悅有關。[13]獎勵迴路越活躍，我們就會越期望有止痛的獎勵，安慰劑效應也會越強。重要的是，這些研究顯示，安慰劑效應能止痛並不是因為欺騙容易上當的人，讓他們想像自己變好；安慰劑能讓大腦釋放強力的止痛劑「雞尾酒」（譯註：指混合物。），其影響的路徑和活性藥物利用的路徑相同。如果有人接觸了會引起疼痛的刺激，但又服用安慰劑，那麼從身體送上大腦的危險訊號會被來自大腦的抑制路徑壓抑。這種天然止痛劑雞尾酒和激烈戰爭中安撫傷兵疼痛的一樣。也有證據顯示，安慰劑效應會在脊髓就擋下危險訊號，因此訊號從來沒有抵達大腦。[14]

切記，別把因果性混淆。發揮效用的並不是安慰劑這種惰性物質，因此我們應該把功勞歸給大腦。我們對於治療的信念，打開了大腦的藥物櫃。這活性成分就是**期望**。這可以從偽造的階級中清楚看出；安慰劑並不是生而平等。食鹽水注射劑通常止痛效果優於糖錠，[15]而不令人意外的是，偽手術的止痛程度又比這兩種要好得多。昂貴的安慰劑比便宜的更有效。[16]介入方式越是強烈，病人賦予療法的意義就越多，而病人與治療者之間的情誼更深厚，止痛的期望也越高，因此實際的止痛效果也更好。或許正因如此，結合了意義與儀式的親密密集療法通常相當有效。

德國曾進行一項大型的嚴謹研究，發現偽針灸（也就是針幾乎沒有刺穿皮膚，且刻意全都插在錯誤的地方）止痛效果和真正的針灸一樣。[17]但有趣的是，這項研究發現，安慰劑與針灸通常止痛效果優於傳統療法，包括止痛藥與非藥物療法。即使針灸唯一的活性成分是信念，對有些人顯然也有舒緩功效，尤其是那些無法以常規醫學來有效紓解疼痛的人。然而得鄭重提醒：這不表示我推薦以針灸來治療持續性疼痛。如果某種療法是只透過期望的力量來發揮功效，尤其這種療法昂貴，並鼓勵身處疼痛的人成為被動的**病人**，而不是有自主權、有信心的**個人**，那麼為這種療法背書就是欺騙。話雖如此，我們在奮力尋找真正能紓解疼痛的實證療法時，如果忽視信念、期望與自信的力量則顯得太粗心，而在照護者與疼痛者的互動之間，也能發現這種紓解疼痛的力量。醫師（包括我自己）若看見新療法的效果優於測試中的安慰劑，當然會只想運用這種新療法，無論是不是有某種「活性成分」或鎮痛機轉。在臨床試驗中，「安慰劑」這個字和失敗有關：如果新藥物在早期測試中無法帶來比安慰劑更好的效果，就代表在發射臺上已經爆炸。但如果我們忽視期望本身的鎮痛能力，就錯失了珍貴的東西。如果某個東西能紓解某人的疼痛，就是能減輕那人的痛苦——這只會是好事一樁。

在紓解疼痛時，另一個引人矚目的現象背後也可能有信念的力量支持。在加拿大蒙特婁的麥基爾大學（McGill University），傑佛瑞・莫吉爾（Jeffrey Mogil）與團隊分析一九九〇年到二〇一三年之間大量的臨床測試數據。在這段期間，美國出現安慰劑效果變強的情況，但在歐洲或亞洲卻未觀察到這現象。[18] 原因並不清楚，但安慰劑效果會導致藥廠更難證明其新藥有效。團隊發現，在這段期間，美國進行的試驗越來越長、規模越來越大，其他國家則未發生這種情況。或許是因為這些漫長、花俏又有充分資金的測試，會讓安慰劑組的參與者更相信他們的藥丸有用。或許也是因為，美國是世上少數幾個會直接對消費者提供藥物廣告的國家，會影響信念與強化期望。雖然這對製藥界來說挺頭痛的，卻進一步證實，若給予病患時間與注意力，就能增強療法的止痛效果。

另一個現象也更趨明顯：提供治療者會深深影響接受治療者的疼痛紓解。首先，看見有人給你止痛藥，本身就有止痛作用。在透過靜脈點滴給予止痛藥的情況下，由醫師解釋情況的效果，會比由電腦給藥、且病人不知情的情況提高百分之五十。[19]給藥者的信心也會對效果產生關鍵影響。曾有一項奇怪卻奇妙的智齒試驗能恰到好處地說明這一點：要為即將拔除智齒的人注射，而藥劑可能是三種中的其中一種。第一種是強烈的類鴉片藥物吩坦尼，應可紓解疼痛。第二種是類鴉片藥物阻抗劑納洛酮，當然不可能紓解疼痛。第三種則是食鹽水，這就是安慰劑。其中一組牙醫被告知，他們會獲得吩坦尼或安慰劑來為病患注射。另一組牙醫則被告知，他們得到的是納洛酮或安慰劑。如果把這兩組的安慰劑止痛效果加以比較，結果相當驚人。當牙醫認為，病人有百分之五十的機會獲得吩坦尼時，安慰劑可以帶來疼痛減少百分之三十的效果；而牙醫若是認為病人獲得吩坦尼的機率為零（因為只會獲得納洛酮或食鹽水），那麼安慰劑組別的疼痛會**增加**百分之二十。[20]信心是會感染人的：病人可接收到最幽微的非言語線索，且強烈影響他們對於鎮痛的期望。

了解哪些個人與族群對安慰劑效應有較好的回應，會是彌足珍貴的知識，讓我們更理解藥物測試中的安慰劑控制組（先姑且不論倫理問題），進而思考在治療時納入安慰劑是否能為某些人帶來鎮痛效果。在（不太久）以前的家長式醫療中，通常認為安慰劑效應只對神經質與缺乏智慧的人有效。事實上，證據恰恰相反：更樂觀、更追求獎勵與恢復力強的人，較容易受安慰劑效應的影響，因為他們對於止痛的期望較高。二〇〇九年，曼徹斯特大學的人類疼痛研究小組（Human Pain Research Group）發現，「特質性樂觀」（dispositional optimism）高的人，可能會出現明顯的安慰劑反應。[21]「受到」安慰劑效應影響完全不是壞事，事實上反而是好事一樁：會帶領我們達到更能紓解疼痛的終極目標。

我們都聽過安慰劑效應，但如果不探討其邪惡的孿生兄弟，就無法真正理解安慰劑效應及其與舒緩疼痛的相關性。這個孿生兄弟就是：反安慰劑效應（nocebo effect）。反安慰劑一詞是源自於拉丁文的「我會傷害」，是有負面效應的療法，起因是負面期望。想當然耳，要研究這種現象很難獲得倫理方面的許可，但這種現象卻在我們周圍，甚至在我們身上發生。這解釋了為何在藥物試驗時，安慰劑組別的參與者會有副作用，但只有使用真正藥物的人在試驗一開始時會被告知副作用。[22]二〇二〇年底有一項引人矚目的研究發表成果，發現史塔汀類藥物（statins）所發生的副作用有九成是因為反安慰劑效應。[23]這種反安慰劑效應甚至可能潛伏在「集體歇斯底里」發作的底層。在衝突地帶的學校曾經發生幾次集體昏厥的情況[24]，通常一開始會被歸咎於下毒，但進行廣泛的醫學檢測之後卻找不到卑劣行為的證據。或許緊張、易受影響的環境化成了對傷害的心理期望，而有時候就溢出為身體表現。

反安慰劑效應極為常見，影響了無數持續性疼痛患者的人生。醫師非常容易觸動反安慰劑效應：「你是高風險病人」、「會痛的話跟我說」，這樣的句子會讓疼痛更嚴重，也加重焦慮。三言兩語就能帶來強大的影響，負面說法猶如魔鬼氈一樣黏。我們會在漫不經心的情況下，對他人與自己使用反安慰劑效應：「你那生鏽的膝蓋還好嗎？」、「我的背好僵硬」、「我整個人都要散了」。在找醫師之前先上Google查身體狀況，也會導設定我們對疼痛的期望。身為人類，我們大部分時間耳根軟，身體若是感覺到威脅或傷害，負面的文字就可能造成巨大影響。言詞引發的焦慮會釋放出神經傳導物質，可能打開疼痛的防洪閘門[25]，而造影顯示，言詞會刺激大腦的疼痛網路。[26]有一首童謠寫道：棍子與石頭可能打斷我骨，但語言文字無法傷害我。這童謠錯得離譜，該是修正的時候了：語言文字確實能傷害我們。

幸好正面的文字與暗示，也能為疼痛帶來正面的影響。身為醫師，我必須（也想要）告訴病人真相（我很確定，假裝完全不會痛，會在疼痛發生時雪上加霜），但這不表示我無法藉由試著專注於正面事物，減輕病人的疼痛。在評估病人受傷的手臂之後，我可以不管患者，自行離開，兀自寫下紀錄，或和其他同事談論這案例。我也可以詢問病人關於他們良好胳臂的事情，提醒他們並不是只有壞消息。「另一隻胳臂如何？沒事？太棒了！你可以伸直嗎……動動手指……會痛嗎？不會？太好了！」[27]哈佛醫學院曾進行一項研究，說明女性在分娩前要注射脊椎麻醉劑時，獲得安慰文字的人（「我們要幫你局部麻醉，可讓這個部分麻木無感；你在這過程中會很舒服」）會比聽到反安慰文字的人經歷較少的注射疼痛（例如「你會覺得很像被大蜜蜂螫；這是整個程序中最糟的一部分」）。[28]這或許看似常識，但我在臨床實務中卻鮮少看到應用。這些正面線索確實能紓解短期疼痛。有信心的憐憫本身就是強力的止痛藥。但或許更令人振奮的是，正面的文字、隱喻與觀念能促進安全感，減少危險觀念，因此非常有效，視之為管理長期疼痛的創新方式也不為過。這就超過安慰劑的範圍，並牽涉到大腦的重新連結（第十一章會以此為基礎，展開深入探討）。

有一項簡潔的研究直接剖析了疼痛的奇妙，也讓我質疑起自己對疼痛的信念。[29]即使當上初級醫師，我受到的教導是疼痛等同於組織損傷，必須透過藥物來管理疼痛：越疼痛，就需要更強的止痛劑。這項研究是在二〇一一年，由神經學家與疼痛專家艾琳・特雷西（Irene Tracey）率領團隊，在牛津大學腦部功能性磁振造影中心進行。健康的研究參與者會掛點滴，暴露於會引發疼痛的熱刺激。在他們不知情的狀況下，瑞吩坦尼（remifentanil，強力的類鴉片止痛劑）輸液開始從點滴注入，並在整個實驗過程中持續。瑞吩坦尼能舒緩疼痛，但程度輕微。之後，研究人員告訴參與者，瑞吩坦尼輸液將會開始注入（即使他們早就已接受這藥物），這時止痛效果加倍了。之後，他們告訴參與者，輸液要停止了，實際上並非如此。即使輸液仍以一模一樣的速度持續，鎮痛效果也會突然消失，參與者也會再度感到疼痛。一開始悄悄加入的強大類鴉片輸液並未帶來多大的鎮痛效果，這現象又與其他研究相輔相成：那些研究顯示，如果我們不知道自己在使用類鴉片藥物，止痛效果會少三分之一。[30]功能性磁振造影顯示，如果在試驗中使用「安慰劑」法，亦即告知參與者要開始進行輸液，而實際上卻沒有，則參與者的「下行止痛調控系統」（descending pain modulatory system，抑制危險訊號從身體傳上大腦的腦區）就會啟動。我們不必真正服用安慰劑，就能經歷安慰劑效應。在這次試驗中反安慰劑的部分，是告知參與者輸液已停止的錯誤資訊，這讓焦慮強化疼痛的網絡啟動。

或許我們該捨棄安慰劑或反安慰劑效應這兩個詞，而是改稱為「期望效應」。我們可以透過信念與期望，大力操縱疼痛經驗——無論是好是壞。大腦力量無比強大，好好使用吧。其中一種實際應用方式，就是為服用藥丸賦予意義。[31]你可以在服用止痛藥時建立小儀式，例如單純地在每天同一時間服藥，或是花點時間想像這藥會帶來的改善，把它視覺化。丹・摩爾曼（Dan Moerman）是密西根大學人類學系的榮譽退休教授，也是安慰劑效應的專家，甚至會和自己的藥丸說話：「你們好呀，我知道你們會做得很好！」[32]建立健康生活的每日儀式——從運動、社交到冥想——都能讓安慰劑效應發揮正向的效果。

不過，現代安慰劑研究的最大效益與意義，在於說明了照護者的重要性，無論照護者是醫師、配偶或物理治療師。西醫在新藥物、技術與科技上已有長足進步，但在許多層面來看，卻忽視了照護者與病人互動多麼至關緊要，必須建立信賴與誠實的關係。[33]正向的資訊、有建設性的文字、長久與有意義的互動確實都有用。我認為，這就是英國主要醫療照護系統失去的要素。這現象的起因相當複雜，其中之一，就是病患不再看同一位家庭醫師，求診時間緊縮在十分鐘，病患也無權選擇自己該向哪位主要或次要醫療照護人員求助。在就醫時，若你預期你的醫師能與你有友好關係，或者醫師有良好的醫術與知識，那麼這份預期本身就是醫藥。這些因素會加總起來：透過強化安全感、降低威脅或危險感知，因而減輕疼痛；重要的是，可以帶來希望。

安慰劑效應似乎違背我們所學關於身體的一切。然而，安慰劑效應卻能發揮功效。安慰劑效應甚至更卓越。我在接近二十歲時，有個下雨的週日午後，發現了這份喜悅與驚奇。在似乎靠著催眠療法治癒之前，我一直飽受腸躁症之苦。這一天，我整個下午躺在沙發上，身體像胎兒那樣蜷著。一位善良的家人前來安慰我。他堅信順勢療法，那是當時飽受抨擊的另類療法分支。順勢療法的藥丸在生化上是惰性的：相信順勢療法的人認為，藥物的活性成分（當然，前提是要有活性成分）已稀釋到不再存在的程度，卻透過「水的記憶」存在於藥丸中。這種未經過證實的概念違背了所有大自然的定律。幾十年來，無數研究的共識是一面倒：順勢療法的藥丸效用頂多和安慰劑一樣。[34]親戚打開一個小小的透明圓筒——標籤上寫著偽拉丁文名稱，我根本懶得讀——並且在手掌上灑了一小球肯定是糖的東西。「我知道你會懷疑，根本不願相信這種東西，但還是試試看吧。」

我乖乖拿起某個什麼都不是的丸子，吞了下去。過了幾分鐘，嚴重絞痛就完全消失。我欣喜放鬆，感到喜悅，半是諷刺地感謝這些東西透過安慰劑效應治療了我。不過，一股不安的思緒滲入我的意識，慢慢啃噬著我：如果安慰劑效應是源自信仰和期望，我又明知自己吃的是糖藥丸，不對它抱有任何期望，為何這糖藥丸仍發揮功效？這時，我偶然發現泰德．卡普丘克（Ted

Kaptchuk）的研究。

卡普丘克是哈佛醫學院的教授，但他不是從常見的學醫途徑一路走來的。他在一九六八年取得哥倫比亞大學文學士學位，之後到了中國澳門，學了四年的傳統中醫。他回到美國之後，在波士頓成立針灸與藥草診所，發揮新學到的技巧。他的醫療成效斐然，很快引起西方醫療體制的注意；在一九八〇與九〇年代，他在波士頓醫院的疼痛研究單位任職，一九九八年則獲得哈佛醫學院聘雇，負責輔助醫學的研究。[35] 但卡普丘克早就知道，他的療法效果不是來自針灸或藥草本身，而是病人對他的強烈信念：這就是安慰劑效應。於是他就往這個方向進行研究，交出令人驚訝（甚至有爭議）的結果。安慰劑效應的中心信條是，若要有效，我們必須相信自己接受了真正的治療。但是卡普丘克的實驗室在二〇一〇年對腸躁症患者進行的實驗，卻顛覆了這信條。[36] 在這研究中，腸躁症病患被隨機分為兩組，第一組與醫師有良好的對話，但並未給予治療。在第二組中，研究者給參與者安慰劑，並告訴他們：「安慰劑藥丸是惰性物質，就和糖錠一樣，經過臨床研究顯示，會透過身心自我療癒的過程，明顯改善腸躁症。」令人驚訝的是，在「開放式安慰劑」（也稱為「誠實告知安慰劑」）這一組的成員，比未治療組的成員出現明顯的改善。即使病人知道安慰劑不是真正的藥物，安慰劑仍舊發揮功效。卡普丘克的團隊也在其他疼痛症狀的患者上記錄到類似發現，從慢性下背痛到偏頭痛都包括在內。[37, 38]在偏頭痛的測試中，雖然這些「開放式」安慰劑的成效不如常規療法的止痛藥——利扎曲坦（rizatriptan）——但仍優於未治療者。事實上，安慰劑的效果也超過利扎曲坦的一半。從這些發現中可學到的重要知識是，理論上，安慰劑可以用符合道德的方式給予，或至少不必欺騙。或許唯有在我們善於辨識出誰會對開放式安慰劑有良好反應，這種作法才會有效。要達到這一點，可先計算出個人的遺傳標記是否呼應強烈的安慰劑反應——這種嶄新的領域稱為「安慰劑基因組」（placebome）。[39]但如果確實有效，或許就會有無副作用的止痛劑，也沒有劑量過高或上癮的風險。

安慰劑在臨床上的另一種應用，是基於安慰劑效應可由潛意識來學習或操控的事實。顯然，關於安慰劑的期望會因為語言暗示而調整，但重複、直接的經驗是調整期望的另一種方法。當研究者給予參與者安慰劑，同時重複施予疼痛時，由於研究者暗中調降疼痛的力道，讓參與者以為止痛效果變強（這稱為「預適應」），於是安慰劑效應增強到五倍，而效果持續數日。[40]把藥物與一種回應連結，最後會促成大腦學習，並調整我們對於未來反應的期望。這種條件反射和巴夫洛夫進行的狗兒反射實驗有相似之處，這些狗已把鈴聲和食物連結，一聽到鈴聲響就會下意識分泌唾液。二〇一六年，美國科羅拉多州波德市的科羅拉多大學進行一項實驗，在進行過預適應的參與者皮膚上塗抹安慰劑乳霜，發現止痛效果很強，即使他們知道那是安慰劑。[41]重要的是，預適應並不一定要從我們過往的疼痛經驗浮現；它可透過觀察與聆聽他人對疼痛治療的反應而塑造。[42]有很引人矚目的初期證據顯示，如果把安慰劑與真正的止痛藥混合起來，讓病人不知道哪個是安慰劑，哪個是真正的止痛藥——並告知病人有這個情況——可能減少病人提高真正止痛劑劑量的需求，降低副作用、依賴性與成本。[43]

開放式安慰劑有效是一項頗令人驚奇的事實，而我們目前尚無法理解究竟是如何發生的。卡普丘克相信，有意識的期望或潛意識的預適應，並不足以解釋這種怪象。其中一項原因，是這些理由無法解釋為何誠實告知的安慰劑，對過去始終無法從藥物得到療效的病人，以及無預適應跡象的病人會出現強烈的效果。簡言之，在談到安慰劑效應時，我們目前的生物醫學模式透露出許多鼓舞人心的科學與實用資訊，卻無法提供完整解釋。對於任何想為安慰劑找出統一理論的人來說，開放式安慰劑又不按牌理出牌。然而，在經過數十年的研究之後，卡普丘克不僅慢慢統整出安慰劑效應的理論，且適用於整體神經科學。當我初次遇見「預測處理」（predictive processing）時，我得確認自己並非不小心在閱讀科幻小說：它實在太違反直覺，稀奇古怪。雖然引來許多質疑，但支持這理論的證據持續增加。

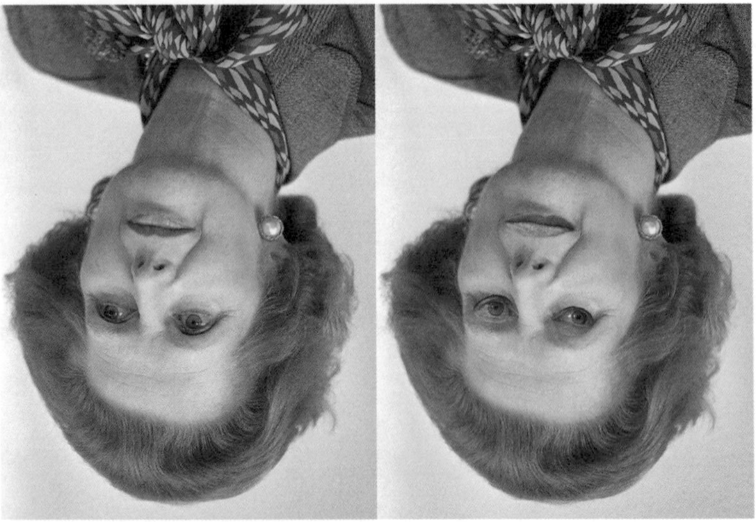

「柴契爾」錯覺

如果跟你說，你可以預測未來，那會如何？而且你隨時都在做這件事？關於知覺的常規生醫理論是說，大腦是感覺輸入的被動接收器，這些輸入來自外界與身體內部（視覺、聽覺、有害訊號等），並從這裡創造出對於世界的知覺或模式。這是「由下而上」的途徑：你腳趾踢到東西，於是危險訊號就傳到你的大腦，大腦會評估訊號並產生疼痛。在這預測處理模式中，大腦持續精進對於外界的想法；它會在面對新的感覺輸入時，對於這世界該是什麼模樣的期望、理論與信念（稱為「先驗」〔prior〕）加以平衡，進而對外在世界形成最好的評估。大腦是預測的機器。很難看見或想像這究竟如何運作，但如果我告訴你，這句子有刻意製造的錯誤，不是編輯疏失呢？你的大腦會讓你看見它期望你看見的東西。現在，看看右頁這兩張倒置的頭像。

接下來，把書上下顛倒，再看一次這兩張頭像。現在可以很清楚看出，右邊這張圖中，女人的嘴和眼睛是顛倒的。這種錯覺稱為「柴契爾」錯覺，因為最早用來說明這把戲的照片，是已故英國首相的照片。[44]它顯示我們察覺到的是我們所預測的。這些預期總是以不可思議的速度持續發生，過程幾乎都是無意識的。若從適應性及與效率有關的觀點來看，大腦這麼做是其來有自，這樣就不用浪費精力在計算我們每秒接觸到排山倒海而來的整體感覺資訊。這讓大腦專注於它真正關心的事：「預測誤差」（prediction error）。進入大腦的感官資訊若和大腦預測不同時，就會發生這些誤差。如果這些誤差很小，通常會被視為是「雜訊」，不會進入牽涉到知覺的腦區，因此我們對於外界的描述不會改變。然而，若是錯誤夠大，大腦就會被迫決定是否要修正世界的模式。我們對於周圍環境的覺察，只會在感覺違背大腦預期時發生。

這種過濾資訊的過程其實很像JPEG的運作，讓圖像在儲存與送出時不會有察覺得到的解析度失真。從任何一個像素值通常可以預測到鄰近像素值，而差異通常只有沿著畫面中物體的清楚界線時才會被發現。要壓縮編碼，有個方法是只為預測以外的數據編碼：傳輸的東西就是預測誤差。以視覺為例：光線碰到我們的視網膜時，大腦已建立起自認為看見什麼顏色的預測；只有大腦的預測誤差會傳到大腦的更高層級。[45]這個概念與長久以來眾所皆知的解剖事實一致：從視覺皮質（大腦處理視覺資訊的區域）往下的纖維比往上傳的多；這較小的訊號只帶著期望與感覺資訊之間的**差異**。[46]否則，我們會見到自己預期的東西。

網路上曾瘋傳的一個現象就是明顯的例子。二〇一五年春天，我來到酒館，遲到的我看見朋友們在房間成群聚集，擠在一支智慧型手機周圍激烈爭論。我來到這群人身邊時，一個朋友抓起手機，湊到我面前懇求道：「蒙蒂，看一下，這洋裝是什麼顏色？」我低頭一看，應是白色與金色的條紋洋裝。我朋友顯然很沮喪：「不是啦，明明是藍色與黑色。這到底是什麼妖術？」這張「洋裝」照對某些人來說是藍黑相間的條紋，對其他人來說則是白色與金色條紋。朋友、家人與戀人都可能出現隨機分歧。同樣值得注意的是，多數人無法輕易改變他們所見，多數的視錯覺也是如此。在這次網路瘋傳訊息之後，大量科學研究接踵而至。雖然尚無共識，但有證據顯示這得歸因於預測過程。大腦面對模稜兩可的狀況時，必須對於你會看見什麼做個決定，這可能是依據過去的先驗，包括推測這件洋裝是由人工照明或自然光線照射，或是否在陰影處。我喜歡的理論是，我們每天暴露於自然光或人工照明，會影響大腦看見這件洋裝時的假設：像我這樣的晨型人傾向認為這件衣服是在自然光線下（於是有白色與金色線條），而夜貓子則會視之為黑藍相間的線條。[47]

眼見之物未必和在外界的東西一模一樣（雖然通常非常接近）：那是我們的大腦對世界做出的最佳推測，是我們看見這世界之前已做的推測。神經科學家拉爾斯・穆克里教授（Lars Muckli）在歐盟的人腦計畫（Human Brain Project），曾以高度先進的神經造影來衡量預測性過程模式。他所言甚是：「視覺的起點，是對附近的期望。」[48]預測讓我們在一個東西確實移動之前，就預期它會移動，以及往哪個方向移動：這在打網球時很有用，在過馬路時更是攸關生命安全。我們的預測也會影響到感知。如果你正穿越亞馬遜雨林某個毒蛇到處出沒的區域，那麼相較於走在大腦會放低門檻的英國森林，在亞馬遜雨林，你會更容易把某個形狀不明確的樹枝詮釋為危險的爬行類。

或許也正因如此，我們無法對自己呵癢：大腦能預測到我們的確切感覺，因為大腦知道那隻呵癢的手要做哪些動作，因此不會有興奮或驚訝之感——大腦確實知道我們哪裡與何時會被碰觸。在我們的一生中，大腦會蒐集統計數字，以調整與精進我們身體與外在世界的內在模型。根據預測程序理論，這些統計數字由貝氏定理（Bayes' Law）主導，亦即十八世紀英國長老教會的牧師托馬斯・貝葉斯（Thomas Bayes，約1701~1761）所提出的數學公式，幫助計算博弈遊戲中的機率。這項公式會依據新證據，計算一項事前機率正確的可能性。我們碰到預測誤差之後，會依照新證據來更新信念。

在二〇一八與二〇一九年所發表的一連串報告中，卡普丘克把目前證據與諸多猜測結合起來，聲稱止痛的經驗並非身體痊癒的直接結果，而是大腦體認到痊癒正在發生，或已移除疼痛刺激的過程；大腦認為我們身處危險或受損的假設，會因為由下而上的資訊與線索改變而修正。[49,50]如果有外來的線索說明我們的疼痛已獲得紓解，那麼止痛效果會更快更強。這或許可以解釋，在特雷西的靜脈點滴實驗中，為何參與者在未知狀況下獲得強力類鴉片藥物時，止痛效果是輕微的，但如果告訴他們輸液仍在持續，止痛效果就強得多。提示不光只是直接的語言暗示：服用藥丸的治療儀式，和有安撫能力與自信的醫師談話，並身處於診所環境，都可促使大腦認為身體的任何改變都能紓解疼痛，而為了把預測誤差縮到最小，大腦會減少疼痛知覺。

卡普丘克相信，這個理論能解釋開放式安慰劑效果的迷思。當我在腸躁症嚴重發作、服用順勢療法的「藥丸」（其實是安慰劑）時，內心是有雜音的：大腦是否該為這暗示與服藥行為的儀式，改變持續疼痛的預測，或應該繼續此預測，因為我邏輯上明知這藥丸是惰性的？卡普丘克聲稱，在這些不匹配的時刻，我們非理性、自動與情感回應，會凌駕有意識的理性心智。這種開放式的安慰劑效應，或許是因為神經事件正無意識地受療癒的儀式性執行影響，而不是受到有意識的思想左右。卡普丘克主張：「安慰劑效應主要是由你的行為誘發，思想則是次要，或甚至完全無法發揮功效。」我得重申，這目前仍是推測，而開放式安慰劑科學尚在起步階段。但預測處理模式也巧妙解釋了為何期望——無論是有意識或無意識——影響知覺，以及為何疼痛能神奇地具有可塑性。在解釋疼痛時，預測處理模式也不光是談安慰劑效應；它會談到為何疼痛除了受到組織損傷之外，也這麼容易被專注、情緒、期望與過往經驗所影響。或許這有助於提供概念，協助人們處理持續性疼痛。想像一下，有個人長期都有下背部疼痛，他的先驗包括對於移動或荷重的恐懼，因為他在好幾年前被告知，不要讓椎間盤突出進一步惡化。以長期背痛而言，和緩漸進的動作對絕大多數病例而言確實有助於止痛，因此知識豐富的物理治療師、骨療醫師或醫師向病患解釋這一點，並慢慢協助病患彎腰與舉起東西時，他們很可能會感覺到疼痛，但不像預期與恐懼中那麼嚴重。這樣就會產生大型的預測誤差，漸漸改善他們對這個世界的內在模型：他們開始把移動與安全和疼痛降低連結起來，踏上康復之旅。

大腦的期望與預測，會對疼痛感知產生巨大的影響。這和西方醫學的身心二元論是格格不入的。或許還要等上一段時間，我們才會明白給予「誠實告知」的開放式安慰劑有沒有用，但我們有許多方式可善用期望效應，降低疼痛，改善生活。建立起正面的治療環境不僅僅是額外好處，而是必須之舉；診間的實體環境到醫師的行為舉止都包括在內。任何有幸擔任疼痛照護者一職的人，一定要努力鞏固信賴，停止會導致焦慮的不必要言語，強化正面聯想，並建立現實的脈絡，但要有強大的積極感。善加發揮期望效應不代表要給予糖錠，或只能透過安慰劑的鼓勵療法，而是支持有完整知識的信心，並減少焦慮。最重要的是，這樣可以讓醫療更具人性，把疼痛患者及給予治療的人帶往希望與療癒的方向。

5 疼痛的意義

情緒與心理的力量

人類最古老、最強烈的情緒是恐懼，而最古老、最強烈的恐懼，是對未知的恐懼。

科幻小說家霍華德・菲利普斯・洛夫克拉夫特（H. P. Lovecraft）

要讓生理平靜下來，展開療癒與生長過程，則五臟六腑都要有安全感。

精神科醫師貝塞爾・范德寇（Bessel van der Kolk）

埃文（Evan）是個和藹可親、能言善道的澳洲人，從讚美啤酒冰櫃的好處，到解釋國際人道法的細節都能聊。聊天時，我幾乎無法想像這位帶著笑容的聰明人曾走過地獄。

二○○六年，埃文達成了終生夢想：這位二十三歲的軍人終於戴上「沙色貝雷帽」。有一百六十名堅忍不拔、體格強健、足智謀多的軍人參加澳洲空降特勤隊（Special Air Service

Regiment，簡稱SASR）的汰選過程，其中只有十九名通過考驗，埃文是其中一人。他進入舉世聞名的菁英特種部隊，準備採取行動。那一年，澳洲政府宣布要在阿富汗烏魯茲甘省（Uruzgan Province）部署一支指導與重建特遣隊，這支特遣隊要負責造橋，本身也要擔綱起橋梁的角色，而特種部隊還要辨識、阻止或消滅會造成特遣隊威脅的力量。特種部隊俘虜了敵軍戰鬥員之後，會把他們交給澳洲國防情報組織（Defence Intelligence Organisation）的訊問者拘留一段時間，不會超過九十六小時，之後再交給阿富汗的國家安全部隊。為籌備這項任務，澳洲國防情報組織的訊問者會以空降特勤的年輕軍官為對象，練習訊問技巧。可惜教官經驗不足，加上缺乏問責制，遂釀出一場災難。

「『對抗訊問』訓練，目的是以有限且受到控制的方式，讓你接觸到遭俘虜的情況，」埃文告訴我。「其設計並不是折磨你、毀掉你，甚至不是要讓你接近那樣的情況，只是要讓你暴露於那樣的環境而已。」在這訓練的過程中，軍人要被拘留至少四十八小時，只提供「四大資訊」：姓名、編號、軍階與生日。在日內瓦公約的條文中，戰俘只需要提供這資訊即可。[1]

埃文被「蓋布袋」，扔到卡車後方，載到一處祕密訊問中心。「一旦被送到那中心，他們就會拿走你的裝備，設法套出你的身分，例如你屬於哪個偵查隊。他們對於能取得這些資訊相當得意，確實很擅長箇中之道。但我早就知道這一切，因此把每一項裝備都詳細檢查過，除去任何可能洩漏我的角色、屬於哪支部隊的端倪。這顯然對他們來說是挑戰，也可清楚看出，他們一開始就決定，『好，我們要毀了他』。」

埃文遭到近一百小時的凌虐。「他們能對你做出什麼事情，實在超乎想像……他們千方百計要惡整你。你好像被下了魔咒，感覺完全被剝奪。你戴著黑到看不見的滑雪護目鏡。震耳欲聾的音樂從四面八方傳來。你被上了手銬，按坐到冰冷的水泥地上——完全赤裸，只穿著一件醫院病人服——雙腳以八字形打開，呈壓力姿勢。」埃文後來會發現，這些招數是直接仿效關塔那摩灣（Guantanamo Bay）拘押中心，在九一一事件之後，訊問者就變成專家似地，懂得如何施加折騰人的痛苦，卻沒有證據可證明他們的行為造成組織損傷。

在九十六小時的訊問過程中，埃文被帶出房間九次。訊問者會直接坐在他對面，嚷著：「名字、編號、軍階、出生日期。名字、編號、軍階、出生日期。名字……」如催眠般的持續命令是一種策略，哄騙囚犯除了說出該說的資訊之外，還透露出更多訊息。不過埃文並未屈服。在一次訊問之後，埃文請求送他去廁所。不過這請求遭拒，埃文反而被訊問者惡意攻擊。他被拖回牢房，以壓力姿勢被按在冰冷的水泥地上時，發現有血從腿部淌下。有一名攻擊者太用力踢他臀部，導致肛裂。漫長的折騰就這樣延續下去。

埃文陷入無助與遭辱的狀態，身體不斷受到威脅，著實令他擔心自己的性命安危。即使是最輕的碰觸或細微的肌肉扭傷，都會導致疼痛：「光是預期會再度承受疼痛，就能造成疼痛。」在疼痛經驗中，心理、情緒與環境背景的重要性不亞於身體接收到的刺激，甚至更加嚴重。「你可以承受有些疼痛，有時甚至是極端疼痛。以『週末戰士』來說吧，那些人會在週末進行鐵人三項及瘋狂的超馬競賽。那氣氛是受到控制的：你能夠掌控，沒有真正的威脅，又有目標。心中有目標，就能承受那份痛苦。特勤隊的汰選歷程中常是痛苦的，但我有沙色貝雷帽這個目標，也知道可以隨時退出。但這次很困難。」大約在酷刑七十二小時之後，他沒吃也沒睡，終於失去意識。

在這次煎熬過後的最初幾個月，埃文無法表達自己究竟碰上了什麼事，甚至無法理解發生什麼事。有天晚上，他走到軍營的廁所時，突然開始聽到在廁所周圍，不知道從哪裡來的聲音迴盪：「姓名、編號、軍階、出生日期……」創傷後壓力症候群的症狀很多，這就是早期症狀之一。埃文最嚴重的症狀之一，也是令他最疑惑與困擾的，就是對疼痛極度敏感。他對自己的高疼痛閾值很自豪，也自傲於有能力容忍特勤隊軍人所需的勞苦，但現在穿上靴子或進入水溫低於溫水浴的泳池時，就會疼痛不堪。他的疼痛通常遍及全身。埃文遭到酷刑的創傷經驗，迫使他的大腦從短期疼痛跳躍到持續性疼痛。他的大腦基本上已重組，對於潛在威脅高度警戒。如果把疼痛粗略地以戶外警戒燈來比擬，一旦有人類大小的入侵者在夜裡接近你的房子時就會亮起，那麼埃文的燈光已是只要風吹草動就會觸動。持續性疼痛在遭受折騰之後是很常見的，但是被認為是創傷後症候群的卻很少。值得注意的關鍵在於，在遭受凌虐後的長期疼痛會如何發展，並非由此經歷所承受的身體創傷程度決定，而是這次凌虐及創傷後壓力症候群出現後的心理與情緒衝擊。[2]

疼痛既屬於感覺，也屬於情緒。這些元素在大腦的實體範圍與我們自身的經歷中會彼此重疊交織，經常混合得難以分辨。科學家早已知道這一點，而關於疼痛，最廣為接受的國際定義是把它描述為「令人不悅的感覺與情緒經驗……」[3]施虐者長久以來，也深諳我們的情緒與思維如何影響疼痛。埃文的訊問者建立起預期與威脅感，並除去埃文對自己身體的任何掌控感，還加以羞辱，要他臣服於似乎是在無可預測的時間點、隨機發生的疼痛。

不過，施虐者濫用的情感迴路，也可用來幫助人們處理疼痛，有時甚至可以消除疼痛。在深究這項振奮人心的新研究之前，得先簡短界定一下詞彙，畢竟科學界對於情緒的定義尚未獲得共識，且激烈爭辯。[4]但一般來說，多數人會同意，「情緒經驗」是於體內生物活動結果所帶來的感受。我們所感受到的每一種情緒經驗都是獨一無二的，但常可以分門別類：恐懼、憤怒、厭惡等。不妨把情緒經驗想像成由各種材料製成的蛋糕，這些材料包括來自末梢神經系統的輸入（腳趾撞到或空腹）、認知過程（記憶或注意力）、決定與心智評估。蛋糕有各種不同（且通常可以辨識）的種類，但每一個蛋糕略有不同，有其獨特之處。情緒可由身體感覺（例如空腹）、環境事件（例如目睹車禍）或較深層的認知過程（想起自己出醜的時刻）誘發。

若要把情緒與感覺輸入融合，統整出經驗時，我們就把蛋糕的比喻用得淋漓盡致吧——主要烘焙師之一就是前扣帶迴皮質（anterior cingulate cortex，簡稱ACC）。這個腦區的形狀宛如迴力鏢，介於「情緒」腦的邊緣區域，以及「認知」腦的前額葉皮質之間，這樣的構造對其作用相當關鍵。前扣帶迴皮質會監測從身體送往大腦的感官資訊流，例如撞到的腳趾送來的有害訊號。前扣帶迴皮質持續監視身體的損傷與危險，它自認為是疼痛教授，而不只是個監測者。在額葉皮質的象牙塔中，前扣帶迴皮質不會浪費時間在微不足道的疼痛資訊，例如有害訊號來自何處，而是在尋找疼痛的意義。它會在經驗中整合疼痛的身體、情緒與社會元素，例如社會排斥、焦慮與憂鬱。前扣帶迴皮質幫助我們理解，若有人「傷害我們的感受」時，我們確實是受到傷害，也會覺得疼痛。前扣帶迴皮質不光是我們感受到身體疼痛時會啟動，在感受到拒絕的傷害時也會啟動。
[5] 值得注意的是，止痛藥乙醯胺酚（paracetamol）會減少情緒性疼痛與社會排斥的傷害。造影研

究顯示，乙醯胺酚可以抑制此腦區活動。[6]研究也顯示，非處方的「身體」疼痛藥物，也可以減少圖像所喚起的情緒反應，降低人們在對自己的財物斷捨離時的苦惱。[7]前扣帶迴皮質與其他情緒－疼痛迴路的腦區所具備的重要性，在中風或腦瘤等狀況致使這些腦區受到選擇性損害時，得到了明確的肯定。第二章提到一位患有痛覺說示不能症的奧地利女子安娜，就是知道自己經歷疼痛，但疼痛造成不快的情緒特質卻完全喪失。由於疼痛不讓她反感，因此無法保護安娜在沒注意的情況下受傷。你可以說，少了情緒成分，安娜感覺到的不再是真正的疼痛。

近年來，一群神經外科醫師奇才善加利用疼痛的情緒構造。神經外科進行的腦深層刺激手術（deep brain stimulation，簡稱 DBS）可緩解幾種病症，這是將類似心律調節器的微小電極以特定的頻率運作，小心放在腦部的特定區域。這種手術最初是在一九五〇年代開始使用，至今依然存在，通常是幾種頑固性慢性疼痛的「最終手段」，例如中風後疼痛——這是中風後使得處理疼痛的腦區受傷所導致。[8]在手術程序中，電極會被放在和感覺路徑有關的腦區——那些腦區會處理感覺與辨識疼痛。然而美國俄亥俄州克里夫蘭醫學中心（Cleveland Clinic）的神經外科醫師安德烈．馬查多（Andre Machado）並不滿意腦深層刺激手術的結果往往好壞參半，遂決定跳脫常軌。在二〇一七年美國神經外科醫學會（American Association of Neurological Surgeons）的會議中，馬查多和團隊提出一些令人驚訝的發現。[9]在他們的研究中，神經外科醫師執行腦深層刺激手術，並把電極植入有慢性中風後疼痛的病人大腦。馬查多並未把電極植入和感覺疼痛路徑有關的區域，而是放到情緒腦區，尤其是腹側紋狀體（ventral striatum）與內囊（internal capsule）前肢。結果出乎意料，相當精采。整體而言，病人並未回報他們的疼痛強度減弱；如果手術前疼痛分數為九分（最高為十分），那麼手術後依然感覺到疼痛的強度為九分。然而他們的心情、幸福感、獨立與生活品質出現大幅改善。雖然疼痛的強度並未改變，但是痛苦減輕了。疼痛的意義與經驗改變了。這項顛覆傳統規則的研究，為紓解最嚴重、頑固的疼痛開闢出新途徑，方法是調節與情緒相關的腦區。

你可能以為，疼痛的情緒元素僅限發生於施虐這類極端行為，及神經外科這麼前衛的領域。不過，我們經歷到的長短期疼痛，全都受到心情、情緒與思維形塑。牛津大學的特雷西教授曾操弄數種情緒，探索這些情緒如何影響健康志願者及持續性疼痛患者的疼痛經驗。她最早探索的幾種情緒——或許也是最強烈的——就是焦慮，以及焦慮的親密手足：恐懼。在一項二〇〇一年的研究中，特雷西讓健康的男性志願者躺在功能性磁振造影掃描儀中，[10]並給每一位志願者一種形狀視覺提示，例如三角形或正方形。在這項提示出現大約十秒後，他們左手背就會接收到一股熱氣。其中一種符號（例如三角形）出現之後，總會跟隨著一股中等的熱刺激；另一種符號（例如方形）起初是有同樣的中等熱度刺激會跟著出現，但隨著實驗繼續逕行，方形出現後，有時會有更熱的刺激出現。對於參與者而言，方形慢慢變成令人恐懼。由於參與者無法確定方形出現後是否會有更高熱度的刺激出現，因此焦慮感飆升。即使在方形之後出現的是中等程度的疼痛刺激，參與者也認為比跟著三角形出現的相同刺激要疼痛。在功能性磁振造影的影像中，內嗅皮質（entorhinal cortex）這個特定腦區會因為預期疼痛而持續活化，也導致和情緒處理有關的腦區（前扣帶迴皮質）與疼痛強度編碼的腦區（腦島）皆更頻繁活化。這些設計良好的研究顯示，焦慮會讓疼痛更嚴重，而恐懼–疼痛的關係也可能成為自我應證的預言。

就以我對針的恐懼當個例子吧。身為醫師，幫病人抽血與注射，應該和刷牙一樣習以為常。然而，輪到我自己就醫、成為挨針的人時，我從孩提時代對針頭的恐懼就未曾消滅。這項預期從進入診療室就開始，在候診室累積，就連「萊曼醫師請到第三號房」這種無表情的語音，都會讓我的脈搏加速，腦袋快轉。在情緒與考量過多的情況混合起來之後，意味著其他人根本不會注意到的小小針孔，也會讓我感覺到好像被持槍比武者的長叉刺穿。或許是害怕為我打針的醫師或護理師，是就讀醫學院時比我還遜色的朋友，或許是過去曾有格外疼痛的打針經驗，導致我下一回打針時嚴重焦慮。這又導致疼痛經驗更為嚴重，以此類推，一次比一次嚴重，沒完沒了。

從個人層面來看，我的針頭恐懼與疼痛之間的惡性循環，和埃文的經驗相比簡直小巫見大巫。但從較廣大的人口規模來看，則是很重要的問題。以疫苗為例，疫苗很有幫助，是人類有史以來最了不起的醫學介入。在美國，對每個出生世代（同一年出生的人）來說，兒童疫苗計畫可預防大約兩千萬個病例與四萬人死亡。[11]就長期來看，疫苗也是消滅新冠肺炎這項災難的唯一解決之道。但是針頭的恐懼－疼痛循環，會直接干預疫苗與其他醫療介入的運作；發展出針頭恐懼的孩子會避開的可能不僅僅是疫苗而已，還可能避開驗血、牙科治療與捐血。[12]他們以後也可能比較不會讓自己的孩子打疫苗、傳遞恐懼，於是這循環就此延續下去。不依照醫囑打疫苗，既會危害個人，也會降低群體免疫，讓其他人面臨風險。重要的是，這種恐懼－疼痛的循環也會導致個人的痛苦，造成每一次打疫苗時的焦慮與疼痛。更糟的是，醫師通常不太重視打疫苗時的疼痛：這種疼痛只被當成是「尖尖的東西劃一下」——多數醫療人員都用這樣的修辭，即使這無法反映真正的經驗——而疼痛也被視為這醫療程序中可接受的一部分。幸好有許多實用、低技術性且有實證的方法可解決注射疼痛，讓人未來能與打疫苗與侵入性醫療程序建立起長期的正面關係。[13]

這裡的觀點並不是假裝注射不會疼痛——事實上，告訴病人注射不會疼痛會建立起不確定與不誠實的環境，可能導致疼痛經驗雪上加霜。相反地，我們的目標應該是強化安全與慰藉感，並把威脅與危險的感受降到最低。以嬰兒來說，家長或照護者應讓寶寶坐直，給予擁抱；兒童不該躺下——躺下會減少兒童的掌控感，增加恐懼，導致疼痛更嚴重。如果嬰兒夠小，那麼打疫苗應該趁著親餵時完成，或給予有甜味的可口食物，例如糖水。這些作法可同時提供注意力轉移、愉悅與安全感等鎮痛要素。能帶來享受的分心之舉很重要：遊戲與笑話不僅能讓兒童的注意力轉移，也有助於把這種經驗和幸福與安全感相連。深呼吸也能促成寧靜與控制感。讓孩子吹泡泡，能把此經驗與娛樂元素結合起來。對四歲以上的兒童來說，證據顯示，在打疫苗之前與期間揉揉注射區域，皆可減輕疼痛。其他已證實過的技巧包括預先使用局部麻醉藥膏，如果一次要注射多劑疫苗，則把最痛的留待到最後。

語言也出乎意料有力。或許違反直覺，但如果要讓小孩安心，卻說「別擔心，很快就結束，」或是「喔，真抱歉，」其實會讓孩子認為有事情得擔心。記住，潛意識不太會聽從「不要」或「不行」。這些字眼都是附加的；大腦會鎖定的目標是有意義的字眼。相對地，照護者要注意的關鍵在於接種疫苗之後要說些正面的話，說說哪些事情很順利，並鼓勵孩子；這樣能減輕下一次接種疫苗時可能的焦慮及疼痛。至於嚴重恐懼與焦慮的案例，暴露療法等心理治療通常會有效，絕對值得一試。針頭恐懼帶來恐懼－疼痛循環，其個人與社會層面的影響，可不只是「尖尖的東西劃一下」而已。

焦慮與恐懼會讓疼痛更嚴重，因為受傷、危險或威脅的感受增加，會讓大腦更想保護身體。和情緒性疼痛有關的腦區（例如前扣帶迴皮質、腦島與前額葉皮質）在判斷疼痛是自我引起或外界導致時，也扮演重要角色。北京的研究團隊曾打造出有點扭曲的施虐器具來說明這一點。[14]他們把握力訓練圈變成內外翻轉的指節銅套，把有尖端的珠子放在每個訓練圈的內部。受試者會把握力圈套在左手，並以右手來擠壓這圈子，或由測試者來擠壓。同樣的壓力若由測驗者來擠壓，注定比較令人不悅，而造影確認，大腦會以不同方式來詮釋外界引發的壓力。

外界威脅加上失去控制感，就能解釋為何埃文遭受的凌虐那麼痛苦不堪。在陰冷潮濕的地板上被綑綁好幾個小時，罩著墨黑的護目鏡，根本看不到四周，又聽見震耳欲聾的音樂傳來，於是大腦會把任何碰觸詮釋為可能威脅生命的潛在傷害接觸，而他的疼痛系統也過載。長久以來，人們就知道無助會導致疼痛變本加厲。一九四八年，研究人員曾讓大鼠在吃東西時就予以電擊。[15]其中一組大鼠學到，牠們如果跳起來，就能暫時停止電擊，而另一組則是無論是否跳起，都得接受電擊。結果第二組更明顯不安，不願吃東西。過了二十年，美國心理學家肯尼斯．鮑爾斯（Kenneth Bowers）發現，若讓人類受試者感覺能控制電擊——也就是告知受試者，他們可以也應該避免電擊——會比那些被告知無法避免電擊的人給予電擊疼痛較低的評分。[16]埃文很清楚，他在空降特勤隊選拔過程中所經驗到的疼痛（軍人知道，只要示意就能停止），比起在遭凌虐時發生的疼痛要容易忍受得多，因為他感覺無法掌控後者。*這不光是和凌虐範圍有關（無論是實驗性或真實）。如果有持續性疼痛的人獲得了掌控感與權力，那麼疼痛的強度與令人不愉快的感覺都將減少。顯然要達到這一點，最好的辦法是解釋什麼是疼痛，什麼不是。而賦能的次佳方式，就是給予人們技巧，讓他們能日復一日處理疼痛。

焦慮不是唯一會導致短期疼痛明顯惡化的情緒。如果你處於正向情緒，但想見識一下你的快樂能如何快速往下掉幾個等級，可聽聽謝爾蓋．普羅高菲夫（Sergei Prokofiev）的管弦樂作品〈蒙古軛下的俄羅斯〉（Russia Under the Mongolian Yoke）。許多心理學研究都成功運用這部作品

* 埃文關於治療的正式主訴，引發與澳洲特勤隊的爭議，成為高知名度的訴訟案件。他獲得國會議員賈姬．蘭比（Jacqui Lambie）的支持，蘭比運用自己在國會的特殊待遇，把埃文的案件攤在陽光下。埃文本來被他的單位撤職並拔除軍階，後來重新取回軍階，而龐大的訴訟費也由國防部支付。

來引發傷心。[17]特雷西的團隊讓健康的學生志願者一邊聽這音樂，同時閱讀負面的陳述，例如「我的生活一塌糊塗」與「我沒有朋友」。[18]這些參與者好像還不夠倒霉似的，他們還要接收到左前臂刺激器所傳遞的熱刺激，造成疼痛。他們之後也會接收到一模一樣的疼痛刺激，但是傾聽的是較愉快的音樂——德弗札克（Dvořák）的〈新世紀交響曲〉最緩板，並閱讀中性的陳述。學生說，疼痛在悲傷環境比在中性環境令人不快。這或許不令人意外，卻確認了重要的一點：我們的情緒會影響疼痛經驗。重要的是，這研究在測試過程中運用功能性磁振造影儀的大腦造影，說明背後的生理過程。若挑起了悲傷心情，大腦有幾個和疼痛感覺與情緒相關的腦區皆會更加活躍，包括杏仁核、腦島、額下回與前扣帶迴。特雷西說明，負面操縱某人的情緒狀態，就是把腦部的「焦慮音量旋鈕」音量放大。如果把疼痛經驗總結起來，就能看出其中奧祕：疼痛經驗基本上是要保護你不遭遇危險或威脅。如果我們焦慮或害怕，大腦就會想放大警告訊號。如果疼痛是火，這些情緒就是石油。

負面情緒與威脅感不只會讓短期疼痛更嚴重，還會讓短期疼痛更快轉換為長期疼痛，而且會促成大腦線路預期疼痛與受苦。以長期背痛為例。這在西方社會屢見不鮮，是職場上最常見的病假原因，而絕大多數人一生中總會經歷到背痛。[19]背痛總令人苦惱不堪，若以為自己嚴重受傷，

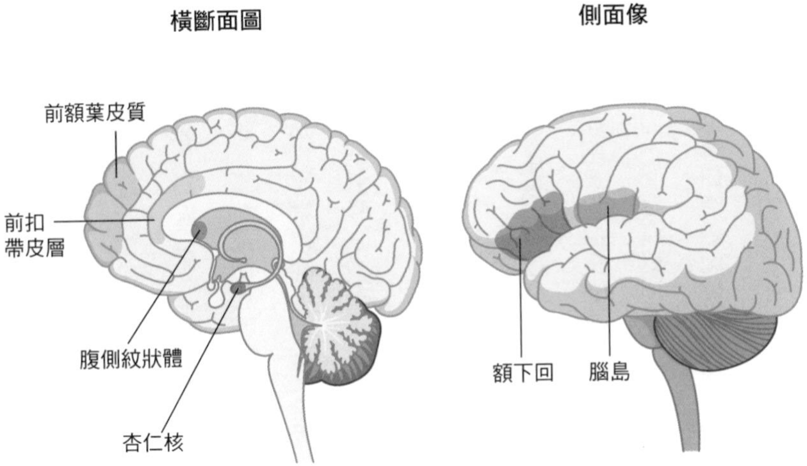

疼痛的情緒處理

實在情有可原。但真正有趣的是，背痛和脊椎問題之間的關聯很薄弱。大量研究顯示，多數慢性背痛的案例沒有結構不正常的徵象，而許多有異常狀況的人（例如椎間盤突出）卻完全沒有疼痛的問題。事實上，大部分背痛者——超過九成的案例——找不到組織損傷。此外，在世界上開發中區域，慢性背痛的病例少得多，即使這些地區的居民在日常生活中會進行「傷害背部」的工作，也沒有人體工學椅或特殊床墊可使用。

這樣看來，如果脊椎的狀況與背痛關聯薄弱，那究竟是怎麼回事？背痛是很真實的，實在難以忍受，會把生活搞得七葷八素。無論是在社區或醫院，我見過的背痛病患多到不勝枚舉。所幸有龐大的證據體系支持，就多數持續性背痛病例來說，我們可運用現有的知識與技術，發揮情緒腦的力量，降低與消除這糟糕的狀況。當你經歷新的、未預料到的背痛襲來，接下來可能發生一些狀況。你可能會問自己一連串問題：我的脊椎受傷了嗎？要痛到什麼時候？我能掌控疼痛嗎？疼痛（尤其是持續疼痛）之後會讓和反芻與災難化思考有關的額葉皮質區啟動。最明顯的情緒是對傷害的恐懼，但這樣會大幅強化疼痛，畢竟疼痛終究是為了保護。下背部微弱的暫時性肌肉刺痛能促使你保護背部，但也能輕易讓你相信你的脊椎受到損傷。這份恐懼可能導致過度警覺——大腦常會把無痛的訊號加以詮釋，推定會有危險與傷害出現——於是引導你陷入自我不斷延續的惡性循環，讓你因為恐懼而避免做出任何動作，但保持活動其實是慢性疼痛最有用的紓解藥方。[20]事實上，過不了多久，你的大腦就可能把任何動作與疼痛連結起來。你因為預期疼痛，就會開始避免疼痛，而不是設法回應。焦慮、威脅與心情低落的感受，都會讓疼痛越來越嚴重，接下來又讓心情更糟。這些負面情緒會在暗中危害，剝奪你其他天然止痛劑，包括良好睡眠、社交與健康飲食。它們也會扭曲你身體的內分泌與免疫系統，強化慢性壓力，使疼痛更為嚴重。於是你就捲入惡性循環的漩渦，越陷越深。

許多造影研究曾記錄過這種轉變。二〇一三年，美國伊利諾州西北大學曾進行一項研究，分析一群短期背痛的病人，並以一年時間追蹤。[21]在一年結束之際，那些疼痛消失與發展出慢性疼痛的人，大腦造影出現相當引人注意的差異。當背痛從短期變成長期疼痛時——即使最初的疼痛起因已消除——大腦活動的神經標記會轉向腦內與情感相關的迴路。而疼痛轉變為長期時，會牽涉到更多與情感和恐懼的相關腦區（杏仁核、前額葉皮質與基底核）。這個神經標記顯然可在腦部深處交織，因為研究人員發現，那些承受持續性背痛至少十年的人也有類似的結果。或許不出意料，若一個人有隱含的情緒失調，就更可能從急性疼痛轉變成慢性疼痛。[22]較擔憂自己疼痛的人，長期病痛與類鴉片依賴性風險也更高。[23]

幸好這樣的循環是能打破的。在我們的一生中，大腦會保持奇妙的適應能力——或稱為「神經可塑性」。透過重新框架與重新訓練，就能破壞恐懼—疼痛的循環，疼痛也可以明顯降低，甚至完全紓解。其中一種方式是透過談話治療，更正式的名稱是「心理治療」。二〇一六年，華盛頓大學進行了一項研究，發現有兩種心理療法比「一般照護」能更有效紓解慢性下背痛。一般照護就是給予參與者五十美元，尋找他們通常會進行的治療或藥物。[24]其中一種心理治療是疼痛的認知行為療法（CBT）。這兩種作法都給予人們關於疼痛的教育，也教授他們辨識會影響疼痛經驗的負面思維，以及如何改變這類思維的技巧。另一種心理治療則是正念減壓法（mindfulness-based stress reduction，簡稱MBSR）。這牽涉到正念冥想和瑜伽的訓練，鼓勵人們留意思維、情緒與感覺，但不嘗試去改變。

還有一種獲得許多注意的心理治療是接納與承諾療法（acceptance and commitment therapy，簡稱ACT）。在引介這種療法給飽受長期疼痛之苦的人時，「接納」這個詞會引發爭議並不令人意外。「你真的期待我只能翻來覆去，接納疼痛？」我記得有個病人這麼說。不過，接納並不代表放棄或屈服；接納其實是很有效的起跑板，讓人朝向疼痛掌控權與培養心理彈性前進。接納與承諾療法有一項重點，是接納疼痛的立即經驗——成為不帶評斷色彩的觀察者——而不是試著掌控或打敗疼痛。這通常可透過正念來協助，長期能降低反芻思考（亦即持續性的負面思維），以及對於疼痛的強烈反應。接納與承諾療法讓許多人能與疼痛共存，甚至減少疼痛，有時甚至能消除疼痛。[25]

若想一探正念心理治療的運作，不妨看看專業冥想者（雖然比較極端）。威斯康辛大學麥迪遜分校的團隊就從事過這項研究，對象是已打坐過一萬小時以上的佛教徒，讓他們戴上會發熱的雷射帶，帶子發熱時會導致疼痛。[26]有趣的是，這些打坐高手雖然和新手體驗到同等強度的疼痛，但回報的疼痛不適感卻明顯較低。造影顯示，這些打坐高手的情緒-疼痛相關腦區（前扣帶迴皮質與腦島）一開始會活動增加，但在重複刺激後卻降低，杏仁核（在觸發恐懼與焦慮時會扮演關鍵角色）活動也減少，降低疼痛發生。研究作者建議，對疼痛培養「經驗開放性」可以降低疼痛的預期與威脅感，以及伴隨而來的焦慮與恐懼。

持續性疼痛會因為過往的創傷經驗而惡化（也可能是因為過往創傷經驗造成），處理這些經驗，有時很能紓解疼痛。底特律韋恩州立大學與密西根大學的團隊設計出一種新穎的心理療法，教人把疼痛視為深受情緒、關係與過往創傷影響，並幫助他們表達正面與負面的感受，這麼一來，就能更覺察到自己的情緒。近年證據也支持，這種情緒覺察和表達治療（emotional awareness and expression therapy，簡稱EAET）能有效減少持續性疼痛。[27] 埃文終於發現，心理紓解（而不是強力藥物）是讓他能體驗鎮痛的唯一解方。運用鎖定過往創傷的心理療法，幾乎完全消除了導致埃文飽受折騰的長期全身性疼痛：這種療法稱為眼動減敏法（eye movement desensitization and reprocessing，簡稱EMDR）。這種經過實證的創傷性壓力症候群療法是要回憶創傷記憶，同時進行雙邊刺激任務，例如讓視線依循某人的手指移動，從一邊移到另一邊。其整體概念在於，病人在執行這項任務時會想起關於這項創傷的資訊，但資訊量不多，因此和創傷有關的負面情緒就不那麼強烈。記憶會以不那麼負面的方式重新處理，因此病人就會比較不那麼敏感。心理療法的種類多如繁星，尚有許多其他療法仍在發展，[28] 但有效療法有共通之處：教育接受療法的人關於疼痛的知識，為接受者賦能；減少危險與威脅感；促成健康的情緒處理。

我無意主張心靈勝於物質的療法對每個人與所有疼痛型態都有效。其實在二〇二〇年八月發表的大型研究發現，一般而言，諸如認知行為療法與接納與承諾療法等心理療法，雖然常能幫助人們處理疼痛，但對於減少疼痛本身的效果並不大。[29]這些特殊療法對某些人來說能很有效，但是對其他人來說卻沒有差異。此外，務必要體認到：若把疼痛視為心情或情緒，並以這種角度來處理，是危險的錯誤之舉。心理治療也很容易擦槍走火：如果把某人真實、嚴重的疼痛當成「都是你想出來的」，或者是可用念力就趕走的認知扭曲，在科學上是站不住腳的，坦白說也對疼痛者相當冒犯。話雖如此，心情、情緒與心理展望，確實對疼痛有很大的影響，過度粉飾的後果都得自行概括承受。改變我們對於疼痛及相關情緒的覺察需要時間與多練習，但難度不高，沒有多少副作用，而且能改變人生。

培養正向人生觀，知道事情會變好，即使需要努力與耐心，都可減少疼痛造成的苦難與失能，甚至連疼痛本身都可以紓解。另一項關鍵的啟示在於，任何心情低落時能改善心情的事物——無論是社交、參與有目的的活動，或是抗憂鬱藥——都可能改善疼痛經驗。比改善心情本身更重要的是教育個人，這樣才能重新框架自己的觀點，從恐懼與絕望，變成自信與希望。要治療長期疼痛需把威脅與危險的觀點，轉移為保護與安全；在看待疼痛時不再只把它視為組織損傷的傳達者，而是視為保護著我們的守護天使，只是常常過度保護。心靈是強大的疼痛調節器，而意義則是強力的藥物。

6 沒有疼痛，沒有收穫

疼痛、愉悅與目標

我不介意疼痛，只要不造成傷害就行。

無名氏（據稱為王爾德所言）

警告：本章的最後一部分含有自殘的敘述

在學生時代，我學到十八世紀深具影響力的英國哲學家與功利主義之父傑瑞米・邊沁（Jeremy Bentham，1748~1832）主張：「大自然把人類放在兩種最高主人下統治：痛苦（pain）與悅樂（pleasure）。」[1]（譯註：亦稱為苦與樂。）功利主義人士說，人類終極的幸福目標，就是把愉悅放到最大，痛苦縮到最小。這樣看似簡單：苦是唯一的惡；樂是唯一的善。然而，我有個老是愛惹爭議的同學不以為然，總是耍嘴皮的他舉起手說：「但是，老師，如果我喜歡屁股被好好打一頓呢？」他對設法讓一群十六歲孩子迴避受虐癖主題的害羞老師這樣說。但這俏皮話其實有弦外之音的洞見。

我從經驗學到，疼痛與愉悅未必總是相反，疼痛甚至可以成為愉悅。大約在上述插曲發生的一個月前，我享受了英國每個孩子最珍貴、最神聖的日子：下雪日。放學了，我加入附近的一群朋友行列，到處尋找有沒有人心血來潮，展開丟雪球大戰。我已記不得對手陣營的身分（八成是來自其他學校的小學生），但每當有雪球砸到我身體與臉部時，我卻感覺到充滿目的感的狂喜湧上心頭，而不是疼痛：我替朋友承受打擊，在他們（與我自己）面前展現出我對於目標的承諾。隔天，雪尚未完全融化，學校已重新開放，我在路上走，手拿著書，這時卻感覺到後腰突遭襲擊的疼痛，接下來從雪球碎裂的冰馬上分散到我的後頸。我轉過身，看見弟弟從樹叢冒出，手中拿著另一個雪球，準備朝我扔過來。客觀而言，方才打在我背上的雪球比前一天打到我的軟得多，卻顯得更疼痛，接下來一個小時，我背部隱隱作痛；環境背景變了——遊戲已結束，現在的我是遭到突如其來的攻擊。

類似的感覺在一種情況下是疼痛，在另一種情況卻愉悅的例子雖然時有耳聞，但長久以來就受到懷疑。直到相當近期，才有研究人員在環境受控的實驗室中說個明白。二〇一二年，特雷西教授率領的牛津大學團隊進行一項很精采的研究：一模一樣的刺激在某種情況下會造成疼痛，在另一種脈絡下卻變成愉悅，這是首度利用實驗，說明「享樂翻轉」（hedonic flipping）。[2] 這兩組參與者的皮膚會接觸到熱刺激。第一組為控制組，每個成員會有幾個階段接收到溫暖無痛的刺激，其他階段則接收到中強度的熱刺激，目的是引發輕微疼痛。第二組則是接觸到中強度的刺激及高強度刺激，目的是要導致更疼痛。在每一次暴露於刺激之後，研究人員會請參與者為疼痛強度評分，記錄下多痛苦或多愉悅。

在第一組裡，中等熱度刺激會被詮釋為不愉快與疼痛，但是在第二組，中強度的刺激被視為是紓解，因為和強烈的疼痛刺激相較顯得好多了。出乎意料的是，對第二組的許多對象來說，中強度的疼痛刺激常被詮釋為愉悅的。這些報告經驗也獲得生物學的發現支持。研究人員運用功能性磁振造影掃描儀進行神經造影，確認那些經歷過「愉快的疼痛」的人，情緒腦區（腦島與前扣帶迴）會減少活動，與獎勵迴路（前額葉與眼窩額葉皮質）有關的腦區則活動會增加，遂抑制從脊椎往上傳送的疼痛訊號。這種獎勵系統會被某些情況的最好結果活化，例如賺大錢，或是可能賠大錢時卻只蒙受輕微損失。值得注意的是，獎勵系統是相對性的，會依據脈絡而定，因此這項研究的參與者在受到中度疼痛刺激時會覺得鬆一口氣，甚至感到愉悅，畢竟在這脈絡下的另一個選項是更強烈的疼痛。

這項研究的設計相當高明，顯示出一模一樣的刺激可能在一種脈絡下導致疼痛，但在另一種脈絡之下卻帶來緩解與愉悅。藉由改變人在經歷疼痛的脈絡，即可能把疼痛經驗從負面轉為正面，這就稱為「享樂翻轉」。這似乎違背了我們對疼痛所知的一切：疼痛應該會造成傷害；疼痛經驗通常以令人反感的方式刺激我們改變行為，以迴避導致疼痛的任何因素。但奇妙的是，若在某種情況下，某類型的疼痛是最不疼痛的選項，大腦就會讓它變成愉悅的，甚至鼓勵我們去尋求。

即使讀了這篇引人好奇的研究，我依然假定那是學術上的反常現象；我受的教育與經驗繼續告訴我，大致而言，人類會尋求愉悅，避免疼痛。這顯然是生存的關鍵所在，正如那些先天性無痛症患者的悲劇，那些人感覺不到疼痛，也不知道要避免疼痛，因此很少活到二十歲。即使追溯回西元前四世紀，亞里斯多德也看出疼痛與愉悅會主宰我們的行為；人類「選擇愉悅，避免疼痛」。[3]他認為這是好事：「在教育年輕人時，我們會把愉悅與疼痛當作引方向舵，來引導他們。」邊沁會樂見這一切：疼痛等於壞，愉悅等於好。但後來，我慢慢退一步，看看現實世界與人類的實際行為。若以不同方式來估量我們的活動，例如我們吃的辣椒數量、慢跑跑了多少距離、《格雷的五十道陰影》（*Fifty Shades of Grey*）銷量——顯然人類常會自討苦吃。

要理解這一點，就必須知道疼痛是保護器，而尋求保護也會成為行為的激勵因素。人類藉由尋求獎勵與避免懲罰，做出能蓬勃發展與持續生存的舉動。人體也是不斷走在鋼索上，設法達到內部平衡。任何把人體拉向平衡的刺激，會讓我們覺得愉悅；任何把我們的身體推離穩定的刺激，則會讓我們覺得不悅。在炎炎夏日，如果把額頭按在一包冷凍豌豆上會覺得非常愉悅，但在寒冷冬夜則會覺得苦不堪言。一片不新鮮的麵包對於兩天沒吃東西的人來說會是高級料理，但是吃飽的人卻會覺得反胃。同樣的道理，愉悅對某些人來說是獎勵或有用的象徵；疼痛則意味著危險或懲罰。若某刺激能讓身體越靠近平衡，那麼這項刺激的愉悅感和獎勵價值就會越強。

我們對於痛苦或愉悅的詮釋，也端視於我們認知到的未來是有獎勵或威脅存在。如果危險或威脅感越重，疼痛的不悅感就會越強。如果經歷到的疼痛對健康或生命不會造成威脅——例如分娩疼痛，或在研究環境下受控制的疼痛——那麼人們通常在評斷疼痛所產生的不悅程度，會低於疼痛的實際強度；但是在癌痛或慢性疼痛的例子中，病人對於疼痛不適程度的評分會比強度更高。[4]同樣地，若你預期不久後會得到疼痛紓解的獎勵，這期望本身就能帶來真正的疼痛紓解——這就是安慰劑效應的核心信條（或可說是期望效應）。[5]重要的是，如果獎勵存在，只是必須透過小小的疼痛為代價，那麼我們通常樂於承受疼痛。這種疼痛經驗甚至可強化獎勵帶來的愉悅。最簡單、基本的例子，就是人類在種植與獵捕食物時，必須經歷長時間的勞苦。

若把社會與文化影響納入考量，那麼愉悅與疼痛的關係會更反覆無常，甚至顛覆。我弟弟是英國陸軍軍官，在我看來，根本已受到制約，享受痛苦。他從天真的人文科系畢業生，蛻變為堅強的戰士，這過程是先從軍校早上五點起床開始，並進行非常累人的操練，最後再以傳奇的排長戰訓（Platoon Commanders' Battle Course）達到巔峰，其內容似乎就只是花三個月的時間扛著磚塊，在雨中跑到威爾斯的山上。每當我們見面時，他就會藐視我的身體——慢跑個幾公里是沒什麼問題，但在軍隊可撐不到一個星期——他還心血來潮，在花園設立新兵訓練中心。我好不容易做完第三十個伏地挺身，他似乎要進一步羞辱吃了苦頭的我似地，高高興興地嚷著一堆關於痛苦的陳腔濫調：「疼痛是軟弱離開身體！」「今天痛，明天強！」，當然也有「沒有疼痛，沒有收穫！」

雖然只有毛頭小子們才會以虐待狂的諷刺口吻喊這些口號，但他們卻說出了關於疼痛、愉悅與目的的深刻之處。我曾在伯明罕的伊莉莎白女王醫院（Queen Elizabeth Hospital）學習，那也是皇家國防醫學中心的所在地，我經常遇見年輕軍人把疼痛視為必須、有目的，甚至是愉悅的。

該中心的心理研究發現，服役人員對疼痛有兩種不同的表現，並隨著背景而出現變化。這包括「沒有疼痛、沒有收穫」的觀點（亦即疼痛是必須的），以及「強者無畏」的形象，也就是感覺或展現疼痛會被視為軟弱。[6]社會學習與文化期望會影響疼痛行為，甚至讓疼痛變得愉悅討喜，無論是遵守堅強好鬥的理想運動員形象的拳擊手，或在榮辱文化中成長、以不喊痛（即使是病痛）為榮的人都是例子（第九章會提到這些案例）。每當我評估疼痛患者時，若能了解他們的背景及對於疼痛目的的固有信仰，會大有幫助。

人類的行為清楚顯示，我們不會把所有的愉悅都視為好事，也不會把疼痛都當成壞事。我原以為人類會尋求愉悅與避開疼痛，事實上，人類是尋求獎勵，避免懲罰——這是細膩卻重要的差異。獎勵會強化身體平衡、社會接受度，以及最終獲得保護，得以生存。究竟什麼構成獎勵，對每個人來說可能差異很大，連自己也未必有相同標準。當我們經歷疼痛或喜悅時，林林總總的身體感覺輸入、身體內部的平衡，以及對潛在獎勵與威脅的覺察都會結合起來，創造出每人疼痛的「主觀效用」，也就是疼痛的意義。這就帶領我們來到疼痛的核心難題之一：在刺激強度與最終的疼痛經驗之間，為什麼有這麼多變異性。疼痛的「動機－決策模式」（motivation–decision model），能簡要地解釋這種差異的背後機制。這模式是由加州大學舊金山分校神經學教授霍華德．菲爾茲（Howard Fields）提出，他主張：「有害刺激的強度與產生的疼痛經驗強度之間有差異性，可理解為決策過程的展現。」[7]

這過程是要決定我們該回應引起疼痛的刺激，或是該專注於與之匹敵的驅力。重要的是，這並非由意識覺察來決定。在幾分之一秒間，這些競爭的利益已由大腦國防部討論與權衡，之後就頒布命令，決定是否要產生疼痛經驗。舉個較為極端的例子：有人在公園慢跑時，腿被一隻不受控制的大型犬咬，但他完全感覺不到疼痛，因為他專注於更重要的驅力：與直接威脅生命的東西戰鬥，之後是毀滅或逃跑。最後，在面對動機衝突時，任何比疼痛更立即攸關生死的事物就會產生止痛效果。這也幫助女性在分娩時控制疼痛，因為她要把孩子帶到世上。在這模式之下可看出，只要獎勵有紓解疼痛的效果，疼痛就能忍受。

在疼痛－愉悅的決策難題中，背後隱含著相當複雜的神經科學，但大致上可歸結為兩項關鍵角色：類鴉片與多巴胺。最有名的類鴉片藥物當屬嗎啡與海洛因，不過，許多類鴉片物質是人體自行產生，也是對一項刺激或經驗有好感時（亦即覺得美好）所不可或缺。舉例來說，類鴉片訊號若是增加，則可提高從食物獎勵中得到的愉悅，反之，類鴉片抑制劑會明顯減少從食物中得到的愉悅。[8]重要的是，類鴉片抑制劑也會減少和獎勵有關的止痛效果。[9]類鴉片是喜歡任何東西時所必需的物質，但想要某個東西時，多巴胺則是不可或缺的神經傳導物質。在我們獲得獎勵之前，多巴胺會起作用。它會鼓勵我們採取行動，可能是尋求獎勵，或是避免懲罰。如果期望未來或很快會有獎勵，多巴胺就會扮演減少目前疼痛的關鍵角色。獲得多巴胺的人會更明顯地期望從未來生活事件中得到愉悅。

倫敦大學學院曾進行一項研究，請受試者想像自己到全球八十個地點的每一處度假，並依照自己在這些地方的快樂程度，為這些目的地打分數。之後，這些對象會被給予安慰劑，以及其中一半目的地的列表。研究者告訴他們，想像在這些地方度假。接下來，研究者給其中一半的成員多巴胺（是帕金森氏症患者使用的藥物左多巴〔L-dopa〕），另一半成員則得到第二份安慰劑，且所有研究對象要想像自己在剩下的目的地度假。隔天，參與者得從前一天打了相同評分的地點配對中選出一個，之後再為八十個地點打分數。值得注意的是，參與者認為昨天在多巴胺的影響下看到的地點會比較愉快，因此那些地點的分數也會變高。[10] 多巴胺鼓勵我們尋找獎勵，但重要的是它也會在疼痛刺激停止時釋放，說明紓解疼痛本身也被認為是獎勵。[11] 談到和止痛相關的愉悅時，當個悲觀者其實是值得的。牛津大學進行的一項研究發現，悲觀的參與者在疼痛紓解後，會比樂觀者經歷更強烈的愉悅感。[12] 這是因為，止痛的獎勵是來自違背了負面期望，以及驚喜這

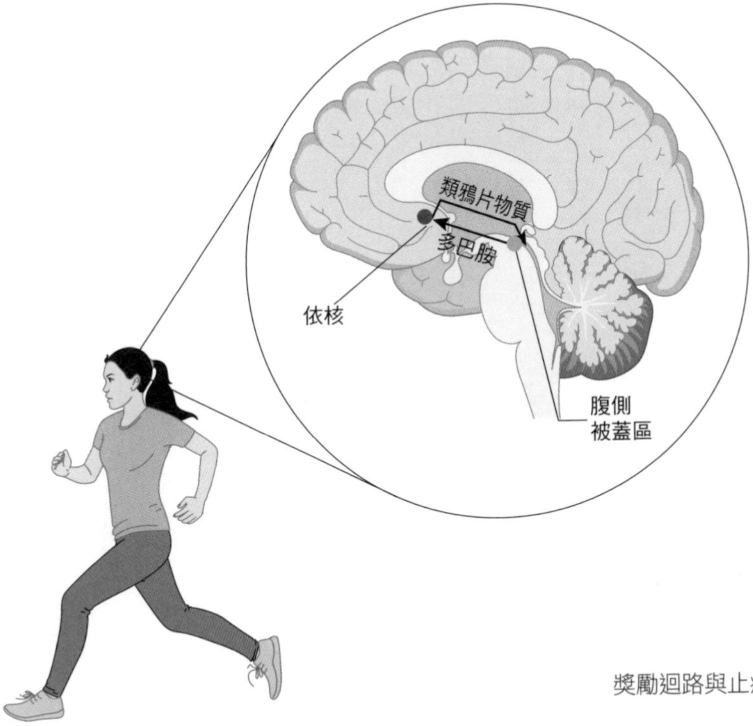

獎勵迴路與止痛

項情緒元素，這兩項元素在不預期良好結果的人身上都比較強。

如果想看看多巴胺和類鴉片如何讓疼痛變成愉悅，不妨看看凱蒂的例子，她正在倫敦馬拉松接近二十哩處。跑了幾小時下來，肌肉累積了大量乳酸，讓傷害接受器感到不適，遂對大腦發出有害訊號。

但她預期完賽時有明顯的個人與社會獎勵，於是中腦的腹側被蓋區開始階段性釋放多巴胺。這會促成大腦獎勵迴路的重要結構依核、腹側蒼白球（ventral pallidum）與杏仁核，開始釋放類鴉片（例如腦內啡）。這些腦區也會在感覺到愉悅時釋放類鴉片，不光是預期愉悅時釋放。類鴉片最後會抑制來自凱蒂腿部的有害訊號，阻擋通常會導致疼痛的訊號。人體中有一種很合理且常見的基因突變，會產生大量階段性釋放的多巴胺，之後在接觸到疼痛的刺激時也會釋放出大量類鴉片。[13]

值得注意的是，腦部的疼痛與愉悅中心之間有明顯的重疊，尤其是獎勵系統的相關腦區。俄亥俄州立大學曾進行一項研究，正好可讓我們一探愉悅與疼痛彼此交織的特性。這項研究發現，乙醯胺酚止痛藥會改善疼痛的情緒元素，這樣不愉快的刺激就不讓人覺得那麼不悅，但也會減少愉悅的感覺。[14]顯然疼痛與愉悅會直接影響彼此。研究人員早已證實，諸如飲食、性愛或音樂所帶來的愉悅經驗能明顯減輕疼痛。[15,16]若要大腦產生安全感，轉移注意力固然能發揮功用，但終究得靠著愉悅刺激。相反地，疼痛經驗會減少愉悅及追求愉悅的行為。我常在持續性疼痛患者身上，看到患者發展出憂鬱症的核心特徵之一：失樂症（anhedonia）。這是指無法從原本讓人得到很大快樂的活動中感受到愉悅。除了不尋求愉悅或經歷愉悅之外，慢性疼痛也會干擾和追求目標與採取行動有關的迴路，導致在病人在應付慢性疼痛時，出現決策與處理策略有缺陷的現象，並造成惡性循環，越陷越深。[17]

在急性疼痛轉變為持續性疼痛的過程中，大腦獎勵迴路扮演著關鍵角色，是昭然若揭的事實。許多研究顯示，持續性疼痛患者獎勵迴路中的主要區域，出現了結構性與活動的變化。[18,19]在持續性疼痛的情況中，也能清楚看見多巴胺的訊號減少。以健康的人來說，多巴胺有助於驅動我們對刺激的動機回應——可能是避免疼痛刺激的經驗或從中學習，也可能從正向經驗中獲得愉悅與獎勵。持續性疼痛的多巴胺訊息降低，會導致動機趨弱以及憂鬱感。[20]和健康的控制組相比，纖維肌痛症患者（這種疾病會有持續性的廣泛疼痛）在預期疼痛與緩解疼痛的過程中，會釋放多巴胺的腹側被蓋區回應明顯較少。[21]這或許能解釋纖維肌痛症與其他持續性疼痛患者為何會出現疼痛敏感度增加的狀況。若要為惱人的持續性疼痛尋找更好的藥物與心理療法，了解疼痛、愉悅與大腦獎勵系統之間的複雜關係至關緊要。

顯然，如果某種程度的疼痛能帶來獎勵，那麼人類就會主動尋求疼痛，而如果大腦認定某件事物對於人類生存與繁榮發展來說比疼痛更重要的話，那麼大腦就會發揮止痛效應。這是好事一樁；凱蒂在倫敦馬拉松的賽事中奔跑時，疼痛獲得舒緩，說不定還會經歷到「跑者愉悅感」（runner's high），因為她察覺到完賽獎勵時，大腦會釋放類鴉片與大麻素，亦即天然止痛藥。不過，為什麼我們會自討苦吃？吃辣椒或許不像特別能獲得獎勵。世界各地有數不清的人熱愛辣椒在舌尖上帶來的灼熱感，如果你也是這樣，你就是「良性自虐」的一員。這個詞是賓州大學心理學教授保羅．羅辛（Paul Rozin）創造的，他如此描述良性自虐：「享受身體（大腦）起初錯誤詮釋為有威脅性的負面經驗。了解到身體被愚弄、危險實際上並不存在，會促成『心靈凌駕身體』的愉悅感。」[22]

人類都會尋求會造成某種程度疼痛的活動，從中取得愉悅感，無論這是來自辛辣食物、激烈的按摩、性虐待，或踏進太冷或太熱的浴池中。關鍵在於，這是「安全的威脅」。大腦感覺到這刺激會激發疼痛，但終究不會造成威脅。有趣的是，這可能和幽默的運作類似：藉由戲謔作法來違背常規，形成「安全的威脅」，進而產生愉悅。[23]我們覺得不舒服，但是安全。在這脈絡之下，我們顯然不在存亡關頭，對疼痛的渴望其實是對獎勵的渴望，而不是想要痛苦或懲罰。這種類似獎勵的效果是來自能掌控疼痛的感受。若你越仔細觀察吃辣椒的習慣，就越覺得奇特。辣椒素是辣椒的活性成分，在碰觸到舌頭時其所刺激的受器和組織被燙到時啟動的受器是一樣的。若知道身體發出危險訊號，實際上卻是安全無虞，這樣能產生愉悅。所有的孩子一開始都討厭辣椒，但許多人會透過反覆接觸，知道自己絕不會經歷到任何真正的傷害，於是學著從中得到愉悅。有趣的是，似乎只有人類會自討苦吃。科學家要訓練動物偏好辣椒或自傷，唯一的方法就是務必把疼痛連結到能帶來愉悅的獎勵。

絕大多數人從未自殘過，對他們來說，刻意傷害自己、導致身體組織傷害與疼痛會帶來放鬆感，是很難理解的想法。事實上，我童年時期的友人艾莉（非真實姓名）向我坦誠，她已有兩年的時間會用刀子割傷自己，即使她似乎不明白為何自己要這樣做。在她十四歲生日的隔天——那時她剛和男友激烈爭吵——她獨自坐在家中廚房的地板，父母出門上班，於是她開始以鋼絲絨搓前臂皮膚的一小塊區域，持續來回地搓，直到磨破皮膚。「當我感覺到血液開始淌過手臂時，心中湧現強烈的寧靜感，覺得好平靜。後來呢，我當然覺得很罪惡，於是設法隱藏傷疤，不讓父母與朋友看見。我不知道自己為何這樣做，也不想再做一次——但我想，我越來越陷入其中。」

這種行為有時稱為「負增強」（negative reinforcement），也就是做某件事來移除不好的感覺或情緒。艾莉對男友很憤怒，深深的焦慮啃噬著她，很擔心自己永遠沒有穩定或令人滿足的戀愛關係。她說，每當她切割自己的皮膚，只要身體的疼痛一消退，似乎就會「把焦慮從我身體拉出，把它驅離，」雖然只能短時間維持。這情況實在複雜難解；這不是自我懲罰的型態，且艾莉說，她絕對不希望吸引任何人注意。同時，對有些人來說，自我傷害可以是一種「正增強」，也就是做某件事情（在這個案例中是導致疼痛）會帶來正面獎勵——例如憂鬱症的患者會希望在情緒麻木的蒼茫大海中感覺到活力。比較少見的情況是，自殘變成了溝通方式，呼喊他人協助或別再做某件事情。遺憾的是，我遇過許多人（包括醫師）都認為，自殘頂多是尋求注意，最糟則是一種操縱行為，但兩種原因都只在病例中占極低的比例。

自殘看來顯然能減輕負面情緒。一群哈佛大學的研究者接受挑戰，探索這種難以捉摸、悲哀且看似矛盾的現象背後有何機制。在二〇一〇年到二〇一三年間，研究人員約瑟夫・弗蘭克林（Joseph Franklin）進行一組研究，並得到發現。他在實驗中讓自殘者接受疼痛（包括把手放進冰冷的水中，以及施予電擊），結果疼痛停止時的紓解感竟優於接受疼痛之前的感覺。[24]值得注意的是，控制組的對象（即未自殘的人）也經歷到疼痛後的欣快。這稱為「抵銷疼痛的緩解（pain-offset relief）」。正因如此，艾莉的身體疼痛消退之時，情緒性疼痛（動用的是差不多的大腦神經區）也會消失。哈佛大學的團隊也發現，長期下來，如果自殘者運用相同的刺激（例如刀片）來產生疼痛與後來緩解時的愉快狀態，那麼使用者會把這個刺激與舒緩疼痛聯想起來，這麼一來又減少疼痛本身的不悅感。這可能解釋為什麼有那麼多人會持續割傷自己。

艾莉說她總是感覺到疼痛，而後續的紓解是情感釋放所必須，但許多自殘者卻感覺不太到痛。二〇一四年，哈佛大學的團隊發現，自殘者比不自殘的人有較高的疼痛耐受度，手能夠在冰水中撐比較久。[25]有趣的是，最難調整自己情緒的人，似乎能應付身體疼痛較久，就和那些自我批判程度高的人一樣。以自我批評來說，顯然一個人的自尊越低，就越自認為「理當受懲」，於是也願意承受更長久的疼痛。[26]二〇一九年的研究發現，那些自信低落的人（自殘者與控制組皆然），疼痛經驗本身——不光是疼痛紓解——就能改善心情。[27]

艾莉向我透露自殘的行為時，也說到醫師不久前診斷她有情緒不穩定人格障礙（emotionally unstable personality disorder，簡稱 EUPD），又稱為邊緣性人格違常（borderline personality disorder，簡稱 BPD），這種狀況的特點通常在於情緒調適有困難，且與經常自殘有關。研究發現，與控制組相比，若給情緒不穩定人格障礙的病患觀看能喚起正面與負面情緒的圖像時，情緒腦迴路的活化作用會增加（尤其是杏仁核，亦即大腦中一個杏仁狀的核心，會深深影響我們對刺激的情感反應）。但是他們受到疼痛刺激時，杏仁核的活化作用是受到壓抑的。[28]生理疼痛弔詭地抑制大腦的情緒腦區，讓情緒困擾的情況短期縮減。

吉兒．霍利（Jill Hooley）與弗蘭克林是哈佛大學的兩位重要研究者，他們依照自己的研究發現，提出「益處與障礙」理論，指出自殘疼痛經驗與後來的紓解都能帶來好處：減少負面心情，增加正向心情——負增強與正增強兩者兼具。[29]不過，自殘也有障礙，或許最明顯的就是厭惡自殘的景象與刺激——血、傷口、刀子、剃刀與其它尖銳物體。霍利的團隊在二〇二〇年進行了一項值得注意的先探性研究，這是運用功能性磁振造影掃描自殘者與健康控制組的大腦，同時讓參與者觀看剃刀與受傷手腕的圖。健康的控制組成員歷經杏仁核明顯活化，顯示出正常的恐懼與反感反應，但自殘者沒有這些反應。[30]而值得注意的是，自殘者在看到這些畫面時，大腦獎勵迴路的某區域會增加活化。雖然這是先探性研究，未來還需要幾年的時間找出更多證據，但很可能證明，自殘者的大腦可能對疼痛的意義變化（包括疼痛經驗及導致疼痛的刺激）重新建立連結，讓原本令人反感的事物變成獎勵。在自殘的脈絡之下，疼痛意義的可塑性不僅該是學術界好奇的事，也給予我們希望，協助人們重塑大腦，脫離負面、毀滅性的循環。舉例來說，研究人員發現自殘者的疼痛耐受度增加，往往是因為自我價值低落。霍利發現，如果給予自殘者鎖定目標的心理治療，專把目標放在促進自我價值，這樣他們的疼痛耐受度明顯降低，往躲避疼痛的健康驅力移動：「人們越珍視自己，就越不願意承受糟糕的情況。」[31]

疼痛與愉悅並非那麼表面，也不是如邊沁的想法那樣，是我們畢生會避免與尋求的「兩個最高主人」，相反地，疼痛與愉悅是大腦的兩名僕人，讓我們追求獎勵，逃避懲罰，最後得以生存。這些僕人靈活有彈性，且多才多藝，能展現大腦卓越的能力，做出潛意識的決策，符合我們最佳利益。它們也展現情緒與思維的關鍵重要性，能決定我們身體的感受，以及接下來該如何行動。疼痛刺激如果和威脅、不確定或恐懼結合起來，會令人覺得難以忍受，但如果是在安全、性興奮或預期獎勵的脈絡之下，可能是相當讓人愉悅的。承受疼痛可能是獎勵與享受，只要能對承受者傳達意義，幫助他們在自己所處的脈絡與社會中生存繁盛即可。如果疼痛－愉悅複雜且弔詭的關係能教我們什麼，那就是在醫學界裡經常鄙視或忽視的因素——情緒、思想、社會影響——對於慢性疼痛、上癮與自殘等狀況相當關鍵，應成為治療的重點所在。

7 你的疼痛，我感同身受

為什麼疼痛會傳染

你無法真正了解一個人，除非你從他的觀點來思考事情……
除非你鑽進他的皮膚，在裡頭走走。

哈波・李（Harper Lee），《梅岡城的故事》（*To Kill a Mockingbird*）

「你能感覺到這個嗎？」我問。

「行，」喬爾有點百無聊賴地答道，眉毛揚起的程度微乎其微，看來每個見過他的人都做一模一樣的事。「如果你和我坐在同一個房間，會覺得真實一點，但我還是感覺得到。我好像一面鏡子，左臉頰感覺得到。」

我剛撫摸右邊臉頰，而一個在三千哩外的人感覺到我摸他。我是和喬爾・薩利納斯（Joel

Salinas）視訊通話，這位哈佛醫學院出身的神經學家有一種罕見症狀，稱為「鏡像觸覺聯覺」（mirror-touch synaesthesia）。他看到別人的身體受到碰觸時，也會感受到自己的身體受到碰觸——或至少他的大腦會想像這份碰觸。聯覺（synaesthesia）一詞源自希臘文的「共感」，意指大腦同時處理不同感覺的現象。一種感覺輸入（例如視覺）的刺激會讓並未受刺激的感覺起作用（例如觸覺）。有些聯覺案例是把字母和特定顏色連結起來，有些則會認為數字有人格特質和性別，有些甚至會嚐到聲音的滋味。這種引人矚目的現象形形色色，而從紀錄來看，約有七十種不同的聯覺。

喬爾的鏡像觸覺聯覺是結合視覺與觸覺。如果他在街上看到有人在拍寶寶的頭，或者一對陌生人彼此擁抱，他也會沉浸於溫柔療癒的碰觸。但如果他看見針頭扎進某人的手臂皮膚，他也會感覺到短暫刺痛。因此我問，天下職業百百種，他為何選擇當醫師？

「問得好！我在申請醫學院時，並不知道自己和別人不同。看見病人疼痛或被割開，通常是很難受的。其實我認為，能感受到病人的疼痛有助於同理，而有時感受到他們的疼痛還能給我細膩的線索，提出診斷。但或許我沒辦法當創傷外科醫師！」

他輕輕笑了，我也跟著輕笑。我感覺到他和我的笑容彼此呼應，想起人總會無意識地模仿他人的表情或手勢，於是我領悟到，或許在某種程度上，人人都是鏡子。喬爾處於人類知覺的極端，或許也能告訴我們關於平凡疼痛經驗的事。

這次的聊天對象堪稱最接近我在漫畫書上看過的超強英雄，我深深著迷，繼續連珠砲似的提問。「你以前沒經歷過分娩，以後也永遠無法體驗，那麼你看見產婦分娩疼痛時，會發生什麼情況？」

「確實詭異，」他告訴我，「但我的腹部的確有感覺。我得解決這個問題，畢竟我知道自己沒有經歷分娩。有時我在心中會後退一步，享受這種感覺的奇特之處。」

他解釋，如果他感受的疼痛越強烈，那麼疼痛者就和他越像。

「如果你在醫院看到有人去世會怎樣？」

喬爾說，他的確發現第一次看見自己的病人死亡時，反應和其他醫學生不同。他在《鏡像觸覺：聯覺者的回憶錄，以及大腦的祕密生活》（*Mirror Touch: A Memoir of Synesthesia and the Secret Life of the Brain*）這本書中生動談到這一點：「醫師持續壓胸時，我覺得背部被用力按在油氈地板上，癱軟的身體在每一次壓胸時屈服，胸部因為插管擠進的人工呼吸而膨脹，那是空洞、一點一點啜進的感覺。我快死了，但我沒有死。」「之後他衝進醫院廁所，在水槽嘔吐，又絕望地設法讓自己安心，確認自己沒死。

發展出人我界線的機制，是必要之舉。「這麼說吧，經過多年，我發現正念很有用，能避免在病人的疼痛中迷失。」有些有鏡像觸覺聯覺的人會變得足不出戶，唯有如此，才能不被他人的感覺淹沒。二〇一五年，美國全國公共廣播電臺的podcast節目《看不見的事》（*Invisibilia*）曾訪問有鏡像觸覺聯覺的亞曼達。她家中沒有餐桌，因為她無法和別人一起用餐，否則會感覺到自己的喉嚨被迫嚥下別人嘴裡的每一口食物。[2]她家的百葉窗總是拉下，以免被來自他人的刺激淹沒；光是看到他們，那些人的感官世界就會讓亞曼達難以負荷。要離開家，就必須應付危險。有一天，她前往雜貨店，看見一個在公園玩耍的小男孩往後滑倒，撞到了頭。她憶起這件事，說自己正要跑過去協助他，「突然間，我眼前模糊……我還沒到那個孩子身邊，就跪倒在地……我頭好痛，幾乎是爬到他身邊。」

之後我問喬爾一個該問的問題：「你怎麼診斷或驗證鏡像觸覺聯覺？尖酸的人會想，是不是都是你編造出來的。」

「這倒是合理，因為要客觀衡量鏡像觸覺聯覺很難，除非你自己經歷過。那就像是衡量同理心，且聯覺的光譜上有許多差異度。」

不過，喬爾確實做了最接近客觀驗證的事：他到倫敦大學學院傑米・沃德（Jamie Ward）與麥克・班尼西（Michael Banissy）這兩位研究人員的實驗室，接受許許多多檢測，包括「視觸覺一致性任務」，也就是在左右兩頰貼上拍打機（基本上是有連接著塑膠片的小針），與電腦連線。之後他會看一段影片，裡頭有個女子左臉或右臉頰被碰觸，或者兩邊的臉頰都被碰觸。每一次她的臉頰被拍打時，喬爾自己的臉頰也會被機器拍打。在每一次拍打之後，喬爾就要按下按鈕，說明自己真正受到拍打的是左頰、右頰或是雙頰。喬爾覺得很難分辨甚至無法分辨拍打是發生在女子臉上，或是真正拍打在自己的臉上：兩者都一樣真實。他的結果滿是錯誤：「這清楚顯示，你是個鏡像觸覺聯覺者」，實驗者告訴他。

喬爾的特質中最吸引我注意的是，他聲稱能感覺到他人的痛，因此給了他「超高同理心」。如果把同理心定義為有能力感受與理解他人的疼痛，那麼喬爾有這種能力似乎很合理，近期也有證據支持這一點。於倫敦評估喬爾的科學家沃德與班尼西，已研究鏡像觸覺聯覺者超過十年，在一項二〇一八年的研究中，他們發現若透過某些衡量方式來看，這些人的同理心確實比一般人高。他們比較能辨識臉部的情緒表情，也對他人有較高的情緒反應度。[3]或許出人意料地，他們的「認知同理心」並未高於一般水準——所謂認知同理心，是指能透過他人的觀點來想像、設身處地為他人思考。但他們出眾的地方在於，可以讓人我之間的界線消失，建立更強烈且原始的「情緒同理心」。他們把我最喜歡的同理心定義人格化，那是由美國教授與個人發展大師布芮尼・布朗（Brené Brown）提出的：與他人**感同身受**。

在訪談喬爾的最後，我留下了兩個大問題。第一，是不是所有人或多數人都可能在某程度上，在潛意識中感覺到其他人的疼痛？第二，同理心是否源自於能感覺到他人的身體疼痛？但在界定什麼**是**同理心之後，我們也需要定義什麼**不是**同理心，才能進一步討論。這不是肯定某人的疼痛——那是憐憫；也不是再進一步，對某人的疼痛感到悲傷——那是同情；想要紓解某人的疼痛是惻隱之心，理想上會帶來正向行動。

喬爾不完全是茫茫人海中的唯一異數。鏡像觸覺聯覺可能占了人口中的百分之二。[4]這可能有遺傳成分：聯覺的體質似乎有家族性，但環境與發展變化（我們在這方面尚未完全理解）會決定聯覺會以何種型態表現。[5]不過，令人好奇的是，聯覺可能在中風或截肢之後發生。大約有三分之一的截肢者在看到別人被碰觸之時，會覺得幻肢有感覺。這很可能是因為，大腦觀察到碰觸與感覺到碰觸之間的連結有了改變。[6]雖然大部分的人顯然沒有聯覺，但只要稍微觀察一下，就能明白疼痛會傳染。如果有人騎腳踏車摔倒、撞到堅硬路面，我們身體就會一縮。看見電影的暴力或酷刑場景，也會不自在地扭動身體。

我嘗試在YouTube做實驗，觀察這情況的運作。我只花了幾分鐘搜尋，就找到一部「反應視訊」（reaction video），也就是看到某些人在觀看好笑的、嚇人的或怪裡怪氣的影片時有何即時反應。我觀看了演員與YouTuber泰隆．馬格努斯（Tyrone Magnus）在看一段影片，片中有兩個女子坐在花園桌邊，展開激烈的腕力較勁。雖然兩人的腕力起初不相上下，但其中一名女子似乎動能增強，慢慢迫使對手緊繃的右臂往桌上倒。突然間，傳來可怕的斷裂聲，而謝天謝地，螢幕上兩人比腕力的畫面暫時斷線。但泰隆的畫面不是這樣，他一看到這位女子的右臂骨折就開始尖叫，露出扭曲的表情，立刻以左手支撐右手臂，並以掛著吊帶的保護姿勢護著，好像他自己手臂斷了。多數時間、對多數人而言，這是很不舒服的情緒反應，雖然感覺和疼痛不完全一樣，但看到別人疼痛，自己就感受到疼痛的感覺與情緒要素，卻是很常見的情況。大量證據顯示，當我們看到別人經歷疼痛時，許多和直接感受疼痛有關的腦區也會活化。[7]泰隆看到手臂骨折時，不僅腦中的疼痛訊號活化，而且大腦設定右臂位置的區域也活化。這就是「神經共鳴」（neural resonance），基本上就是疼痛的鏡像反映。這種鏡像當然是真實且常見的現象，但過程是否由大腦中特定的「鏡像神經」細胞所導致，研究者仍激烈討論，也會讓我們進入迷人但終究微不足道的兔子洞。[8]

我們可以在掃描儀中亮起的腦區重疊部分看出端倪，而在二〇一五年，加州大學洛杉磯分校的團隊進一步證明了疼痛與同理心之間的關聯。[9]在這份卓越的研究中，他們先讓一百零二名參與者進入功能性磁振造影儀——以此類型的研究而言，參與者的人數相當多——並發現給予病人止痛安慰劑能減少他們在實驗中承受的疼痛強度（手背電擊），而他們看見當天稍早遇見的人也被電擊的畫面時，他們產生的疼痛同理心也會降低。從功能性磁振造影來看，同理心與疼痛有關的腦區也活動較少。如果這還不夠有趣，他們的第二步驟是**重頭戲**：他們給五十位參與者一種類鴉片受體拮抗劑納曲酮（naltrexone），這樣不僅能抑制安慰劑的效果，讓參與者再度感覺到明顯的身體疼痛，且對於他人疼痛的同理心也恢復了。這項研究顯示，我們自己感到疼痛或看到他人疼痛時，會發生很類似的情況。不妨看看這之加州大學洛杉磯分校團隊的用語。他們研究報告的標題就是：「對疼痛的同理心源自於自我疼痛。」

為剖析神經共鳴及其對同理心的意義，我們需要探索這在發育中的腦部是如何出現的。隨著孩童大腦發展，我們會開始看到孩童感受到他人疼痛的最早初步跡象。二〇〇八年，芝加哥大學的團隊發現，七歲的孩子看見別人疼痛時，對疼痛知覺來說很關鍵的中腦導水管周圍灰質

（periaqueductal grey，簡稱PAG）以及運動皮質會亮起。[10]因此，當七歲的孩子看見父親拿著鐵鎚敲釘子，卻不慎敲到拇指時，孩子會了解父親一定很痛，也會開始留意自己的拇指或手，或許會反射性地握拳，甚至自己也感到疼痛。疼痛從承受者轉移到觀察者，是同理心的原始構成要素，也是神經共鳴的首度出現。但是幼童的中腦導水管周圍灰質活化，尚不足以讓我們了解疼痛者的情緒與經歷，也不足以了解這種疼痛是否為有意承受。中腦導水管周圍灰質若和發育中的思考與決策中心前額葉皮質，及前扣帶迴皮質、杏仁核與腦島等情緒腦區一同活化，就會發生這種情況。[11]

在孩童逐漸長大到進入青少年階段之前，多數孩童會發展出夠複雜的同理之感，不只會同情眼前經歷身體疼痛的人，也能感受到他人的情緒動盪。之後他們會發展出能力，對未曾見過的抽象群體有同理心：火車事故的罹難者、海嘯倖存者、獨裁政權下受壓迫的人民。發展出「感染」他人疼痛的能力，對健康的人際關係非常重要。有反社會特質的青少年（過去至今皆常被稱為「病態人格」）在看見他人承受身體疼痛時，情緒腦區不那麼有反應。有一項研究讓反社會人格的青少年進行功能性磁振造影掃描，同時給他們看身體部位受到疼痛刺激的畫面，例如手指被門夾到。[12]研究人員要他們想像這是他們自己的身體部位時，情緒腦區明顯活化，但如果告訴他們，這身體部位屬於別人時，則活化程度會明顯減少。值得注意的是，我們可以從反應減少的程度，預測其反社會特質的嚴重性。

有個特殊腦區對我們的同理心很重要，格外值得注意。前扣帶迴皮質是誤差預測器與衝突監測器：如果有事情和預期不符，它就會亮起——例如從某個結果得到的獎勵數量是在預期之外（無論是太少或太多）。第五章提過，前扣帶迴皮質也是生理性、情緒性與社會性疼痛的偵測器與評估器。這個腦區專注於我們的自身利益，從判斷我們是否得到應得的事物、是否遭到社會排擠或經歷身體疼痛都包括在內。因此有趣的是，當我們對他人的疼痛感同身受時，幾乎總和前扣帶迴皮質有關。[13]二〇一〇年，南韓曾進行的一項研究或許多少能解釋這個現象，且未散發出人類利他主義的樂觀光芒。[14]研究人員發現，恐懼是可以學習的，只要看到其他人經歷身體疼痛，就能制約我們去避免疼痛。重要的是，前扣帶迴皮質的活化在這種學習中具有關鍵作用，顯示這過程中發生的不光只有觀看而已：觀察者需要能感受到疼痛。我們從自己的經驗中學會疼痛，但從他人的疼痛中學習也有好處。我在想，我會懼高說不定能追溯回第一次觀看馬戲團表演，當時我看見空中飛人失手，從說不定有十公尺高之處跌落到地面，現場工作人員以木門片充當擔架，抬離痛苦掙扎的空中飛人；或者我對烹飪小心翼翼，是因為看見弟弟六歲時，漫不經心地把一條鯖魚扔進滾燙的油鍋，卻讓油飛濺到他的左手臂與額頭，導致三度灼傷，疼痛不堪。照護與看顧其他身處疼痛的人，固然是導致疼痛具有感染性質的理由，但大部分很可能得直接歸因於自我利益。我們甚至只要淺嚐他人疼痛的一小部分，就更可能會設法避免會導致痛苦的情況或刺激。在衡量證據後，史丹佛大學生物與神經學教授羅伯・薩波斯基（Robert Sapolsky）於二〇一七年的著作《行為》（*Behave*）中，提綱挈領地結論道：「**感受**他人的疼痛，比光是**知道**他人身處疼痛有更好的學習效果。」[15]

正如我們自己的疼痛經驗，對他人疼痛的感受會受到許多認知方面的影響，包括過往經驗、文化形塑的信念，以及對一個人如何陷入疼痛情況的評斷等因素。這些因素都會影響我們在看見他人痛苦時，自己的疼痛系統會如何回應。二〇一〇年有一項值得注意的研究，是讓實驗對象看到愛滋病患身處痛苦的剪報。研究發現，實驗對象看見患者是因為輸血時的污染而感染HIV時，前扣帶迴皮質的活動會高於看見病患是因為使用毒品而感染。[16]回想起我還是初級醫師時，我在急診室時要評估傷患，那時若看到有人無緣無故被砍而造成臉部撕裂傷，會比看到喝了十品脫濃烈拉格啤酒、從公車候車亭摔傷的人，更容易讓我感覺疼痛。令人沮喪的是，實驗對象看到種族的內團體身處疼痛，前扣帶迴皮質的活化程度會高於看到外團體的人身處疼痛。[17]（譯註：「內團體」指有共利益關係、成員有歸屬感的社會群體，「外團體」指不屬於內團體的其他社會群體。）不出意料，這種效應在原本就有種族偏見的人身上更明顯。[18]尤其令人擔心的是，由於從外團體的受苦者所感受到的痛苦，會少於從與自己相同族群的受苦者所感受到的痛苦（無論族群的區別是種族、社會或其他元素），因此你伸出援手的可能性也降低。然而人性仍有良善的一面：由奧地利和智利團隊進行的研究發現，和不同種族的人相處，會讓人在看到外團體的其他人承受疼痛時，自己也感受到更強烈的疼痛。[19]

如果承受疼痛的人和喬爾・薩利納斯越相像，他的鏡像疼痛就越強。雖然我們大多數人對於他人的疼痛敏感度不若喬爾那麼強，但證據顯示，這現象大家都一樣：我們會更容易同理行為與外表與我們較為接近的人。如果疼痛者和我們類似，那麼疼痛傳遞路徑的情緒元素會更容易產生同理之感。但如果對方和我們不同，大腦認知區（例如前額葉皮質）就得接下吃力不討好的工作。簡言之，要設身處地為他人著想，得花更多力氣思考。不過，我們可以運用實際方式，為人我都帶來好處。或許可以先簡單地承認我們都有隱含的偏見，之後再思考這些事實，這樣能訓練前額葉皮質區，幫助我們在看到他人身處痛苦時也更感同身受。在設法幫助他人之際，我們也會想減少大腦的必須工作量。越能受苦者產生連結，大腦要做的工作就越少，也越容易產生同理。

國際性慈善機構已學到，最成功的捐款訴求未必是把焦點放在受災難影響的人數——無論是東非難民危機，或是遭到季風風暴肆虐的印度地區——而是要描述受到影響的個人故事，這些故事是真實的，容易引起共鳴。德蕾莎修女曾說：「如果著眼於大眾，我永遠不會行動。若只看一個人，則義不容辭。」

然而，如果受苦者是你很討厭的人，要感受到他的疼痛並予以同理可就難多了。米娜・奇卡拉（Mina Cikara）在普林斯頓大學就讀博士班時，曾戴著波士頓紅襪隊的球帽去看紐約洋基隊的比賽，於是引來酸民猛朝她唱著恨意的歌曲與咒罵；這次經歷給了她論文靈感。奇卡拉和當時的教授蘇珊・費斯克（Susan Fiske）進行了幾項研究，評估群體間的嫉妒與恨意，以及幸災樂禍（Schadenfreude）——這個德文字意思就是從他人的苦難中取得愉悅感。[20]在其中一項實驗中，他們讓波士頓紅襪隊與紐約洋基隊的球迷看螢幕上一連串的棒球賽片段，並以功能性磁振造影監測其腦部活動。紅襪隊與洋基隊的球迷看到中立的巴爾的摩金鶯隊在比賽時，大腦似乎對這支隊伍的輸贏沒什麼興趣。但如果看到對手隊伍輸給巴爾的摩金鶯隊，獎勵與愉悅相關腦區就會在功能性磁振造影中亮起：貨真價實的**幸災樂禍**。其他實驗則是利用自陳報告、功能性磁振造影掃描與測量微笑強度（透過臉頰肌肉的電活動），顯示出如果地位高、有競爭性的目標（亦即我們羨慕的人）遭逢不幸時，我們會更可能覺得愉快。相反地，研究顯示，如果我們羨慕的人成功了，前扣帶迴皮質會明顯活化——他們的成功就是我們的苦痛。[21]

顯然要克服這種內在感受，照護受苦的對手，會需要很多前額葉皮質的能量，對男人來說或許更加困難。倫敦大學學院的學者曾進行一項研究，讓實驗對象一起玩一場「囚犯困境」的比賽，參與者可以協助彼此或出賣彼此。[22]他們在掃描大腦的過程中，會看到其他參與者遭到電擊；要是看見公平參與遊戲的人承受疼痛，那麼他們和同理心相關的腦區就會活化。但是研究者或許沒預料到，男性參與者在看見出賣別人的玩家遭受疼痛時，不僅顯示出的同理反應明顯較低，甚至和愉悅與獎勵有關的腦區會亮起——女性參與者身上觀察不到這現象。或許男性先天就有復仇的欲望；或許性別差異是文化性的，而不是生物性的。無論是哪一種，我們從他人痛苦中所感染到的疼痛（或者愉悅），與我們從其承受的苦中所得到的意義關係密切。

我曾經向一位老友解釋過神經共鳴，也就是我們感染與體驗他人疼痛的能力。哲學系所出身的他提出了很有趣的觀點：「這會不會是我們大腦的道德腦葉？我們不想傷害他人，因為這基本上會傷害我們自己？」我可查閱新近證據，尋找答案。二〇一七年，加州大學洛杉磯分校的團隊秉持類似的思路，準備一探神經共鳴是否會影響道德性的決定。研究者讓志願參與者觀看兩部影片，並以功能性磁振造影記錄其大腦活動。其中一則影片是針刺穿手，另一則是棉花棒輕輕碰觸手。一個月之後，研究人員告訴參與者十個會造成傷害的道德兩難困境，每個困境都有兩種行動可選。舉例來說，你住在遭戰火蹂躪的國度中一座小鎮。會殺戮的軍人剛來到這聚落，而鎮民已躲起來。不過，你坐在一個小寶寶身邊，寶寶就快要哭了。你可以悶死寶寶，以免他哭泣，這樣就能挽救其他鎮民；或者你也可以不殺害寶寶，就讓他哭，但這可能得冒著洩露鎮民位置的風險，導致他們面臨死亡。你要在造成傷害並挽救更多人，亦即讓「成果最大化」，或者避免傷害寶寶中做出選擇。研究者認為，「對他人疼痛的神經共鳴較強者，在道德兩難中，應會表露出更強的拒絕傷害傾向。」換言之，看見他人受苦時會經歷到比較多痛苦的人，比較不會傷害寶寶，因為他們自己也不想要經歷痛苦。然而，在神經共鳴迴路活化及人們為了更大的好處而傷害一人之間，研究者找不到相關性。根據這項研究，我朋友的直覺錯了，神經共鳴並不是我們道德的所在地。但我認為，這對人類來說是好消息，意味著主導我們道德決策的是對他人的真誠關心，而不只是以自我為中心的欲望，想要少感覺一些情緒性疼痛。

感染他人的傷痛似乎對我們、對他人與社會都有利，但仍需要設限。有一項研究是把電極放在醫師與非醫師的頭上，以腦電圖監測他們看見疼痛刺激時的腦波。[23]由非醫師組成的控制組看見身體部位被針頭刺的影片時，會展現正常的腦波活動，然而，醫師的情感喚醒度較低。他們已培養出無感，似乎和疼痛者比較疏離。這樣似乎無情無義——的確，我也曾和一些似乎對病患缺乏關心的醫師工作過，他們的冷淡態度令人憂心——不過這種後天學來的反應或許很重要，能降低醫師的同情疲勞或整體的心理疲勞。不對每位病患的苦痛產生本能回應，可釋放醫師的大腦認知空間，讓他們得以發揮知識與醫術來協助病患。

這又把我們帶到一個關鍵且實際的交界處。對他人的痛苦感同身受，這種經驗有助於我們自己學習避免疼痛，也可能對發展健康的社交關係很重要。但是——這個但書很重要——感覺到他人的疼痛，卻未必能促成對他人的苦痛做些什麼。同理不等於惻隱之心，事實上還可能有反效果。如果我們同理某人的疼痛，並覺得自己善良，如此會產生獎勵感，進而帶來完成感，卻沒有完成任何實際作為。此外，如果看見他人的苦痛會讓我們痛苦、焦慮與沮喪，或許我們更可能是在照料自己的需求，而不是協助他人。這情況顯然相當弔詭，解決的關鍵是支持對他人的痛苦感同身受，但也要有疏離的元素。當實驗對象被要求專注於自己，感受自己對他人痛苦感同身受時所帶來的苦痛，這樣就比較不會出手相助。這是有道理的，因為看見疼痛會促使我們保護自己。但如果研究對象把焦點放在他人導向（例如受過把焦點放在憐憫的訓練，而不是同理），他們就更可能把同理感受轉化為善意行動。[24,25]因他人的苦難而感到痛苦並不是壞事，無論他們就在你面前或在世界另一邊，但重要的是我們如何處理這疼痛——退一步，給大腦一些休息與思考的空間，想出如何做些良好的回應。當我們同理他人的苦難時，應該要振作起來：他人覺察到我們的同理與良善時，確實有助於紓解他們的疼痛。[26, 27]我們是朋友、配偶、護理師、醫師與照護者，不是機器。如果能以有智慧、有愛的方式來發揮人性，那會是強力藥物。

我們會鏡像反映出他人的疼痛，這項發現對有持續性疼痛的人來說有直接的影響。潘姆有持續性頸部疼痛，每當她看見其他人彎著脖子，獲得更好的視線——例如十幾歲的兒子低頭看手機，或建築工人從地面抬頭檢視屋頂——她都會覺得脖子底部一陣尖銳刺痛。由於不知道原因何在，讓她疑惑又沮喪，導致疼痛加劇。我簡短向她解釋神經共鳴：大腦會對他人的行為產生鏡像。這多半是在無意識間發生，但有時也會產生疼痛感，是一種讓我們學習與避免傷害的保護機制。不過，以她持續性疼痛的案例來說，這鏡像系統過度反應了。有了這項知識配備，她漸漸察覺到他人的行為絲毫不危險。在緩慢卻肯定的過程中，她看到這些情況時不會再觸發持續性疼痛發作。我深信我們可以善用神經共鳴，協助人們走出長期疼痛的泥淖。有一種令人振奮的持續性疼痛療法就是運用我們的鏡像能力，稱為「分級動作想像」（graded motor imagery）。這讓病人能逐漸進入與控制他們的鏡像系統，因此看見他人的疼痛經歷不會引發自己的疼痛，以分級動作想像創立者的話來說，就是「從疼痛雷達下悄悄溜過」。[28]（詳情請參見第十一章。）當我們和有持續性疼痛的人談話時，務必要探究他們的疼痛是否會因為鏡像而惡化，因為我們必須覺察到自己話語與行為的潛在影響。了解到疼痛會傳染，是協助疼痛者的關鍵，但同樣重要的是，了解如何把同理——與和他人**感同身受**——轉變為積極協助。

8

相連相繫

社交疼痛

他飽受疾病肆虐，無人照料，總是那麼不快樂、那麼孑然一身。

索福克里斯（*Sophocles*），《斐洛克特底》（*Philoctetes*）

「社交疼痛」聽起來抽象，但我們都知道感受如何。遭拒絕的疼痛挺可怕的，例如最後一個才被選入運動校隊，或是以為會收到喜帖，卻希望落空。這樣的經驗令人不舒服，但從不可考的年代已是人類的普世經驗，時至今日，社交媒體又以五花八門的方式強化社交疼痛。這個世代在成長過程中，距離即時的社會評價與拒絕僅有一支手機之隔，價值是由「讚」與愛心符號來衡量，還有看不見的暴徒可能隨時會來對付你。

二〇〇三年，加州大學洛杉磯分校的研究者發現，諸如「心碎」與「感覺受傷」等社會排斥所造成的疼痛不光是心理性的，而是確實會痛。他們恰好是靠著打造一款社交電玩才發現這一點。[1]博士班學生娜歐蜜・艾森伯格（Naomi Eisenberger）與指導教授馬修・李伯曼（Matthew Lieberman）想出一種創新的「足球機器人」（Cyberball）。幾名加州大學洛杉磯分校的大學生，會一個個躺到功能性磁振造影掃描儀，開始打電玩。在遊戲中，他們會和另外兩個玩家以三角形的布局站好，彼此丟球。研究人員讓參與者以為，其他虛擬球員是以其他螢幕打電動的受試者，但實際上這些虛擬球員完全是電腦程式設計而成。玩家開始彼此傳球，李伯曼承認這是「你能想像出的最無聊遊戲」，但是在遊戲的某一刻，兩個電腦生成的球員會只對彼此傳球。這情況發生時，遭到排擠的參與者會出現很有趣的現象。從掃描影像來看，拋球遊戲中遭到排擠的人會出現前扣帶迴皮質活動增加的情況——前扣帶迴皮質會產生身體疼痛的知覺，並把情緒、認知與感覺整合，設法釐清疼痛的意義。艾森伯格繼續進行實驗，顯示身體疼痛閾值較低的人在遭逢社交排斥時，會呈現出較高的憂鬱程度，而在拋球遊戲中，社交焦慮較為嚴重的人，在賽後接觸到身體疼痛刺激時也會有比較強烈的不適感。[2]身體與社交疼痛在深度的神經層次彼此交織，雖然這在表面上似乎有些詭異，但如果回歸疼痛本質來看卻有道理。疼痛是保護器；疼痛是一種不舒服的感覺，驅使我們避免危險，達到安全狀態。我們的大腦也認為和他人分離是有害的，可能會威脅生存。艾森伯格的第一項報告參涉了過去研究，指出在手術中前扣帶迴皮質受傷的倉鼠母親，不會再試著把小倉鼠留在身邊，而有類似神經傷害的松鼠猴寶寶，和母親分離時也不再哭泣。[3,4]

這對於疼痛的理解與治療可說意義深遠。在我的醫學訓練過程中，「生物－心理－社會」疾病模式已存在數十載，但才剛在醫療與醫學研究的領域獲得動能。這是好事一樁：如果不考量某人的心理構成與社會環境，則我們無法理解與治療任何疾病，慢性疼痛尤其如此。不過在這個混成詞中，放在最後的「社會」彷彿是個標籤，讓多數演講者、醫學生與醫師說話時能行行口惠罷了。醫師必須留存大量資訊，並在很小的時間框架內依據這些資訊做出重大決定。可以理解的是，生物機制的定律與確定性會讓他們覺得自在，然而病人的社會背景卻很複雜，看起來相當主觀，通常也雜亂無章。但現實是，「社會」——從個人信仰、社交互動，到社會結構本身——對疼痛經驗來說卻無比重要。

這麼說吧！有一種疾病是醫學教科書上沒寫，對於人體健康的戕害比抽菸嚴重，還會導致憂鬱和自殺，且會傳染，因而對社會產生重大影響，有這問題的人比例越來越高。這個疾病就叫做孤獨。社交孤立會摧毀人生，提早終結生命，也是社交環境如何與疼痛深度交織的明顯範例。疼痛會導致孤立，而孤立又導致疼痛。有持續性神經疼痛（神經受傷所導致）的大鼠，會開始減少和其他大鼠的互動，熟悉與不熟悉的大鼠皆然。如果大鼠疼痛改善（研究人員給予加巴噴丁〔gabapentin〕，這是通常對神經痛有效的藥物），就會恢復社交。[5]我們也經常在人類身上看到這一點：疼痛會讓人減少移動，增加恐懼（包括疼痛與社會污名），導致心情低落、更常疲憊，這些都會使病患更無法行動，隱藏到外界看不到的地方，又逐漸變得更加孤立。一旦病人的社會網絡被截斷，他們的世界就會持續崩壞。社交孤立會深深傷害心智與身體健康，也是自殺的風險因子，對健康的戕害等同於一天抽十五根香菸。[6]社交孤立本身就會導致持續性疼痛惡化[7]，是很糟糕的惡性循環。人類是社會性的，但也需要主體性與個體性，以及對身體與生命的掌控感。持續性疼痛會剝奪個人的掌控感，讓受苦的人尤其仰賴支援網路。

但也有好消息。有大量（通常很有趣的）證據顯示，社會連結幾乎是所有疼痛的舒緩劑。二〇一〇年，牛津大學的心理學家發表了一篇研究（這篇研究有濃濃的「牛津味」），認為團隊工作能提高疼痛閾值。[8]他們從牛津大學最強的兩支男子划船隊中，挑選出十二名運動員。這兩支隊伍分別為藍船隊（Blue Boat）與艾瑟斯隊（Isis）。這些划船手會在同一個星期進行兩次測試，於室內划船機上划四十五分鐘。其中一次測試是讓每位划船手自己划船，另一次則是一組八人排排坐並同時划船，彷彿模擬一艘虛擬船。在每一次測試後，划船員的非慣用手臂會以壓脈帶擠壓，刺激缺血性疼痛（亦即組織的血液供給受限）。雖然在這兩場測試中，划船員的划船速率很類似，但運動員在集體划船完成後進行測試時，能承受的疼痛是自己單獨划船時的兩倍。顯然和團體一起工作能消除疼痛經驗。原因可能是划船手以團隊運作時（名符其實的「同心協力」），大腦會為任務賦予更多意義與目的，分泌更多腦內啡（身體的天然嗎啡）。但或許還有其他原因在運作。就划船而言，成功得靠著團體中的每一位成員精準地同步划動，而這項研究的作者主張，這種同步活動會強化社會連結，增加腦內啡釋放，紓解疼痛。

但別擔心；你不需要找另外七個願意和你一起把玻璃纖維船拖進河中的人，才能投入可改善生活的同步活動。回顧歷史上的時時刻刻，在世界各地的文化中，音樂總是在社會化與生存中扮演關鍵角色。在現代社會中，我們會崇拜音樂界的明星，觀賞有天分的業餘歌手在電視上比賽，晉升為明日之星。或許這讓你覺得自己不是音樂人，表演還是留給「有天分的那幾個」就好。但證據顯示，只有極少數的人完全沒有值得一提的音樂天賦。[9]更重要的是，有為數龐大的研究顯示，投入音樂對身心都有幫助。近年來，拜媒體曝光度提高之賜，英國的社區與教會合唱團都出現成長，成為孤獨大流行的美妙解方。團體歌唱對大腦與身體都有好處，可提升快樂與幸福感，協助成員形成堅強且有意義的社會連結，並能減少慢性疼痛。

為了探討合唱如何影響身處疼痛的人，蘭卡斯特大學（University of Lancaster）的研究人員對曾加入某社區「疼痛合唱團」的成員進行深度訪談。[10]許多受訪者提到，在唱歌期間與之後都感覺到疼痛明顯降低，「比世界上所有的藥錠還好，」一名成員說道。唱歌這種藥非常便宜、攜帶方便，參與者能在家自行服用，對疼痛進行自我管理：「我就是認為歌唱有好處，現在在家裡也會唱歌，」另一人說。集體歌唱能以幾種方式來紓解疼痛。有目標感與愉悅的幸福氣氛，可分散我們對疼痛的注意力，並產生腦內啡。但長期下來，唱歌還能開始改變疼痛的意義，逐漸讓疼痛不那麼令人不悅，力量也逐漸消除；有一名歌者主張：「我生存下來了，會依照自己的能力來調整生活。」很重要的是，唱歌給了受訪者目的感（「若不是我十八個月前開始唱歌，現在還是會坐在沙發上」），這麼一來能讓受訪者漸漸增加活動量，參與其他能消除疼痛的活動，例如打太極拳與游泳。最後，這項活動能給予人們希望。無論是在合唱團合聲，或是在你家客廳拉開嗓子唱阿巴合唱團（ABBA）的歌曲，音樂都是良藥。

我相信，大家都能認同另一種同步的社會活動。二〇一二年，牛津大學的團隊（同樣是對划船員施加疼痛的創新心理系）發現，「笑」或許確實是最佳良藥。[11]在最初的實驗中，研究者先要求參與者看《豆豆先生》（*Mr Bean*）和《辛普森家庭》（*The Simpsons*）等喜劇節目的片段，或是看紀錄片的一部分。有鑒於證據顯示，人類自己看電視時，即使看到最好笑的影片也不會輕易笑，但如果和團體一起觀看，就可能多笑三十次[12]，因此所有參與者都會和團體一起看影片。在看完這些片段之後，所有參與者會接觸疼痛刺激——可能是冰冷護腕，或在手臂上綁壓脈帶。團隊也在「現實世界」的背景中測試參與者，讓他們看在愛丁堡藝穗節（Edinburgh Fringe festival）的直播——可能是喜劇或戲劇——之後再讓他們接受疼痛刺激。這項研究特別有趣的是，笑聲不僅能提高疼痛閾值，而且是比情緒還強的鎮痛因素：如果受試者是處於正向的情緒卻沒有笑，則疼痛閾值不會提高。雖然在當時，團隊無法具體證明——因為無法為參與者進行大腦造影——但團隊推測我們在笑的時候，身體與肌肉動作會和同步划船一樣，能打開大腦藥物櫃，釋放出類鴉片，遂能減少疼痛。在研究的五年之後，芬蘭土庫大學（University of Turku）在牛津大學團隊的重要成員羅賓・鄧巴（Robin Dunbar）教授協助之下，採用高階神經造影技術，確認了這項事實。[13]

集體唱歌、跳舞、運動、演奏音樂與進行宗教儀式皆是良好的社會聯繫範例，確切且有規則變化，對許多人來說是比藥物更好的鎮痛劑。社會互動要有止痛效果，卻未必要同步。若要管理長期疼痛，單純的友誼可能比嗎啡效果更強。鄧巴率領的牛津大學團隊也發現，社交網路越大的人，疼痛耐受度也更高。[14]社會聯繫會把腦內啡與大腦的類鴉片受器結合起來，安撫疼痛。這些發現也證實了社交孤立、沮喪與慢性疼痛之間的強烈關聯。有意義的社會互動不僅能減輕疼痛；支持良好的社會網絡，對於身心健康都有全方位的好處。

社會化不僅能協助痛苦的人，也能幫助他人了解承受疼痛的人。加拿大神經科學家與疼痛專家傑佛瑞・莫吉爾（Jeffrey Mogil）教授的研究中，有很大一部分是專注於了解小鼠社會的社會習俗。他在二〇〇六年曾發表一項知名研究，指出小鼠若與另一隻疼痛的小鼠關在同一個籠子裡，則會比獨處時更常表現出疼痛。[15]重要的是，只有和彼此熟悉的小鼠會如此。後續研究顯示，人類會展現出疼痛傳染；同樣地，如果遇見的疼痛者是陌生人時，則同理心與理解就會弱化；第七章曾談過這個現象。莫吉爾的團隊指出，我們對陌生人沒有那麼多同理心，是因為會陌生人讓我們覺得有壓力；我們在接觸陌生人時會產生更多壓力荷爾蒙（稱為糖皮質激素〔glucocorticoid〕），弱化同理能力。該如何克服這一點呢？二〇一五年，莫吉爾與團隊發現了有效的治療方式——電玩遊戲〈搖滾樂團〉（Rock Band）。他們在研究中確認，如果承受疼痛是陌生人，那麼觀看者對他人的身體疼痛同理心會比較弱，但如果以藥理作用抑制觀看者的壓力荷爾蒙，就能克服這一點。更重要的是，如果陌生人一起玩〈搖滾樂團〉，以電玩控制器來撥弦與打鼓，模仿披頭四（The Beatles），那麼只要短短十五分鐘，原本陌生的兩人會對彼此展現出疼痛同理心。研究者的目標當然不是要大家快去買〈搖滾樂團〉，而是要去拜訪有持續性疼痛的人，和他們喝杯茶，聊聊天。也可以一起在鄉下散步、編織或打牌。提供支援、有同理心的實體接觸，也是很強力的止痛劑。[16]「抱緊處理」的威力可不容小覷。有意義的社會互動能幫助疼痛的人，也能讓其他人了解與洞悉那種疼痛。對雙方的壓力都會減少，這樣對於血壓、免疫系統運作、心理健康來說都是好事，也是對他人（尤其是陌生人）表達關愛、敞開心胸。

社會互動通常會比藥物更好。這些介入方式是單純、平價，對每一個相關的人都有益。醫療專業人員在治療慢性疼痛患者時必須改變作法，幸好政府與醫療體系也注意到了。「社交處方箋」（Social prescribing）是指醫療專業人士可派人支援社區，現在開始在幾個國家起步發展。[17]不過，協助孤獨無依者是每個人的責任。由於新冠肺炎大流行，我們都體驗過孤立隔離的現實。期盼大家在都體驗過相對較短的隔離期之後，能促使大家找出社會上長期離群索居的孤獨成員。

只要有社會不公的地方，就會出現不必要的疼痛。二〇一六年的一項研究分析了美國各地急診部門的求診民眾，發現求診的黑人男性與女性得到止痛藥的機會，只有白人病患的一半。[18]如果他們有幸得到鎮痛劑，劑量通常也比白人病患要少。罹患闌尾炎的黑人孩童在中度疼痛的情況下，獲得任何止痛藥的機會明顯少於白人孩童，而嚴重疼痛時，獲得類鴉片止痛藥的機會也明顯較白人孩童低。[19] 然而，同樣令人不安的是導致這些差異的信念與偏見程度。近年來，維吉尼亞大學的社會心理學家組成創新團隊，發現這些現象。在一項研究中，他們給予美國國家大學體育協會（National Collegiate Athletic Association，簡稱NCAA）的六百名醫療人員每人一份個案研究，裡頭是前十字韌帶斷裂的學生運動員，而這些案例是隨機分配的，可能是黑人，也可能是白人運動員。[20] 研究人員會先詢問這些醫療人員關於個案的幾個問題，其中包括要為運動員的疼痛打分數，範圍從一分到四分。之後，研究人員又從「象徵性種族主義2000量表」（Symbolic Racism 2000 Scale）中問問題，這份量表是透過一個人對偏見說法的同意程度，以衡量其種族態度，這些說法包括「有些人就是不夠努力；如果黑人更努力一點，就可能和白人一樣富有」。如果一個人越同意有種族歧視的主張，這個人的分數就越低。醫療人員給予黑人運動員的疼痛評分，會比給予白人運動員的評分低。令人意外的是，參與者的種族態度和對黑人運動員疼痛的洞察沒有關聯。「即使參與者有很正面的種族態度，也會出現這種偏差，」研究作者之一蘇菲．特拉沃特（Sophie Trawalter）主張。這項偏見的主要焦點是運動員的初始痛（initial pain），不是從疼痛恢復期的情況，因此醫療人員顯然會認為黑人感覺到的疼痛較少，而不是他們較能應付疼痛。這項研究找不出為何會有這種系統性偏見存在，但很明顯是存在的。

這組團隊的另一項研究則有超過兩百名的白人醫學院學生參與，他們讀了兩份個案研究，其中一名病例是白人，另一名是黑人，兩人都有會疼痛的疾病。[21]研究人員請他們陳述對一些關於黑人與白人差異說法的同意程度，這些說法在科學上並不正確，例如「黑人神經末梢不如白人敏感」以及「黑人的皮膚比白人厚」。研究發現，支持這些錯誤信念的醫學生，傾向於相信黑人病患比較不會感覺到痛。有個現象值得注意，也更令人擔憂：那些未秉持任何錯誤觀念的人其實認為黑人病患比較痛，卻不建議給予更多止痛藥。令人大感吃驚的是，有半數醫學生會同意其中一項錯誤信念。如果這還無法呼籲大家要改變關於醫療保健的信念，我不知道什麼才有辦法說動人。此外，這不光是教育內容需要典範轉移，更重要的是，誰未獲得教育。二〇一四年，美國醫學院的黑人男性比一九七八年還少。[22]這不是因為醫學院有種族隔離，並有公開的敵意。相反地，偏見與種族歧視滲透了社會的所有體系，才造成此現象——舉例來說，教育不公平、醫學院費用太高，到缺乏角色模範都是其中幾種因素。如果一個國家的醫界無法反映其人口，那麼危險的假設、偏見與權力失衡就可能惡化，導致真實、可怕與不必要的疼痛。

二〇一九年，我與作家與運動人士卡洛琳・克里亞朵・佩雷茲（Caroline Criado Perez）一同進行座談會，她在著作《被隱形的女性：從各式數據看女性受到的不公對待，消弭生活、職場、設計、醫療中的各種歧視》（*Invisible Women: Exposing Data Bias in a World Designed for Men*）中，不屈不撓地以一個個研究，暴露女性的疼痛如何一直遭到忽視，至今依舊如此。她讓我大開眼界，原來我面前的醫學界有這麼多不公平的現象，然而我卻渾然不察。醫學界深層仍有以男性為中心的文化態度：「當女性說疼痛時，我們不相信，反而傾向於為她們貼上瘋狂的標籤，」她在《被隱形的女性》中寫道。雖然女性不會再被鎖進精神病院，被施予子宮切除數甚至腦葉切除術，以治療「歇斯底里」（沒錯，二十世紀有泰半時間仍發生過這種事），但女性獲得止痛劑的機會不如男性，反而比較容易得到鎮定劑與抗憂鬱劑，這項事實仍顯示那些態度至今仍相當活躍。[23]

二〇〇八年的一項研究發現，因腹痛而到急診室求診的婦女，獲得類鴉片止痛劑（例如嗎啡）的可能性比男性低，而就算開了藥，也須等待較長的時間才能拿到。[24]這是現實狀況，即使證據顯示——許多研究探索的性別痛覺差異，但目前研究仍嫌不足——若要達到相同程度的鎮痛，女性需要的嗎啡量比男性高。[25]我當初級醫師的頭兩年，曾在一般外科（基本上就是消化道外科）待過，那時得評估幾百個急診室的女性，設法判斷她們的腹痛是因為「一般外科」的問題或是「婦科病」所造成，以及是否需要轉由我們的病房或手術室收治。回想起來，很遺憾地，這些發現確實反映出現實生活：女性的疼痛問題常遭到細膩幽微或明目張膽的忽視。要是有個女性骨盆疼痛，無法輕易由掃描看出或立刻以手術切除時尤其如此。女性比男性更不容易得到止痛劑是格外殘忍的事實，因為一般而言，女性的疼痛耐受度較低，而陳述的疼痛嚴重性比男性高、疼痛經驗也比較長。[26]

我們甚至尚未開始探討以女性為主要影響對象的疼痛。在女性的一生中，有九成經歷過經前症候群（premenstrual syndrome，簡稱 PMS），目前我們對對此症候群的理解不深，研究也不足，而症狀包括頭痛、乳房脹痛與腹痛。相較之下，有百分之十九的男性在一生中的某個階段經歷過勃起功能障礙，然而關於勃起功能障礙的研究卻比經前症候群多了五倍。[27]子宮內膜異位症是指子宮組織於身體的其他地方生長，為另一種頗常見的病症，但同樣缺乏了解。這種疾病非常疼痛，病患經常花了好幾年時間向不同醫師求診，得到一堆錯誤診斷，之後才被診斷出子宮內膜異位症；事實上，在英國要得到子宮內膜異位症的診斷，平均要花上八年時間，在美國則需要十年。[28]

延遲診斷通常會把生活搞得一塌糊塗，甚至可能危及性命：二〇一八年的一份瑞典研究發現，女性心臟病發時，會比男性發生初始疼痛後多等一個小時才到醫院，到院之後，又要比男性多等二十分鐘才能看診。[29]造成這種情況的原因很多，很可能是社會根深柢固的觀念，例如朋友、家人甚至醫療人員會假定疼痛並不嚴重，或者女性病患本身「不想麻煩別人」。[30]二〇一八年，法國史特拉斯堡有位二十二歲的女性因為嚴重腹痛，打電話向緊急醫療服務求助。「我會死掉！」她告訴接線員，對方回答：「你總有一天一定會死，大家都一樣。」過了五個小時，她終於被送到醫院，卻因為多重器官衰竭而身故。[31]現在，政府與衛生部門開始聆聽與體認到半數人口經歷到的疼痛與不公——遲來的反應總比永遠沒反應好。二〇一七年，英國健康與照顧卓越研究院（National Institute for Health and Care Excellence，簡稱NICE）對醫師發表有史以來第一份關於子宮內膜異位症的指南，強調醫師需要仔細傾聽女性。世界子宮內膜異位症學會（World Endometriosis Society）執行長蘿恩．賀摩修伊（Lone Hummelshoj）總結道：「我認為，重要的是告訴醫師務必要多用耳，傾聽女性跟他們說什麼。」[32]

「聽我說」應是受到社會忽略與壓抑的任何族群所秉持的咒語。我把焦點放在種族與性別；因為社會不公、導致疼痛惡化的人不在少數，若要替所有族群與個人伸張正義，可能會填滿一座圖書館，這本書根本寫不完。社交疼痛核心的一項關鍵元素在於：察覺到的不公，會讓疼痛加劇。如果你想到自己遭受不公平對待（或在多數情況下，是自知這情況），那麼疼痛會更嚴重。最常浮上人心頭的例子，是車禍受害者會把持續性疼痛，理所當然歸咎於害他們受傷的魯莽駕駛。然而，不公平的感受未必會直接來自疼痛的初始原因；想想看，手臂骨折的病患會把焦點放在在急診室不公平地久候，或在意外之後，有些人可能會花時間對付對他不理不睬的保險公司。但更重要的是，不公不必和疼痛有關聯。[33]二〇一六年的一項研究，要求一百一十四名健康的受試者將手放在冰水中（水溫會保持穩定），並為感知到的疼痛等級評分。部分參與者被要求在手放進冰冷的水之前，先回想自己遭受的不公平待遇。有想過不公平待遇的人，會經歷更強的疼痛。[34]

我們無須太費力，就能看出一個人感受到的不公會對疼痛火上添油：不公義的感覺會導致反芻、憤怒、焦慮與壓力，進而造成負面思維與行為的循環，致使持續性疼痛更加嚴重。或許不出人意料，若強烈信仰「世界是公平的」，認為世界基本上該公公正正，種瓜得瓜、種豆得豆，那麼這些人會在察覺到不公時更加疼痛。[35]於是我們面臨一種弔詭的情況：我們希望對抗不公平，最後把它消滅，也想減少受苦者的持續性疼痛，但要對抗不公所需的思維、行動與情緒，通常會讓持續性疼痛更嚴重。有證據顯示，要安撫和不公有關的疼痛，最好的方式是透過能啟動心理彈性與接受度的療法。[36]重要的是，接受並不代表放棄與屈服。接受度是啟動能力，讓接受幫助的人理解自己的情況，並看出身為個體的自己能改變什麼、不能改變什麼。這並不容易，沒有簡單的答案。但這不是把不平等掃到地毯下，視而不見：不公必須終結。總之，沒有持續性疼痛的人應積極為疼痛者倡導。我們都應該支持那些被誤會、受到傷害的人，為他們發聲。他們不該獨自承擔。

「你知道嗎，在一九八〇年代晚期之前，寶寶感覺不到痛是廣為接受的概念……寶寶在接受手術時是沒有使用止痛藥的。更嚴重的是，他們會被給予神經肌肉阻斷劑，但沒有止痛藥，因此寶寶會麻痺，卻還是有意識，仍會感覺到疼痛。」

我剛認識丹妮茲·葛蘇爾（Deniz Gursul）時，她開始攻讀博士，鑽研嬰兒疼痛。那時，我也剛從醫學院畢業，然而這次對話是我第一次思考嬰兒的疼痛。後來，我在牛津大學訪問葛蘇爾博士時，她已花了幾年的時間把腦部造影的技術應用到嬰兒疼痛研究。我很好奇，為什麼醫療體制會假定嬰兒不會感到疼痛。每個家長、每個人不是都知道寶寶會痛嗎？

葛蘇爾博士告訴我，否認嬰兒疼痛是在二十世紀初奠下基礎的。研究人員會從嬰兒對於針刺與電擊的反應，評估嬰兒的疼痛程度。[37]「我在看這些時代的報告時，」她告訴我，「簡直不敢相信……這些研究很荒謬。他們拿圖釘刺嬰兒的腳，然後說：『沒有過度反應。』」

當時的研究者觀察道，嬰兒對於針刺的反應似乎比大人慢。但即使嬰兒的反應激烈，也被歸因為原始的反射作用，而不是疼痛。這些觀察充斥著許多假設，例如寶寶神經系統尚未發育完全，年紀還很幼小的階段沒有明顯記憶，或是擔心會給嬰兒過高劑量的止痛劑——這份憂心是可以理解，這些可疑的假設以及對止痛劑的謹慎形成完美風暴，因此兒童應該不敏感，成為正統的體制內醫學觀點，並在二十世紀的過程中深深烙印在教科書裡。

後來是靠著一位堪稱女英雄的憤怒母親，才扭轉這典範。一九八五年，一位叫作吉兒・洛森（Jill Lawson）的婦女剛在華盛頓特區的國家兒童醫學中心生下兒子傑佛瑞。傑佛瑞是早產兒，須進行心臟手術。一直到手術之後，吉兒才發現兒子只被施予肌肉鬆弛劑，沒有獲得止痛劑。更令她震驚的是，她發現原來這是標準作法。吉兒的信件與請願遭到忽視，而醫護人員也沒那麼重視她的恐懼。到了隔年，《華盛頓郵報》（*Washington Post*）刊登她的故事，情況才出現改變。[38]吉兒的倡議點燃火苗，於是有人開始進行這項需求迫切的研究。一年後的一九八七年，牛津大學的團隊進行了顛覆遊戲規則的研究。這份研究是對進行心臟手術的早產兒進行評估，把有給予吩坦尼（一種類鴉片止痛劑）和沒有給予止痛劑的寶寶相互比較。[39]獲得止痛劑的寶寶手術成果好得多，併發症比較少，而血液檢測也顯示他們身體在回應手術時，承受的壓力比較少。多虧熱心的父母與有創新精神的科學家，我們在過去三十年出現長足的進步。如今國際疼痛研究協會主張：「言語描述只是表達疼痛的數種行為之一；無法溝通不代表能否定一個人經歷到疼痛的可能性。」[40]

我問葛蘇爾博士，既然寶寶沒辦法說出覺得痛，那該如何確知寶寶覺得痛？「嚴格來說，我們無法完全得知，」她告訴我。「疼痛是一種知覺，如果對方無法告訴我們，就很難得知對方究竟感覺到什麼。但我們可以利用『代理指標』，大略估計嬰兒的疼痛程度。有些方法相當粗糙，例如衡量寶寶的哭聲——長度、音調與期間。我的博士論文有一部分是觀察寶寶三十秒，記錄他們做出的特定臉部動作，例如皺起眉頭，用力閉眼。」

膽小懦弱的人可沒辦法進行嬰兒疼痛研究。葛爾蘇博士指出，寶寶會因為任何理由哭泣，正因如此，在測量寶寶的疼痛時，先進的腦部造影技術變得很重要。她使用兩種非侵入性的方法，一是功能性磁振造影，這是透過腦部血液氧化作用的變化，觀察哪些區域是活躍的，另一則是腦電圖，這是在頭皮上貼電極，測量腦部的電活動如何隨著時間變化。這不是解讀心智，但是要理解那些無法發聲的人有何感受，神經成像是往前邁出一大步。這項工作的大部分是由葛蘇爾博士的指導教授瑞貝卡．斯萊特（Rebeccah Slater）於牛津大學的實驗室進行。在二〇一五年，斯萊特的團隊進行了一項功能性磁振造影的研究，發現成人在疼痛時通常會活化的二十個腦區中，有十八個在寶寶碰觸到有害刺激時也活化了（別擔心。研究者使用的是完全無害的伸縮探頭，不會刺穿皮膚），這意味著寶寶感受到的疼痛可能和大人差不多。[41]事實上，在這項研究中可清楚看出，寶寶的大腦在回應刺激時甚至比成人更有反應。這表示，即使在二十世紀泰半時間，體制內的醫療曾假設寶寶無法感受到疼痛，但寶寶其實比大人還要敏感。在另一項研究中，同一組牛津大學團隊也使用腦電圖，以電極片測量腦波，遂發現有害刺激會在寶寶大腦產生疼痛特有的電活動，而且和刺激的強度有強烈關聯。[42]

顯然，寶寶是會感受到疼痛的。雖然疼痛帶來的痛苦是短期的，但有證據顯示，生命早期階段的疼痛會造成終生影響。嬰兒時期反覆經歷醫療程序造成的疼痛，會和疼痛處理異常相關，也與日後的行為異常及認知能力較低（例如智力與語言能力）相關。[43]要注意的是，「相關」未必代表因果關係，但可以合理推論，兒童時期的反覆疼痛可能影響疼痛系統及整體腦部的發展。我們也不免推測，廣泛的早期疼痛可能導致日後發生慢性疼痛的狀況，但這需要長期蒐集與取得詳細的新生兒資料，牽涉到的層面相當繁雜，因此目前尚未有資料顯示這層關係。無論如何，我們有責任為這極度無助群體紓解疼痛。還有許多工作要做。二〇一四年的一份回顧發現，在新生兒加護病房的寶寶一天會經歷十幾種疼痛的程序，例如從鼻子插管深入氣管、在腳底扎針驗血，然而多數寶寶並未獲得任何疼痛藥物。[44]

斯萊特教授的團隊也率先探索如何運用神經成像，看看哪些方法與藥物能確實紓解嬰兒的疼痛。他們發現，在手術進行前若於寶寶皮膚上塗抹麻醉霜，會減少腦電圖偵測到的疼痛相關電活動。[45]但不是每一種鎮痛劑都出現成效。研究小組也嘗試評估，在早產兒進行會導致疼痛的醫療程序（例如驗血與眼部檢查）之前，若給予嗎啡是否能紓解疼痛，但遺憾的是，和安慰劑相較，嗎啡顯然無法降低任何疼痛，更因為副作用而致使這項試驗提前終止。[46]務必要注意，由於這研究規模小，我們無法從中得到太多結論。不過團隊的確發現了唾手可得的鎮痛劑，不僅便宜、不需艱澀技術，且沒有副作用：觸摸。我們都知道令人安心的拍或撫摸，可帶來療癒的愉悅感。撫摸背後已有良好的科學確認：如果想要得到完美的肌膚撫摸效果，就輕撫某人的皮膚（請務必獲得允許），以每秒鐘約三公分的速度移動。[47]這會活化皮膚的 C 觸覺纖維（C-tactile fibres），將令人愉悅的社交碰觸相關訊號送到大腦。[48]以成人而言，這種觸摸能有效降低所感受到的短期疼痛強度。[49]葛蘇爾博士想知道嬰兒的情況是否差不多。在寶寶接受有害刺激之前，研究人員用刷子以每秒三公分的最佳速度撫摸、很快撫摸（每秒三十公分）或者完全不撫摸。[50]葛爾蘇博士發現，以最佳速度撫摸，確實能減少寶寶腦部的疼痛相關活動，但其他控制組則無此效果。這讓我們確信，令人安心的溫柔觸摸確實能紓解寶寶的疼痛。這樣能給予寶寶大腦正面的訊息，也能清楚傳達安全感的印象。這也讓大量證據錦上添花；許多證據顯示，撫摸——從早產兒的肌膚碰觸（稱為「袋鼠式護理」），到任何年齡的按摩——都能傳達真正的健康效益。我們對於嬰兒疼痛的了解才剛起步，但看起來充滿希望，能為每個剛踏上生命旅程的新人類紓解不必要的苦難。

疼痛是社會性的。被社會傷害的人總會疼痛得更嚴重，包括那些孤單的、遭受邊緣化的、無法發聲的。值得注意但或許不令人意外的是，社會結構讓疼痛惡化的方式，就和施虐者操縱環境與心理的方式一樣。孤立、羞辱、恐嚇、壓抑與不公平或許看起來是抽象概念，卻都能導致疼痛的身體與情緒經驗每況愈下。若從疼痛為保護器的這項事實來看，會了解這情況其來有自：疼痛會因安全而舒緩，因威脅而發作。對疼痛的現代理解，應能鼓勵我們去找出那些脆弱的人、照顧被壓抑的人。疼痛應該促使我們去愛。

9 信仰的鎮痛效果

信心與框架

若有誰聲稱自己不怕死，這人若非說謊，就是廓爾喀人。

陸軍元帥薩姆・馬內克肖（Sam Manekshaw），一九六九至一九七三年印度陸軍參謀長

我有個密友是曼徹斯特人，他對我的稱呼中，比較可愛的一個是「柔弱南方人」。自古以來，英國流傳著一種刻板印象：你的疼痛耐受度及整個人的堅韌程度，和來自哪個緯度有直接關聯。的確，疼痛知覺與耐受度有文化差異的想法由來已久，和人類一樣古老。我們都有印象與意見，許多是跟隨所處文化，人云亦云，靠刻板印象醞釀而成。我在成長過程中，只要能找到任何歷史書籍，都會狼吞虎嚥地閱讀，尤其喜歡讀關於古老、陌生民族的故事，他們似乎能掌握疼痛

與恐懼，希臘傳說中兇惡的亞馬遜女戰士、驍勇善戰的維京人都是例子。我對有個族群向來抱著浪漫崇拜——廓爾喀人。他們是尼泊爾人（或是來自印度，但種族上屬於尼泊爾），在世界各地不少軍隊服役，包括英國陸軍。廓爾喀軍人的英勇名揚四海，他們是從尼泊爾山區招募的，每年有大約兩萬五千名堅毅的年輕人，申請約兩百個職位。選拔過程的高潮，是極為折騰人的負重賽跑（Doko Race），參加者必須要在山邊跑約八公里，同時背著二十五公斤的簍子，這簍子只以一條帶子配掛在跑者額頭上。

由於廓爾喀人與英國軍人會在相同軍隊服役戰鬥，因此我向來好奇，不知道廓爾喀軍人是不是有較高的疼痛閾值與疼痛耐受度（「疼痛閾值」是指對一項刺激感到疼痛的最小強度，而「疼痛耐受度」則是一個人能承受的疼痛最大值）。我找不到過去有此研究，最接近的，是一九八〇年有一份知名研究發現，尼泊爾登山腳夫的疼痛閾值遠高出歐洲登山腳夫。[1] 在缺乏現有資料的情況下，我決定請教某人，這人一輩子密切參與了廓爾喀軍人的選拔——詹姆斯．羅賓森上校（Colonel James Robinson，有大英帝國司令勳章〔CBE〕）。他曾加入皇家廓爾喀步兵團（Royal Gurkha Rifles），在二〇一二到一九年間擔任過廓爾喀旅旅長。他說：「我看不出今天的尼泊爾與英國軍人在疼痛閾值有明顯差異，但我認為過去是如此。我是一九八〇年代初次來到尼泊爾招募軍人，那時我們前往的許多村落根本沒有道路可達。那裡的人多半是勉強過活的農人，而年輕人很堅毅。他們比西方人更能接受疼痛，當時西方人絕對比較『柔弱』。不過，隨著尼泊爾西化，落差也逐漸拉近。到了一九九〇年代，年輕尼泊爾人會到印度與西方受訓，成為醫師，並帶回以藥錠為主的系統。村莊鋪設道路，而對年輕人來說，西方的療癒事物與藥品現在更容易取得了。」

羅賓森上校的觀察反映出一個更廣的事實：我們所居住的世界正在縮小，過去涇渭分明的國族與文化邊界日漸模糊。從許多方面來看，這是好事，應能鼓勵我們把每個人視為個體對待，不再依據他人的背景假設來看待。羅賓森上校在帶領廓爾喀軍人訓練時，觀察到另一個現象：尼泊爾軍人到英國受訓時，若是在訓練過程中受傷，通常只有傷勢惡化嚴重，才會到軍團的醫療中心。這可能是因為他們的疼痛閾值高，但更可能的原因是，他們不想被視為傷兵，以免得離開軍團回家。個人對於疼痛的感知，會影響到如何向他人傳達這份疼痛，且這關聯在各文化差異很大。西非的巴里巴人（Bariba）就是把堅忍帶向另一個層次的極端例子。巴里巴人幾乎沒有關於疼痛的字彙，且把不表達疼痛視為美德。他們會期望女性默默分娩，男性則要忍受戰爭中所受的傷害，不得抱怨，以免家族蒙羞。[2]不過，這種榮耀—羞恥的文化，並非巴里巴人所獨有。英國社會直到上個世紀，才從不輕易表露感情，轉移到表達自我。雖然疾病與疼痛的污名依然存在，現今社會對於分享與表達自己苦難的接受度比以前高得多了。

科學家從許久以前，就開始比較不同文化或種族群體之間的疼痛閾值。一九六五年，哈佛大學精神病學家理查．史登巴赫（Richard Sternbach）與伯納．特斯基（Bernard Tursky）讓美國不同種族族群的「家庭主婦」接受電擊測試。他們發現，感覺閾值（亦即受試者陳述讓他們開始有感覺的電擊強度）並無差異，卻發現疼痛耐受度有很大的不同。舉例來說，義大利人通常對電刺激的疼痛耐受性，比「猶太人」與「美國北方人」低。[3]這或許能讓人洞悉當時不同文化對於疼痛的態度。有個挺常見的解釋是：義大利人較善於表達，能敞開心胸，傳達他們疼痛，但美國北方的北歐後裔則比較想表現堅忍不拔。但這些研究是要彰顯模式，而不是因果關係，目的是掃除一概而論，避免造就刻板印象。各種文化與種族對於疼痛態度有差異，這種差異不只出現在族群之間，連群體之內也會出現，且會隨著時間而改變。羅賓森上校提到的廓爾喀軍人經驗，意味著史登巴赫與特斯基在一九六〇年代看到這些族群所表現出的態度，今天可能業已不同。

二〇一七年，有一項研究對諸多關於疼痛態度的文獻進行分析，並運用統計，把比較嚴謹的研究發現整合起來。於是研究人員看出，美國與歐洲的少數族群通常比白人對疼痛更敏感。[4]但有趣的是，若在這些族群變成主要族群的國家進行測試，則族群之間的差異就不明顯。有一項研究發現，若與美國的印度裔（第二代以上）相比，在印度進行測試的印度人疼痛閾值會較高。[5]身為少數族群（及其所延伸的健康與社會不公）的一分子，似乎成了疼痛的主要介質。瑞典曾進行的一項大型研究也支持這個現象。這項研究於二〇二〇年發表，內容是對隨機取樣的一萬五千餘人進行問卷調查分析。[6]研究發現，移民（無論種族）的慢性疼痛、廣泛疼痛與嚴重疼痛程度，高於出生於瑞典的參與者。在這研究中，連接起移民身分與慢性疼痛的主要因子，顯然是憂鬱與焦慮。二〇一九年，美國一項實驗室的研究符合這些發現：焦慮、憂鬱和壓力是少數族裔疼痛敏感度升高的主要因素。[7]如果回來看看疼痛的本質，就會看出其中的道理：疼痛這種感覺是設法保護我們。少數族裔與移民通常處於容易受到傷害的地位，可想而知，這些族群的個體往往會感受到較高的威脅感。這樣會導致恐懼、壓力與沮喪醞釀成疼痛的完美風暴。

疼痛的感知與傳達，存在著文化與種族的差異。這現象告訴我們幾件重要的事情。首先我們要體認到，這些差異是高度複雜且流動的，因此絕不該對某族群抱持一概而論的想法，也不該因為一個人的背景而提出假設。二〇一四年，一本護理學教科書就犯下大錯。[8]這本教科書談到疼痛信念的文化差異時有諸多主張，其中兩項如是說：「猶太人可能會直言不諱，要求協助」以及

「黑人……相信受苦與疼痛是難免的」。無論這本教科書的目的為何，這種說法都是帶有種族色彩的錯誤主張，只要影響到一位護理師的觀點，都會造成危害。想當然耳，這種說法引起譁然，於是出版社刪除這段文字，並且道歉。如果要比較種族或文化族群，務必要以培養尊重與跨文化理解的方式完成，理想上，最好能幫助多元社會的每個人管理疼痛。對於疼痛的文化態度也有很大的差異。舉例而言，我對疼痛的「文化態度」可能和我弟弟很不同，我是醫師，而他是軍官。重要的是，我們必須把每個人視為獨一無二的個體。其次也必須謹記在心的是，雖然我們都是一個個的人，但國家裡的種族與文化少數族群，顯然格外容易受到慢性疼痛及因疼痛而面臨的不公之苦。而從社會來看，我們需要盡力而為，減少少數族群遭到孤立的情況。

疼痛經驗、耐受度與表現的差異固然會受到文化影響，但終究要歸結到疼痛對我們有何**意義**。哪些疼痛的意義，會比我們對於人生、宇宙與一切的意義信念更強烈？特雷西是牛津大學的「疼痛天后」，是過去幾十年來疼痛研究最卓越的貢獻者之一，她在二〇〇八年曾找來奇特的受試者配對，進行實驗：虔誠天主教徒與公開宣稱無神論的人。[9] 每個參與者會躺在功能性磁振造影掃描儀中，接受一連串的電擊。起初，他們只是躺在掃描儀中，接受電擊。但在稍後的實驗中，亦即每次電擊前的三十秒，參與者會看到兩張義大利繪畫的其中一張——薩索費拉托

（Sassoferrato）的〈禱告的聖母〉（The Virgin in Prayer）或達文西的〈抱銀貂的女子〉（Lady with an Ermine）。在對參與者施予電擊時，畫面都是完整呈現的。結果顯示，有宗教信仰的與無宗教信仰的參與者，在沒有繪畫呈現時，察覺電擊的疼痛強度基線非常類似，而天主教徒在看到〈禱告的聖母〉時，陳述的疼痛強度明顯較低。功能性磁振造影的結果也支持這一點：研究人員對正在看聖母圖片的天主教徒施予電擊時，右邊的腹外側前額葉皮層會亮起。這個區域和阻斷身體傳到大腦的危險訊號強度有關。疼痛的宗教元素固然不是研究已多到氾濫的領域，但二〇一九年的一項回顧發現，其他幾項研究主張宗教虔誠度與靈性有助於處理疼痛，甚至能減少疼痛強度。[10]信仰似乎能舒緩疼痛。

雖然宗教信仰的某種疼痛舒緩效果不足以讓人改信——公開自稱無神論者的馬克思（Karl Marx）稱宗教是「人民的鴉片」[11]——但這事實依舊是值得探索的領域。我就讀醫學院時，有幾堂「妝點門面」的講堂或者課堂單元，會教我們對於病患照護來說很重要的要素，但這些東西最後是不會列入考題的；因此很遺憾，這些課堂的要點進不了珍貴的記憶空間。其中一項主題是「健康的靈性面向」：病患根深柢固的信仰，以及信仰如何影響他們的健康照護。醫師如果忽視了疾病的靈性層面，恐怕得不償失。信仰出於兩大原因而格外重要。第一，世界上絕大多數的人有宗教信仰，忽視個體最深刻的信仰，是驕傲且錯誤之舉。第二則是針對疼痛而言，如果宗教信仰有能舒緩疼痛的要素，這些要素當然也會對後基督教時代的世俗西方社會有所助益。人類一向對抗著疼痛的問題，而古人的智慧或許也能為我們上幾課。

保羅·班德（Paul Brand）是痲瘋醫師的先驅。他在第二次世界大戰期間從倫敦大學學院醫學院畢業，在倫敦大轟炸時被指派為傷患外科醫師。在戰後，班德醫師前往印度泰米爾那都邦（Tamil Nadu）行醫，度過接下來的二十年。除了引進腱移植法，讓痲瘋病患能重新運用手腳之外，他還斬釘截鐵指出，痲瘋病的組織傷害與畸形並不是直接由痲瘋桿菌造成；真正的起因是這種微生物會傷害皮膚裡偵測危險的神經。這樣會使人缺乏疼痛感，導致組織損傷。他理解疼痛對生命的重要性，並把經驗寫成最知名的著作：《疼痛：不受歡迎的禮物》（*Pain: The Gift Nobody Wants*，譯註：新版書名改為《疼痛：健康失調的警訊》。）[12]他也注意到，印度此區有虔誠信仰的人，無論是印度教徒、基督教徒或穆斯林，似乎都比他剛離開的西方文化更準備好承受疼痛。班德將他們面對疼痛的方法歸納為幾個重點：接受、感激、祈禱或冥想，以及強大的家庭網路。一九六六年，他在印度行醫二十載後遷居到美國，遂赤裸裸透露出這種文化鴻溝：「我遇見為了避免疼痛而不惜任何代價的社會。這裡的病人比我之前治療過的病人過得更舒適，但似乎較無法處理苦難，也因為疼痛而更受重創。」他晚年以書籍與演說來充實這項理論：西方人追求幸福和愉悅，視之為主要的「好」，而我們以科學和醫療在紓解疼痛取得部分成就時，卻弔詭地更難與疼痛相處。

雖然班德醫師的理論僅止於理論，但我認為其中的要素是正確的。疼痛儼然成為敵人：是看不見的攻擊者，而我們以「**鎮痛劑**」（*painkiller*）來對抗，並招募醫師與外科醫師到我們的身體戰場。在純然世俗的社會裡，疼痛頂多是讓我們在追求幸福、愉悅與自由的人生時隨機遭到中斷。疼痛在我們的故事中，是沒有任何意義的一部分。而在最糟的情況，疼痛是盲目、無目的的力量，是來自摧毀人生的惡魔。雖然把身體疼痛降到最低（尤其是持續性疼痛）是高尚的目標，但把疼痛視為要迴避或撲滅的敵人，顯然會深深適得其反。

世界各大宗教固然彼此有不少差異，但都有個共同特性：在我們達到目標的過程中，無論目標是什麼，痛都會是過程的一部分。我認為，這可以分解成兩個在西方社會往往缺乏的元素：接受，以及希望。在談及現實的痛苦，及疼痛是人類存在的必然部分時，宗教不會拐彎抹角、含糊其辭。多數宗教經文都充滿著痛苦，許多還專門解釋痛苦。關於「接受」，伊斯蘭就具備了有力範例，談到服從阿拉的意志很重要。我請穆斯林友人與同事伊薩姆・伊巴爾（Ithsham Iqbal）醫師重點提示，說明身為穆斯林如何看待疼痛：「伊斯蘭教導我們，阿拉是仁慈的，會給予穆斯林疼痛等試煉，這樣其實能讓我們更接近祂。阿拉給予我們的這些困難，是我們的滿足感來源，因為祂希望我們成為更好的穆斯林。能通過考驗，就會有獎賞。伊斯蘭教導我們，當我們在歷經困難時信仰阿拉，就是在增加善行。獎勵最後會帶來平靜，知道疼痛是阿拉賜予的福氣，而不是懲罰。」

在伊斯蘭，接受疼痛的事實顯然是自我成長與駕馭的必須步驟，而忍耐就是其中關鍵。信徒在社交媒體上經常分享一段經文，鼓勵穆斯林同胞把疼痛視為有目的性的：「阿拉要使誰好，必先使其遭受些患難。」[13]這絕不表示穆斯林得被動地屈服於疼痛；除了理解到疼痛在所難免，早在十世紀已有穆斯林醫者與研究者在止痛與麻醉領域成為開路先鋒。[14]話雖如此，每個宗教或宗教文化的成員都是個體，有自己的經驗與信念，沒有任何人應該被歸入刻板印象的窠臼中。然而我們可以學到的是宗教處理疼痛的方法，並應用到我們身上。

另外兩種古老的信仰對於疼痛接受度的理解出現了交集。這兩種信仰在差不多時間誕生，但一種是源自古老的雅典學派，另一種則是來自恆河平原的鄉鎮。古希臘的斯多葛派相信，要接受當下的感覺，不要對這些感受有任何好壞批判。這種接受與疏離的觀念，也是佛教的核心所在。

佛陀曾以精妙的洞見向信徒講解疼痛，以「第二支箭」來說明：「在被痛苦之感碰觸時，一般未受過佛法教化的人會悲不自勝，徬徨迷惑，捶胸頓足，痛苦不安。於是他感受到身體與心靈的兩種苦痛。這人就像是遭到一支箭射中之後，馬上又被射第二支箭，於是他會感受到兩箭的痛苦。」[15]（譯註：這段文字應源自於《雜阿含經》：「愚癡無聞凡夫身觸生諸受，增諸苦痛，乃至奪命，愁憂稱怨，啼哭號呼，心生狂亂，當於爾時，增長二受，若身受、若心受。譬如士夫身被雙毒箭，極生苦痛，愚癡無聞凡夫亦復如是。增長二受，身受、心受，極生苦痛。」）

這項古老知識敏銳地告訴我們，疼痛不光只存在於感覺層面，也有情緒與認知的層面。我們無法控制周圍的環境，但可以學習掌控自己對周遭的反應。這種思維深深影響許多治療與管理持續性疼痛的「現代」作法：正念、認知行為療法、接納與承諾治療、催眠療法都是例子。對多數有持續性疼痛的人來說，接納當然不是一種治療，卻是必須踏出的第一步。接納疼痛，不與之對抗，就能更禁得起疼痛。這話聽起來似乎弔詭，但如果思考疼痛究竟是什麼，就會發現這說法合情合理：疼痛系統是我們的一部分，會盡力保護我們。

除了接受當下的現實之外，許多宗教也把希望寄託在未來。伊巴爾醫師告訴我，穆斯林透過承受世上的痛苦，就能更接近阿拉，進而在未來的另一個生命中紓解。而會提到「業」的印度教、佛教等宗教中，疼痛會讓信徒行善，過著有道德的人生，如此來世就能減少痛苦。

對於基督教來說，痛苦的重要性不言而喻。的確，基督教的重要符號是對身體施加酷刑的工具，而這符號構成了大教堂的形式，會出現在國旗上，甚至裝飾著灑了香料的小圓麵包。羅馬十字架的設計，是為了以最大的疼痛、苦難與羞辱來殺人。基督教徒相信，耶穌（完全的神，也是完全的人）遭到虐待，死在十字架上，祂代替人類承受上帝的正當要求，為人類的錯誤行為付出代價——那是我們應得的懲罰。基督教徒感到慰藉的是，雖然自己此生經歷苦痛，但神理解與同理這些苦痛，因為祂自己讓釘子刺穿手腳。早期基督教徒多半經歷過迫害與酷刑，然而耶穌使徒彼得曾告訴他們，當他們經歷身體痛苦時，是「與基督一同受苦」。[16] 除了在當下獲得慰藉之外，基督徒也相信，耶穌的死亡與之後的重生，終究會擊敗死亡與痛苦。他們對於未來抱持著某種希望，這在聖經的最後幾句話中可看出：「不再有死亡，也不再有悲哀、哭號、疼痛。」[17]

提姆．凱勒（Tim Keller）是基督教神學家與作家，也是紐約市救贖主長老教會的牧師。我問，基督教能為身處疼痛的人帶來什麼。「基督教能為身處痛苦的人提供許多獨一無二的資源。第一，在主要宗教或世界觀中，唯有基督教的基礎是理解到神親自進入這個世界，自己承受苦難，拯救我們。耶穌是上帝之子，虛弱受苦的他並沒有戰勝邪惡，而是歷經邪惡。這就給予基督教徒獨一無二的框架，了解到苦難不會只是浪費，而是通往更大的智慧、美、克服邪惡的方法。第二，在主要信仰或世界觀中，唯有基督教提供更新的物質世界想像。基督教的救贖不只是拯救靈魂，使靈魂進入沒有麻煩的精神來世。基督教會救贖身體、創造新身體，這樣我們就不只是在一個想要的，卻從未擁有的世界中得到安慰。我們是**得到**這個想要，但過去從未擁有的世界——沒有污點或瑕疵，沒有苦難、腐敗與死亡。」

提姆本人對疼痛也不陌生，得把信仰付諸實行。他五十一歲時被診斷出甲狀腺癌，後來接受放射治療與手術。同時，他妻子的克隆氏症嚴重惡化，一年得動七次手術。我在二〇二〇年訪談他的時候，他才剛被診斷出第四期胰臟癌，完全康復的人少之又少。

「於是，我和妻子展開此生最廣泛密集的反思與祈禱。我們重探這些年從聖經中學到關於受苦的一切，這過程中所發現到的支持已超出所需，甚至讓我們在淚水中得到前所未有的強烈喜悅。」

無論我們自己或所在乎的人是否有宗教信仰，都必須體認到信仰對疼痛多重要，尤其是持續性疼痛。我們也能從信仰中得到寶貴的教訓，協助我們與疼痛共處，甚至舒緩疼痛。接受與希望或許是看似相互矛盾的觀念，但秉持兩者，是與疼痛共處並撫平疼痛的關鍵。「接受」的意思是看見困難與生命變化無常的本貌，並知道疼痛不會快速離去。「希望」不只是一廂情願的想法，而是了解雖然目前處於困境，但有貨真價實的證據顯示，持續性疼痛能改善。重新架構出一個人的信念，最終得到正面的展望——雖然說比做容易，但確實有用。最好的作法，是透過支持性的疼痛教育環境來學習。不過，我們可探討關於疼痛的最重要信念，展開重新架構的過程。我們可以相信持續性疼痛代表身體受傷，或者，我們也可以相信現代疼痛科學的龐大證據——疼痛是我們的保護器，而持續性疼痛的多數案例是大腦疼痛系統的過度保護所造成。

讓我們看看開始對抗下背痛的實際案例。我們的脊柱無比堅強、有彈性與靈活度，與身體的其他部位一樣痊癒能力很強。但是西方社會接受的信念是，我們的背部很脆弱，椎間盤會「滑動」，神經等著受到「擠壓」，且全由疏鬆破碎的骨頭撐著。這種想法是由諸多因素所造成。運用醫學與物理治療訓練中已過時的生物力學模式，是沒有幫助的。此外，許多人的職業是仰賴背部「不正」，靠著這問題來吃飯，但我不打算追探那樣的無底洞。事實是：絕大多數的下背痛案例並非永久性的組織傷害所造成，而下背痛與組織傷害的證據之間關係薄弱。有些人可能嚴重疼痛，但掃描後卻看不出任何端倪；同樣地，許多健健康康、感覺不到疼痛的人，卻在掃描後發現不太妙。[18]事實上，二十多歲未感到疼痛的人進行「椎間盤退化」的掃描時，有百分之三十七的人有退化徵象，而八十多歲未感到疼痛的人則是百分之九十六有退化徵象。[19]這是會隨著年齡而增加的無害改變，就和皺紋一樣，在醫學上不重要。然而，多數的長期下背痛案例是因為大腦過度防護，想保護健康的脊椎。這不表示疼痛不可怕或不真實；只是，疼痛已經寫在我們的大腦中。相信疼痛等同於傷害，顯然會讓疼痛雪上加霜，而提供知識、信心與希望的治療實能帶來療效。

有一種治療是認知功能療法（cognitive functional therapy，簡稱 CFT），其目標是透過教育、漸進接觸受控制的運動與任務，並採行更健康的生活型態，進而改變病患的心態。認知功能療法的最終目標，是把一個人的信念從恐懼與逃避的循環，重新架構成有證據為本的信心循環。而改變敘述框架是有用的：二〇一三年的一項隨機對照試驗中，認知功能療法的參與者會加入療程與工作坊，讓他們重新架構疼痛信念，並讓他們有信心移動；最後這療法紓解長期下背痛的效果遠勝於徒手治療與運動。[20]二〇一九年，一項對認知功能療法的三年後續追蹤顯示，此療法的成效仍看得見。[21]

意義乃是良藥，希望確實可帶來療癒。關於疼痛的信念可徹底改變持續性疼痛過程，是很深奧的觀念，但如果沒能取得正確的工具，這觀念會很容易被錯誤詮釋或誤解。要了解我們該如何逆轉持續性疼痛的浪潮，則需要真正了解何謂持續性疼痛。

10 無聲的大流行

持續性疼痛危機

旋繞、盤環，在擴大的渦流中飛隼聽不見主人的呼喚；
萬物分崩離析；中心無力支撐；徒有混亂擴散於世間。

威廉・巴特勒・葉慈（W. B. Yeats），〈二度降臨〉（The Second Coming）

人人心中都樂見有東西以他們來命名。有人會選擇新發現的蝴蝶物種，也有人選擇行星。有人認為，安放在公園長椅就好，而我和其他有點愛搞怪的醫師一樣，不介意用自己的名字為疾病命名。因此請容我做個短短的思想實驗：想像一下有個嚴重的「萊曼病」橫掃你的國度。這是會把人生搞得一塌糊塗的疾病，能摧毀一個人的日常運作，記憶、心理健康、睡眠到性生活無一倖免。這種病雖不會傳染，但是盛行率逐年增加，如今估計，你的國家有三分之一到二分之一人口罹患這疾病。萊曼病已成為短期與長期病假的主因，導致國家的經濟損失有如天文數字。這種疾病已存在一段時間，但直到去年才正式被認定為疾病，而英國醫學生在醫學院的六年求學期間，這種疾病的相關教學平均僅僅十三小時。

如果你看了本章的標題，或許猜中「萊曼病」就是「持續性疼痛」，不過，答對沒有獎品。我捏造的疾病不光是反映出持續性疼痛，而是直接的替身——在英國，持續性疼痛吻合前述每一項事實。[1,2]但不光是英國或西方社會有這樣的問題；這項複雜性疾病的流行病學研究有相當大的差異，從全球多數國家的約略估計數字來看，無論是美國或開發中國家，約每五人就有一人有長期疼痛的問題，[3,4]而在全世界，這個數字都在攀升。我們不僅面對了持續性疼痛的危機，且尚未準備好因應之道。持續性疼痛很複雜，人人的情況都獨一無二，鮮少能透過一顆藥丸或外科手術就解決。承受並消滅這疼痛，是一條漫長且往往艱辛的路。醫師就本質而言，會想要找出可衡量、看得見，也能治療的病因，而長期疼痛並不符合這個框架。牛津大學麻醉學教授亨利．麥奎伊（Henry McQuay）教授單刀直入地說：「慢性疼痛很常見，但不誘人。」[5]在多數政府的優先事項中，疼痛的排序很低，獲得的經費完全看不到癌症或傳染病的車尾燈。

我們要先釐清一件事。「持續性疼痛」與「慢性疼痛」是一樣的。「慢性」在醫學領域較常使用，但我們也很慶幸能看到這個令人困惑（也有點令人洩氣）的字，轉變成「持續性」。不過，在馴服這條猛龍之前，要先定義持續性疼痛，了解它是什麼、成因及惡化的原因。之後，才找出如何消滅它。知識就是力量。

持續性疼痛是長時間存在或反覆發作的疼痛。基本上就是這麼簡單，不過構成「長時間」的要素是什麼則莫衷一是。國際疾病分類標準（The International Classification of Diseases，簡稱ICD）的定義是三個月，但一般認為，持續性疼痛就是已超越某傷害的預期痊癒時間，延續得更久。有一項重要的事實常受到低估：在持續性疼痛的病例中，絕大多數的初始傷勢（如果有的話）已痊癒。持續性疼痛已不再是疾病的症狀，其本身已成了疾病。在不久前，國際醫療界終於形成共識：「慢性疼痛」在二〇一九年五月第十一版的國際疾病分類標準，首度被列為疾病。[6]

疼痛的大流行規模龐大，席捲全球，病例與日俱增。但在我們追究驅動慢性疼痛的根源之前，得先看看它在另一項可悲的健康危機中造成的影響，規模怎麼都不嫌誇大。在二〇一五年到二〇一八年間，美國經歷百年來第一次預期平均壽命持續下降。[7]一個世紀以前，第一次世界大戰與一九一八年的流感大流行是禍首。現在則是用藥過量與自殺，生命因為「類鴉片危機」而太早結束。正如先前所見，類鴉片這種物質會與大腦的類鴉片受體結合，紓解疼痛。我們的身體有內部產生的類鴉片藥物（例如腦內啡），但是人類在文明曙光初現之際，就懂得從鴉片罌粟萃取鴉片製劑。更近期，我們也創造出完全合成的類鴉片藥物，知名的包括羥考酮（oxycodone，商品名為OxyContin與Percocet），以及吩坦尼。一九九〇年代，在美國醞釀出完美風暴，造成危機：神通廣大的藥廠鉅子說服立法者，提出虛假主張，否認副作用，並資助缺少完善疼痛管理經驗的醫師免費的教育課程。醫師與私人醫療照護公司開處方就會獲得獎勵，而在這片混亂中，還有直銷廣告與深深信仰藥丸與處方的文化加入戰局，於是沒過多久，類鴉片藥物就成為美國最常開立的處方藥物，而類鴉片處方藥物的劑量過度所造成的死亡人數也攀升。過了二十年，過量服用類鴉片藥物的死亡人數增加到三倍，至二〇一八年，美國過量使用類鴉片藥物而意外死亡的人數超越車禍死亡，這是史上第一遭。[8]重要的是，這些死亡人數中，大部分和慢性疼痛診斷有關。[9]

類鴉片藥物對於短期疼痛而言是很好的藥物，我也在急診室與手術恢復室中，見識過無數次類鴉片藥物的神奇功效，不過類鴉片藥物對於持續性疼痛的效果就失色許多。以長期肌肉骨骼疼痛來說（例如下背痛與骨關節炎），最好的藥物就是乙醯胺酚等一般止痛劑。[10]來自波士頓的克里福・沃夫（Clifford Woolf）教授是疼痛科學權威，曾發現短期疼痛如何變成長期疼痛的主要機制。他曾總結類鴉片藥物對長期疼痛的療效：「數據充分顯示，止痛藥對於慢性的非癌症疼痛來說，效果其實很低。」[11]經過幾個星期，甚至幾天，病患會對類鴉片藥物發展出耐受度，這麼一來，藥物就越來越無效，因為身體的類鴉片受體變得去敏感化，因此需要更多劑量，才能達到相同的止痛效果。[12]長期服用類鴉片藥物也會發展出依賴性，需要藥物來維持正常機能，太快戒藥會出現一些症狀，例如嘔吐、腹瀉、失眠與盜汗。除了意外過量之外，類鴉片藥物也帶來副作用的潘朵拉盒子。雪上加霜的是，長期服用類鴉片藥物，會很弔詭地增加疼痛敏感度，稱為類鴉片藥物痛覺過敏（opioid hyperalgesia）。[13]

然而要鄭重提醒的是，我們不能不分青紅皂白，一律拋棄。舉例來說，類鴉片藥物對幾種癌痛有效，往往不可或缺。不過，雖然有些人能從長期服用類鴉片藥物獲益，但多數人不是如此。醫師應有警覺，控制類鴉片藥物的開藥劑量。在英國，皇家麻醉醫學會（Royal College of Anaesthetists）的疼痛醫學部承認，類鴉片藥物鮮少對長期疼痛有效，因此現在會提出更有幫助的建議來評估病人，在必要時進行類鴉片藥物初始試驗，以確認是否有效，也說明無效時該如何遞減與停用。[14]當然，我們也應投資新的鎮痛藥，以及那些讓類鴉片起作用時不會產生副作用或依賴性的藥物。不過，還有更好的方法：我們可以完全不必仰賴類鴉片，就能承受、降低甚至消除疼痛。

疼痛大流行及所造成的類鴉片藥物危機是社會災難，且逐年益發嚴重。了解造成增長情形的背後原因可帶來線索，讓我們看出疼痛如何蔓延與增強，以及如何從個人與社會方面安撫。現代世界有許多因應疼痛的方法，卻也是疼痛沃土。這是個社交孤立、速食、社交媒體與久坐生活型態的世界。這是個不確定與不平等的世界，也是風險規避與恐懼的世界。簡言之，這是個有壓力的世界。

壓力是好的。或者該說，短期壓力是好的。要說明這一點，我原打算描述古老祖先和一頭野生動物在非洲莽原的驚悚相遇，之後才想起，有個老友曾有這般親身經歷。這故事太令人難以置信，也讓我為了保命，不願踏上莽原。某年暑假，幸運的十四歲男孩亨利和家人一同到南非遊獵。「我們本來要留在四輪傳動車上，嚮導會載我們在野生動物保護區一帶逛逛，」他告訴我。「但不知為何，他讓我們下車，步行深入樹叢。」在嚮導的帶領之下，亨利與家人排成一行穿越莽原，尋找非洲五霸（譯註：指非洲獅、非洲象、非洲水牛、非洲豹和黑犀牛。）。「忽然間，嚮導停下腳步，叫我們保持安靜。他看見前方不遠處，有一頭黑犀牛媽媽帶著幾隻小的黑犀牛。」接下來發生的事，亨利已記憶模糊。他回憶起嚮導瘋狂大喊：「躲到樹後面！躲到樹後面！」亨利轉身尋找掩護時，瞥見稍縱即逝的黑影——那是死神。憤怒的母犀牛凝聚著對於人類的恐懼總和，從長長的草間衝出，朝亨利直奔。這時亨利好像被另一個靈魂附身，「打從出了娘胎就不運動」的他，全身肌肉都投入快速激烈的行動，像做夢般的衝刺，把他帶離犀牛的路徑。但這樣還不夠。亨利隱約記得自己被拋到空中，完全無痛，然後落在非洲土堆上。隨著犀牛的沉重步伐遠離，裡裡外外塵埃落定，這群人發現亨裡躺在地上，血從他的右腳淌到泥土上。他遭到犀牛角刺穿右臀，而從之後在醫院的掃描來看，是直接穿過他右臀，往腹部刺。而奇蹟似地，犀牛角沒有刺到大血管與主要臟器，於是他才能繼續踏上完全康復之路。亨利記得，疼痛大約是事發後二十分鐘才開始，那時他在四輪傳動車後座，前往醫療中心。然而在縫合之後，傷口附近的區域依然疼痛與發炎。

壓力挽救了亨利。他從來不知道自己反應能如此風馳電掣，然而這反應足以讓他離開犀牛路徑中心幾吋，讓他保住一命。「戰或逃」反應會讓我們暫時成為超人，這已是數萬年來人類求生所必需。從經驗來看，你或許沒被要保護小獸的母犀牛追殺過，但應該記得在重要工作面試或公開演講之前幾分鐘，也有其中幾種症狀。在這些急性壓力反應中，三大身體系統同時動起來，保護亨利。這對於了解壓力如何造成疼痛很重要。我們稍後會深入探討科學，但重點在此：短期壓力和疼痛一樣是保護性的，不過，長期壓力會傷害我們的整體健康，也是持續性疼痛背後的動力。這三大保護系統的第一個為神經系統：亨利整個戰或逃反應是由大腦杏仁核的威脅辨認所觸發，而這辨認多半是無意識的。之後，這項警告警示了下視丘，亦即大腦第二套系統的控制中心——內分泌（激素）系統。接下來，下視丘透過特定神經（統稱為交感神經系統）的無意識放電，快速和身體的其他部分溝通；透過分泌腎上腺素與皮質醇，讓他的身體準備好在莽原上飛奔逃命。他的大腦也短期停止疼痛感知，因為大腦認為在威脅完全遠離之前，激烈運動（無論是戰是逃）比辨識組織傷害重要。第三個是略為緩慢的系統，也就是免疫系統。一旦組織損傷發生，免疫系統會立刻超速傳動，導致發炎。受傷會導致發炎分子釋放，而發炎分子又會招募免疫細胞，擊退潛在病原體。只是發炎分子也會放大疼痛，增加傷害感受器的敏感度，降低送到大腦的危險訊號閾值。這種觸摸痛（這是對刺激的痛覺反應，但這種刺激通常不會造成疼痛，例如觸覺）提醒我們要保護傷口，不要擾亂受傷區域的癒合。這稱為周邊敏感化。我們都體驗過這樣的情況，例如握筆時會盡量別碰到烹飪時燙傷的手指，或一拐拐走路，以免傷到正在復原的斷趾。

有趣的是，疼痛神經末端會釋放出幾種發炎物質，最知名的是P物質（substance P）。[15]「肥大細胞」相當於皮膚上的地雷，而P物質會促成肥大細胞釋放出強力的發炎分子，提高皮膚血管的

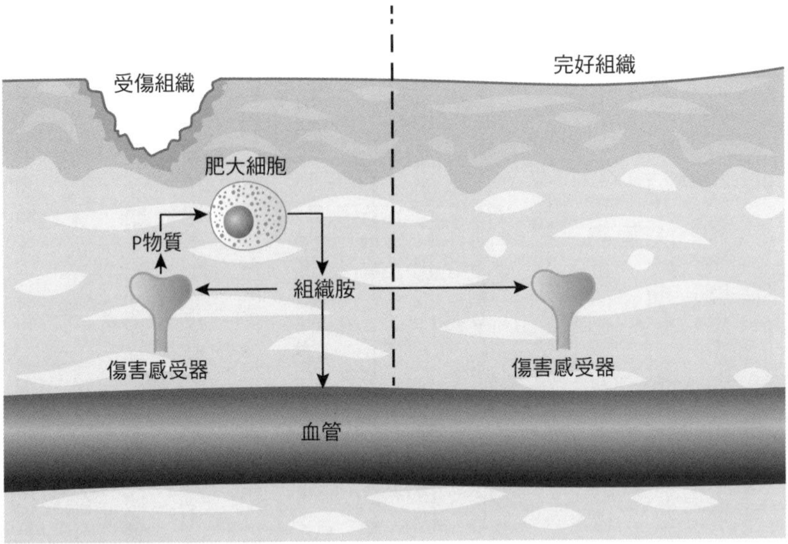

疼痛與周邊發炎

直徑與通透度，讓來自身體免疫系統的細胞盡快抵達現場。免疫系統與疼痛系統會彼此強化。由於發炎分子讓神經敏感化的迴圈持續進行，接下來會促成發炎，也因此組織會在受傷之後痛個幾天，甚至幾週。

如果想看看神經與免疫系統之間的這種互動，不妨自行試驗：用指甲或鉛筆之類的尖銳物刮手背。

這樣一定會發生三件事。首先，幾秒鐘內就會出現一道紅線。這是因為肥大細胞在此把其所包含的強大物質釋放出來，以組織胺讓皮膚的小血管膨脹，增加流入這個區域的血流。第二，約一分鐘後，紅色似乎會擴散出紅線的邊緣以外。這稱為軸突反射，也就是組織胺啟動神經末端，送出衝動到脊椎與回到皮膚，於是又立刻讓剛才刮過的區域周圍有更多真皮血管膨大。最後，沿著原本的紅線出現了紅腫。這是因為所有血管都膨脹了，提高通透度，讓血管的血漿（血球在其中懸浮的液體）釋放到周圍組織。如此產生的腫脹幾乎總伴隨發炎。在我們對抗傷勢與感染時，發炎反應相當關鍵，可拓寬通往受影響區域的道路。短期發炎是不精準卻有效的防禦型態，也是生存與組織修復所必須，我們應該心存感激。

不妨把我們的保護機制想像成三叉戟：這三個戟尖分別為神經系統、內分泌（激素）系統與免疫系統。連結與驅動這三根叉齒的矛桿是壓力：這是對外在威脅的生物反應。以短期壓力來說，這三根叉齒會一起合作，完成保護目標。三套保護系統會以令人眼花繚亂的複雜方式彼此溝通，而這些方式我們多半尚未探索。但是正如短期疼痛是好的，目的是出於保護（長期疼痛是過度保護），壓力也只有短期才有好處。

可惜的是，我們正活在壓力破表的社會，無疑會導致疼痛大流行越演越烈。在西方，暴力死亡的威脅多已消失，心理壓力源卻取而代之：我們生活在焦慮與壓力慢慢淌流的狀態。我們可以把這情況部分歸咎於過度焦慮的先祖——那些生存下來並傳遞基因的先祖過度警覺，把岩石假想為犀牛，棍子假設為蛇，直到證明不是如此。現代世界的壓力不是拆屋用的鐵球，而是一把鑿子，持續鑿除我們的身心健康。現代壓力源會造成這麼大的危害，是因為持續得很久；把智慧型手機解除鎖定，就會跳出社交媒體的評價、讓你感到不安全的廣告，以及從世界各地挑選出最令人沮喪的新聞。你感覺烏雲罩頂，乘載著背景壓力源，包括房租、房貸、待付帳單、文書工作、工作不穩……族繁不及備載。我們的身體持續處於保護自己的狀態，從情緒層次到分子都是如此，結果正如我們所知，造就出背痛的完美配方。

若想解如何擺脫這樣的循環，則須更仔細觀察過度警覺的免疫系統如何強化疼痛。我們都經歷過短期疼痛的發炎效應：在傷口痊癒過程中會持續感到疼痛；感冒時，皮膚與軟組織會對疼痛敏感。最古老的止痛藥（在某些情況下也是最好的止痛藥）為消炎藥是其來有自的，因為這些消炎藥能抑制發炎困境的幾種要素。許多自體免疫與發炎疾病會導致嚴重的疼痛，類風濕性關節炎與克隆氏症都是例子，而抑制慢性發炎的新標靶式治療提供創新療法，處理這些狀況的疼痛經驗。發炎顯然會導致疼痛，而我們也越來越明白，長期發炎可能造成持續性疼痛的發展。舉例來說，證據顯示慢性、低度的腦炎（神經發炎）會導致持續性疼痛及經常伴隨出現的記憶缺損。[16]我們都經歷過短期神經發炎：會造成「疾病行為」（sickness behaviour），亦即受到感染時出現難以招架的疲倦與憂鬱感。這在短期感染是完全正常的反應，或許也讓我們迴避他人，以免傳播感染。但過去幾十年的研究已建立起慢性低度發炎的圖像，這種發炎情況會導致神經與精神方面的問題，或使之惡化。這種大腦發炎的狀況可能比我們之前所知更常見，甚至會減損神經可塑性，即大腦的適應力。[17]發炎會留下長久的記憶。

在新冠肺炎大流行之後，「免疫」成為很常見的用語。免疫是指我們的免疫系統認得曾進入我們身體的病原體，且能運用抗體與T細胞裝備，展開強大、鎖定目標的免疫反應。但是免疫系統有較單純原始的要素，會記憶感染或傷害，這可能導致疼痛更為嚴重。模式識別受體（pattern recognition receptor，簡稱PRR）是蛋白質受體，存在於免疫細胞（負責免疫反應的初始作用），會辨識多數病原體共有的一般分子（稱為病原相關分子模式，〔PAMP〕），以及身組織受到傷害時的一般分子（稱為損害相關分子模式，〔DAMP〕）。模式識別受體基本上就像條碼解讀器，如果偵測到病原相關分子模式或損害相關分子模式時，就會要求細胞釋放發炎分子，啟動保護反應：增加疼痛，招募更多免疫細胞到現場。它們擅長辨識對人體而言是陌生的一切，但也會像看門犬那樣，不分青紅皂白攻擊小偷與友善的郵差。幸好我們現在知道類鴉片藥物如何啟動這些受體。諸如嗎啡等類鴉片藥物很能減緩短期疼痛，但研究也清楚顯示，雖然這些藥物能抑制傷害感受器，也會啟動會促成發炎的模式識別受體。久了之後，它們對抗傷害感受器的效應會趨弱，同時又刺激發炎反應，如此會增強疼痛。正因如此，長久下來，類鴉片藥物會讓疼痛更嚴重。類鴉片藥物所引發的痛覺過敏（痛感提升）廣為人知，但直到二〇一九年，大家才知道罪魁禍首是免疫系統。[18]

大家逐漸明白，長期發炎會讓免疫系統做好「萬全準備」，在任何新的反應中釋放出更多發炎的分子數量。也有越來越多證據顯示，心理壓力與恐懼會增加末梢免疫反應，導致我們對疼痛更敏感。光是心理壓力就能讓皮膚與身體的發炎狀況增加好幾天，或許是因為身體在準備對抗武器傷害，或動物咬傷伴隨而來的感染，若以亨利的案例來說，就是堅硬蛋白質構成的一呎長犀牛角。[19]令人驚訝的是，即使一個簡單的想法——提取創傷記憶，或是對於尚未發生的事情感到焦慮——就可能造成發炎。[20]有一項研究是把小鼠帶出家裡，並在實驗室的某個區域施以電擊，結果小鼠就把那區域與壓力和疼痛連結起來。如果再把小鼠帶到那地方，牠們的發炎分子就會增加。有趣的是，如果在舒適的鼠窩施予電擊，發炎分子不會增加。[21]我們學會恐懼時，就是製造發炎。或許正因如此，當我們回到討厭的學校時，就會開始流汗，或者和相處不來的家庭成員見面時會胃部糾結，或頭部抽痛。和疼痛一樣，短期發炎是好事，但長期可就不妙。短期發炎就像國家有效率的軍隊對入侵者的反應。長期壓力則是軍隊掌握太多權力，開始讓這國家變成過度警覺、動輒得咎的警察國家。

慢性發炎會因為一些因素而變本加厲。首先，發炎會隨著時間而增加。事實上，發炎是生物老化背後的主要動力，於是出現誤導人的可愛名稱「發炎老化」（inflamm-aging）。發炎會讓動脈變厚，加速失智症發作，當然也讓老化更痛苦。這是我們身體和免疫軍隊進行的魔鬼交易；是古老的微生物戰爭所造成緩慢的附帶損害。不過，我們還是可以控制許多因子，減少發炎，平息相關疼痛。慢性心理壓力與壓力，是造成發炎的另一項強大動力。[22]年幼時的逆境與日後終生的發炎與慢性疼痛之間有強烈關聯，即可看出這種不幸的情況。[23]如果不照料自己的心理健康，在必要時尋求協助，就無法照護自己的身體健康。放鬆可以安撫發炎，或許也解釋了為何冥想、太極拳與瑜伽通常能紓解疼痛。[24]長期發炎也和社交孤立有強烈關聯；再提一次，我們的生物狀態正懇求我們，別忽視疾病的社會因素。[25]

另一項造成發炎與疼痛的因素，則是風險因子的集合，稱為「代謝症候群」：肥胖、久坐的生活型態、高血壓、高血糖與高膽固醇。務必要聲明的是，攜帶越多脂肪會造成越多疼痛，並非只是因為會增加關節承受的重量，也因為脂肪本身容易導致發炎（這個原因可能更重要）。[26]解決方案非常便宜，也不需要什麼科技：持續運動、明智飲食！營養科學宛如迷宮般相當複雜，現在有很多「抗發炎」飲食，全數來自不同的證據基礎，但是整體訊息相當清楚：均衡飲食，納入大量植物與纖維（有助於腸道菌群多元化）、吃富含omega-3的食物，時時避免攝取過多脂肪。因此，關鍵不是焦慮地進行嚴謹的抗發炎飲食，而是要避免會導致發炎的飲食：過度飲食。無須贅言，抽菸會促成發炎，而吸煙者有慢性疼痛的可能性比非吸煙者多出三倍。[27]應該戒菸的證據鐵證如山。減少飲酒與適量攝取咖啡因，是減少壓力、發炎與疼痛的良方，卻經常遭到忽略。

我完全忽略了某項活動會深深影響持續性疼痛，直到最近才發現。但在二〇二〇年，我寫了篇論文在英國皇家醫學會發表，探討疼痛與我們花了三分之一的人生所進行的活動有何關係。這活動就是睡眠。在這篇論文中，會很明顯看見兩項元素之間多緊密聯繫：大約有四分之三的持續性疼痛患者會經歷睡眠障礙，而有失眠問題的人當中，半數都有持續性疼痛。[28,29]兩者之間存在著雞生蛋或蛋生雞的爭論：是疼痛導致睡眠障礙，或是睡眠障礙讓疼痛惡化？簡單來說，答案是兩者皆然，雙向影響。值得注意的是，證據顯示失眠可能是這惡性循環中比較大的動力；失眠導致疼痛的程度，大於疼痛導致失眠。[30]無論如何，都是令人難受的困境。二〇一九年有一項研究顯示（出人意料，這是關於睡眠障礙與疼痛的早期腦部造影研究之一），失眠會左右開弓，強化疼痛。失眠會增加體感覺皮質的疼痛反應（這個腦區通常負責偵測危險訊號的種類，以及在身體的哪個位置），降低決策腦區緩和疼痛的能力。[31]研究發現，即使是稍微減少睡眠，也會讓疼痛更嚴重。重要的是，睡眠障礙也是過度發炎的單程票。即使只是少了一個晚上的優質睡眠，也會導致身體發炎。[32]在這壓力過度的社會，睡眠障礙越來越多；燈泡發明後，我們每天的睡眠就少一個小時。網際網路又再減少半個小時。[33]

我初次見識疼痛－睡眠的惡性循環，是擔任初級醫師的第一年，來到高齡照護病房。在早上巡房後，我要幫八十歲的瑪麗抽血，她因為肺炎住院，但肺炎問題解決後，持續性背痛越來越嚴重，一般類鴉片止痛劑似乎不見成效。這個問題導致讓她安全出院返家、持續融入社群會變成一大挑戰。在為她綁上止血帶時，我先和她聊天，別開她對針頭的注意力。

「瑪麗，昨晚睡得好嗎？」

「不，我從來沒睡覺啊，親愛的。至少在晚上沒睡。自從背痛發作之後，我就不奢望晚上好好睡一覺了。」

那時我不明白她話中的玄機，沒能洞悉有個複雜的漩渦讓她承受嚴重的身體、心靈與社交痛苦。接下來幾天，我會看見瑪麗在白天偶爾小睡片刻。這不僅減少睡眠壓力（此指睡意），妨礙夜間的優質睡眠，也剝奪她靠著運動來止痛的重要機會，無論運動是由物理治療師、職能治療師進行，或者只是在輔助之下走到活動室。

回顧起來並檢視研究，我了解到還有另一項因子，導致瑪麗每況愈下。長期而言，類鴉片止痛劑會降低睡眠品質，讓睡眠呼吸障礙更嚴重，進而促成疼痛或使疼痛惡化。[34]這又是類鴉片止痛劑在解決問題時另一個適得其反的情況。類鴉片藥物也會刺激腦部覺醒核，效果和咖啡因類似。[35]失眠會造成傷害，類鴉片止痛劑通常導致雪上加霜。要處理持續性疼痛，必須先認真看待睡眠剝奪的問題。正如我是無意間詢問瑪麗睡得如何時發現了這個問題，要解決每個持續性疼痛患者的問題，可先請家庭醫師進行簡單的睡眠評估（也可由任何一位其他醫療專業人員評估）。這樣的對話可推動充滿希望的旅程，遠離自我延續的毀滅循環，讓個人管理自己的持續性疼痛，與之共處。

或許複雜模糊的「生活型態因子」，悉數可簡明扼要地以一則疼痛寓言來說明。我們的身體就像美麗細緻的花園，持續性疼痛則是有刺的野草。它得靠泥土培育——包括無法改變的因子，例如過去的組織損傷、過往創傷、教養與遺傳，但是要讓它長大，則必須以壓力和發炎來澆灌：舉幾個例子來說，包括心理壓力、抽菸、不良飲食、失眠、缺乏運動、焦慮與社交孤立。幸而我們可以掌控要給予這野草多少水，即使控制程度會隨著環境而出現差異。我經常看到醫師表現出我稱為「犬儒反射」的情況：聽到「全人」（holistic）一詞的反應就是翻白眼。但我們都是獨特的個體，生活於獨一無二的社會與實體環境；我們必須被視為完整的個體。可以理解，承受疼痛的人會想為自己的糟糕經驗找到直截了當的解方，但就多數的持續性疼痛案例來說，更有效的方式是處理這些脆弱之處，而不是追逐特定的原因。如果把焦點放在改變生活型態，一次改變一件事，就能開始慢慢爬出疼痛漩渦，再度重生。該怎麼做？減少壓力與發炎，會帶來的副作用就只有改善健康。

疼痛是關於保護。我們應該在個人與社會層面，盡量減少壓力、增加安全感。但若想試著了解如何改變疼痛，還需要剝層層洋蔥，先找出當初如何從短期疼痛轉變為持續性疼痛。其中的奧祕在一門令人振奮的新科學，這門科學和我們變化多端大腦有關。

11 逃跑的大腦

為何疼痛會持續

只要願意，任何人都可雕塑自己的大腦。

神經學家桑地牙哥．拉蒙．卡哈（Santiago Ramón y Cajal），諾貝爾獎得主

就記憶所及，我家附近的超市被出口處過分熱情的防盜裝置搞得七葷八素。這種防盜門的設計，是由其中一側大門的訊號發射機發送無線電波，讓商品標籤上的微小天線偵測。之後，標籤會把自己的訊號以特殊頻率，傳送到大門另一側的接收器。如果收銀員沒有以解除裝置幫標籤消磁（不然就是你偷了商品），那麼防盜門偵測到訊號之後，就會發出嗶聲巨響，引人注意。聰明吧。不知為何，我家附近超市的防盜門決定每兩個人通過就要警鈴大作，無論他們有沒有買東西都一樣。超市沒有撤換防盜門，反而讓一個倒霉的店員老是站在門邊，怯懦地向那些被防盜門失

禮大吼的無辜購物者道歉，彷彿自己養了一條攻擊性過高的狗兒。我喜歡想像（不光是因為這想像具備有用的隱喻），很久很久以前，超市管理層發現有幾瓶最好的唐培里儂香檳王（Dom Pérignons）不見了，遂決定要提高大門的敏感度，將歹徒繩之以法。即使小偷現已不見蹤影，或已改邪歸正，但過度敏感的大門仍把任何行動都詮釋為偷竊。

持續性疼痛的情況也差不多。感應器原本是出於某種因素才會大響，例如下背部的肌肉劇痛。但是大腦害怕脊椎受到任何傷害，於是把下背部的任何動作都詮釋為危險的，導致初始的組織傷害早已完全痊癒，疼痛依然存在。疼痛越久，大腦就越懂得製造疼痛，而疼痛與組織損傷之間的連結也越薄弱。在多數持續性疼痛持的案例中，大腦接收與詮釋的資訊已無法反映組織的情況。那是假警報，疼痛發展出了來世。

「中樞敏感化」（central sensitization）是個關鍵的概念，將短期與長期疼痛銜接起來。這是在一九八〇年代，由傑出的南非神經科學家克里福．沃夫所率先提出。[1]「中樞」是指中樞神經系統：腦與脊髓。敏感化是指這些結構變得高度敏感的過程，能以更小的誘發造成更多疼痛。這樣疼痛需要花更多時間才會消失，甚至無法消失，就好像危險的音量旋鈕被調高之後就卡在那兒，為疼痛增量。這也會以不同方式來表現。我們或許會發生觸摸痛：通常不會痛的感覺（例如觸覺）導致疼痛反應。曬傷時就會碰上這情況：即使輕輕觸碰，也會覺得像赤辣辣的耳光，而溫水淋浴也像滾燙的熔岩速速流過。另一種情況則是痛覺過敏——對有害刺激產生過度的疼痛感反應。如果你的腳趾撞到門框，確實很痛。如果你回來時又撞到，雖然腳趾依然腫，但同樣的力量卻對同樣的客體造成更多疼痛。中樞敏感化也能讓人在暴露於刺激之後，疼痛要更久才消失。

要了解中樞敏感度如何發生，先想像一下，你扭到下背部的肌肉。傷害感受器是身體的危險偵測器，這時會啟動，從輕微受傷的肌肉傳送訊號，沿著末梢感覺神經朝脊髓傳遞。第一章談過，危險訊號會從末梢神經傳到脊髓神經，這樣才能把訊號送上大腦。神經之間的聯繫是一種很小的空間，稱為突觸。一旦帶電的危險訊號抵達脊髓的突觸，「神經傳導物質」這種化學物質就會被釋放到突觸，這會激發或阻斷下一個神經。這種二級神經活化程度越強或越久，相同刺激帶來的反應就越大，這情況會以變化多端且複雜的方式呈現，例如脊髓中的受體及傳導物質發生程度上的變化。[2]正因如此，即使是肌肉受傷所造成的小組織損傷已經完全痊癒，疼痛「記憶」仍存在於脊柱。你感受到越多疼痛、大腦越容易辨識，就會感覺到疼痛越強——這稱為「疼痛加劇」。這只是脊椎與大腦之間的簡略說明。來自大腦的脈衝會以無比的複雜度來到脊髓，可能增強或減弱突觸的力量。而突觸不光存在身體與脊柱神經：大腦有大約一千億條神經，連結或許有十兆個。透過強化與弱化不同路徑上的不同突觸，大腦就會「重新連接」——這個概念是「神經元一起發出訊號，一起連接」。我們越常使用某些大腦迴路，這些迴路就會越強健。相反地，較少活化的迴路就會越弱——「不進則退」。

不妨把大腦的迴路與網絡想像成森林裡的路徑。我很愛到鄉間，造訪未曾去過的區域，通常會選已有許多人走過的小徑散步或跑步。而在這樣的路徑跑步時，我會進一步整合與拓寬這些路徑，即使差異很小。如果散步的人與跑者開始採另一條路線穿越森林，那麼原本許多人走的路徑就會逐漸模糊，或許只要長出夠多的雜草，整條路徑就可能會完全消失。大腦也差不多：經常啟動的路徑與網路會變強，而那些被遺忘或鮮少使用的，就會變得無足輕重。大腦有很高的「神經可塑性」，能有很大的變化與彈性。我們持續將大腦重新連接，結果有好有壞——例如我們得知某人的名字後，會把那人的名字與外觀相連；練習新樂器、為某種運動受訓、培養一種習慣時都是如此。我覺得把持續性疼痛描述成「習慣」有點不對勁，因為這會有錯誤的意涵，好像疼痛是自找的。然而，從許多方面來看，把持續性疼痛描述為習慣也沒錯：這是卡在固定迴圈的感受與思維模式，是疼痛與過度警覺反應（hyper-arousal，譯註：即戰或逃反應。）的惡性循環。它會把疼痛刻進腦中，即使疼痛的初始原因早已消失，傷勢已痊癒，但疼痛仍停留許久。中樞敏感化及其如何重新塑造大腦連接是很複雜的，且每個人的情況都獨一無二，但概念上很簡單：這是大腦發揮保護能力，卻對威脅過分反應。

回來談談背痛的問題。當危險訊號從背部肌肉抵達你的大腦時，大腦決定產生疼痛。由於疼痛是新的、尖銳、相當嚴重，你會想，**到底是怎麼回事？椎間盤滑出？神經受壓迫？我傷了脊椎嗎？**因為你擔心這可能是嚴重或永久傷害，於是你高度注意從受傷肌肉區傳來的訊息，這麼一來會累積壓力，讓疼痛經驗更嚴重。每當你走路或站立時，你會預期劇痛襲來。你的大腦開始把背部正常的肌肉活動詮釋為疼痛。你相信自己的下背部容易受傷，需要保護，而這樣的信念強化了疼痛迴路，於是惡性循環的漩渦讓你對背部的整體觀感更糟（**我的背要斷了！**）。當你自己或別人確認你的背部變得多糟糕時，這些大腦迴路與負面的神經標記都被強化。持續性疼痛的假警報，促使我們做出會導致疼痛更嚴重的行為，實在相當諷刺，令人沮喪。在受傷之後，短暫休息一段時間是合理的，但有大量的證據顯示，長期不動會讓疼痛惡化，對身體系統來說是災難。正如所見，疼痛會剝奪睡眠、造成情緒低落、壓力提高，這些都會使疼痛加劇。疼痛會讓我們從危險中退縮，但持續性疼痛會讓我們在生活中退卻；我們不再向外追尋目標與享受，而社會支持網絡也會搖搖欲墜。於是你在漩渦中越陷越深，而「疼痛」標籤在你的大腦會刻得越來越深。從許多層面來看，持續性疼痛是「習得」的疼痛。

二〇一八年，科羅拉多大學波德分校托爾・瓦格（Tor Wager）所率領的團隊，尋得拼圖的另一片。[3]在一項研究中，研究人員先向一組參與者解釋，他們會被送進功能性磁振造影掃描儀，並給予他們視覺提示——可能是「低」或「高」——之後再分別給予一陣低熱度或高熱度刺激。事實上，文字提示與熱的強度沒有關係。然而，無論這刺激實際的溫度有多熱，參與者看到「高」這個字時，會比看到「低」時預期更高的溫度，也感覺到更多疼痛。我們的期望會深深影響痛覺，但真正有趣的是，參與者多麼容易「習得」疼痛。如果參與者預期會有高度的疼痛，也接受高度疼痛，下一次接收到相同刺激時會感覺到更疼痛。不過，如果他們預期高度疼痛，但收到的是較低的刺激，那麼他們感知到的疼痛沒有消失，而是維持相同。在自證預言的放大螺旋（amplifying spiral）中，我們預期越多疼痛，大腦就會產生更多疼痛，讓我們預期下一次有更多疼痛，以此類推。人類很容易有確認偏誤（confirmation bias），偏好能強化我們信念的資訊。如果牽涉到生存時，大腦可能確實很悲觀。攀登上疼痛階梯比走下來容易，這樣常會讓我們無法了解到身體組織在痊癒，情況正在改善。

談到此時，你大可以問：「所以你的意思是，都是我自己想出來的嗎？你是在否認我身體某部位可怕、真實的疼痛，說那是心理造成的？」不是，都不是。持續性疼痛當然是真實的，雖然心理的確會影響疼痛（及許多疾病），疼痛最好還是以神經學的觀點來看待——是神經與大腦迴路的疾病。疼痛的真實性不亞於癲癇。

持續性疼痛確實會改變大腦，是有堆積如山的研究支持的。置換過關節的人，約有五分之一覺得並未減少疼痛。二〇一九年，牛津大學的團隊運用功能性磁振造影分析這些病患的大腦，發現和透過手術而舒緩的病患相比，這些疼痛者有不同的「慢性疼痛」與神經標記。神經造影顯示，脊髓往上送更多促成危險的訊號，而大腦往下送的抑制訊號則是減少。膝蓋的機械性問題已經妥善處理，但疼痛已在大腦打上烙印。[4]

其他研究顯示，持續性疼痛會改變大腦的模式，即使個人目前沒有經歷疼痛。[5]最令人擔憂的是，有證據顯示，持續性疼痛會讓大腦老化。二〇〇四年的一項研究，把持續性疼痛患者與健康者的大腦灰質密度加以比較，發現持續性疼痛若維持了五年以上，會導致大腦灰質減少百分之五到十一，相當於正常老化十年到二十年的程度。[6]還有諸多研究派別支持的概念是，持續性疼痛是神經可塑性出問題。近年來特別值得一提的派別是來自遺傳學。二〇一九年有一項研究是從英國生物樣本庫（UK Biobank）提取豐富的數據礦產，辨識出七十六種持續性疼痛風險因子的基因，其中有許多會在神經可塑性的關鍵過程中編碼。[7] 二〇一九年還有一項報告辨識出一種和持續性疼痛有關的基因突變，這基因會控制一種讓血清素保持正常水準的酶。[8] 若有此突變，血清素會低於正常值，導致「身體覺知」提升，對各種身體感覺的覺察會增加。如果是愉悅感增加當然是好事一樁，但談到疼痛時，身體覺知會成為焦慮的燃料，焦慮會產生威脅感與放大疼痛。值得注意的是，這種突變並不罕見，約占百分之十的人口。

這時，我們需要回歸到關鍵提醒。在多數的持續性疼痛案例中，造成初始疼痛的原因已痊癒，疼痛現在成了原發性疾病。但有些案例是持續傷害觸發了疼痛纖維；慢性發炎疾病就是好例子。要留意的是，並不是**每一個**背痛的案例都是大腦過度反應。有一小群（但很重要的）案例是由嚴重的狀況所造成——癌症、某些感染、脊椎裂傷，以及壓迫神經的馬尾症候群——醫師通常可以排除這些狀況，並尋找「紅旗」警示症狀。然而，在大多數的持續性疼痛案例（以及超過九成的背痛案例）中已沒有可辨識的組織傷害；大腦已變得過度敏感。

或許中樞敏感化最明顯的例子是纖維肌痛症。這是真實且通常後果嚴重的狀況，有廣泛性的肌肉疼痛，會增加疼痛敏感度、疲憊，以及惡名昭彰的「纖維肌痛腦霧」（fibrofog）：記憶與心智歷程發生中斷。纖維肌痛症尤其令人苦惱，醫學或科學界對此病症的成因莫衷一是，多數醫師也缺乏對其整體了解。醫師最不自在的，就是面對難以解釋的症狀，以及難以解釋的疾病，尤其是無法以檢驗來測量、以藥物或手術過程處置的疾病。如果沒有答案，有些醫療專業人員就會興起防衛心、不予理會，甚至差別待遇——我從合格醫師口中聽過許多不可原諒的說法，其中兩個是「纖維肌痛騙子」與「嬌嬌女」。我常看到纖維肌痛症的病患成了燙手山芋，在基層照護醫師、風濕病專科醫師與神經科醫師之間被丟來丟去。然而有越來越多文獻顯示，多數纖維肌痛症案例中的核心機制是中樞敏感化，這時大腦的疼痛警報系統變得過度活躍。[9,10]這有助於證明纖維肌痛症是真實的，但是——很重要的「但是」——我們還是不知道敏感化的原因。正如持續性疼痛的整體狀況一樣，我認為是因為免疫系統。二〇一七年，北歐研究人員分析了纖維肌痛症患者的發炎指標，發現大腦（神經發炎）與身體（系統性發炎）都有發炎證據。[11]二〇一九年，哈佛大學團隊與瑞典卡羅林斯卡學院（Karolinska Institutet）發現，若與健康的控制組相較，微膠細胞（microglia，存在於大腦的免疫細胞）在纖維肌痛症病患的身上顯得高度活躍。[12]雖然這門科學才剛起步，卻令人振奮：神經發炎可能是中樞敏感化與整體持續性疼痛的重要驅力。

世界上有無數人經歷過從急性疼痛轉變為持續性疼痛。但是若要完全了解千變萬化、有神經可塑性的大腦，了解大腦如何導致我們疼痛與遠離疼痛，那麼我們得先探討一種少見的奇怪狀況，這是人類會經驗到最神祕、最神奇的層面。我曾經造訪過印度東北偏鄉的一間醫院，有個病人會莫名其妙地感到疼痛。十年前，阿曼開著顏色鮮豔的卡車，花十個小時從阿薩姆平原，前往喜馬拉雅山下叢林茂密的山麓，接近緬甸國境。即使天氣好，鑿入山壁的陡峭彎路路況仍不比泥巴路好到哪去。這趟路令人暈眩恐慌，我可不希望再走一趟；阿曼是在季風最強烈的時候設法登上山。半途中，上方的山突然坍塌，形成土石流，撞上他的橘色卡車，讓他摔落山邊。幸而懸崖下方幾公尺有大樹伸出，接住這輛車，否則阿曼會墜落谷中，一命嗚呼。然而，阿曼的右臂承受了降落時的衝擊，前臂與手肘完全粉碎。經過漫長的時間，阿曼從這危險的位置被救回，而當地醫師也在醫院為他成功進行肩膀以下的截肢手術。

阿曼與我談話時，臉龐三不五時會短暫皺出痛苦表情。他解釋，每天他會有幾次感受到整個右手臂依然存在，感覺到看不見的手指正被沸水燙傷。幻肢痛很奇怪：已不存在的手會有疼痛感，清楚說明疼痛是由大腦產生的。這或許也是持續性疼痛最有力的畫面，是神經可塑性出岔子的實例。若你以這種情況是醫學邊陲地帶的怪事，倒也情有可原；不過，這種情況出乎意料常見：超過四分之三的截肢者會感受到幻肢痛。[13]在醫學院畢業、當了一年初級醫師後，我見過許許多多幻肢痛病例，有的是在阿富汗道路上碰到簡易爆炸裝置，因而失去肢體的軍人，也有因為末梢血管疾病而造成的非創傷性截肢。有些症狀很怪異，有人覺得自己的幻肢手朝著經過的護理師揮，也有人覺得實際上不存在的腿會漸漸「套疊」，變得越來越短。幾個世紀以來，幻肢疼痛由密醫處理，而為了解釋幻肢痛，也產生了理論大雜燴。英國海軍英雄納爾遜上將（Admiral Nelson）在聖克魯斯提內里費之役失去了右臂。他聲稱，他後來的幻肢痛是「靈魂存在的直接證據」。[14]在醫學院就讀期間，開始一探幻肢痛的科學之前，我以為這種怪異狀況是因為受損的殘肢神經末端把異常訊號送上大腦。直到二十世紀的最後幾十年，這其實是主流的思想學派之一。外科醫生為了要驅除幻肢之魔，會把截肢一直往上切除，想要移除受損的「疼痛受器」。然而這些幻肢總會回來，經常企圖復仇。

拉馬錢德朗是一位傑出且觀念非常創新的印裔美籍神經學家，進入醫學院之後就對幻肢很有興趣。在一九九〇年代初期，他開始好奇「幻肢症候群」是不是神經可塑性所造成。他依照大腦的感覺地圖來建立這套理論，而大腦感覺地圖的理論則是由優秀的加拿大神經外科醫師懷爾德·潘菲爾德（Dr Wilder Penfield）提出。一九五〇年代，潘菲爾德致力於治療頑固性癲癇病患。[15]他許多癲癇病患常感覺到「前兆」（aura），亦即癲癇即將發作的感覺。他提出理論，如果把病人的頭蓋骨移除一小片，在病患完全有意識的情況下以電極碰觸病患的某個腦區，觸發前兆，這樣就能發現造成癲癇的腦區。雖然這實驗不算太成功，卻讓他在無意間發現更有意思的事。潘菲爾德在手術期間戳了大腦表面的不同區域，病人則在皮膚的不同區域出現感覺。潘菲爾德之後大費周章，記錄某個腦區會和哪個區域的皮膚感覺相對應。有趣的是，如果依照刺激腦區後會出現感覺的皮膚區域位置，為腦區繪製出相對應的「身體地圖」，那麼這份圖似乎亂成一團：代表腳趾的腦區就在生殖器旁邊，而手的區域則在臉部旁邊。此外，動用的腦區面積和皮膚在體表覆蓋的區域並不相關。舉例來說，食指指尖皮膚會需要動用到的腦區注意力，在身體地圖上占的比例遠遠高於背部皮膚；只要想想食指的感官受器密度，這就會知道情況或許不出意料。為了表達這一點，潘菲爾德打造出一個人體模型，這模型中，身體的附屬肢體可縮小或放大，代表在腦部占的空間量。他把做出來的模型稱為「感官小人」（sensory homunculus）——身材瘦長、比例不均衡，潘菲爾德自己說是「怪誕生物」，身體受器密度越高的部分就會變大（手、足、唇），相對之下，受器數量少得多的地方（例如軀幹與手臂）會細瘦嬌小。

拉馬錢德朗推測，幻肢並非殘肢的神經受損所造成，而是大腦的線路重組，重繪了感官小人的地圖。為檢測這項推測，他評估了一名年輕人——姑且稱他為麥克吧——他失去了左手，卻感覺到並不存在的手部在發癢。麥克從手肘上方的部位截肢。他在一場嚴重車禍中被拋出車外，而在空中時，看見了自己斷裂的左手抓著方向盤。拉馬錢德朗以棉球碰觸這位年輕人的皮膚，詢問他感覺如何。這過程原本沒什麼了不起，直到碰到麥克臉頰時，他的幻肢手有感覺。進一步探索則發現，他臉部的特定區域呼應著他失去的手部區域；例如摸他的上唇，他會覺得幻肢的食指有感覺。妙的是，麥克終於可在臉頰抓抓癢，就覺得搔到幻肢手的癢處了。從神經可塑性及身體如何在大腦地圖中呈現的觀點來看，這樣的反應是有道理的：在失去手之後，最接近掌管原本手部的腦區（也就是掌管臉部的腦區）會冒出新連結，利用這個「無效空間」。這能甚至能解釋戀足癖：在大腦地圖中，我們的腳趾就和生殖器相鄰。許多下肢截肢的人會發現，他們殘肢末端很容易受到性刺激，因為代表生殖器的腦區開始利用這個新空間。有些截肢者甚至會在殘肢末端有排尿的感覺。

拉馬錢德朗遂利用神經造影技術，說明麥克大腦活動已從大腦地圖手部區轉移到臉部區。[16]其他研究則顯示，那些並未感覺到幻肢痛的人沒有出現這種「溢流」，掌控剛空出來的腦區。[17]德國海德堡大學（University of Heidelberg）的重要疼痛科學家赫塔・弗洛爾（Professor Herta Flor）教授進行了開創性的研究，發現幻肢疼痛的程度和此神經重組的程度呈正比。[18]幻肢痛其實是神經可塑性出問題。在接下來幾年，拉馬錢德朗評估了數百位截肢者，開始注意到一種模式。許多人覺得幻肢「凍住」，覺得那些已失去的肢體好像還存在，只是僵固卡在固定位置。他發現，這些人的肢體曾被固定在吊帶或石膏而動彈不得，之後才截肢。他們的大腦似乎已把無法移動的肢體納入身體地圖，即使肢體已移除，這情況依舊持續。拉馬錢德朗慢慢挖掘出關於大腦的奇特事實：顯然大腦及大腦如何創造我們對身體的感知，是動態且可變的。

他後來創造了一種奇妙的裝置，堪稱是神來之筆。這裝置所依據的假設是，幻肢痛為「被記住」的疼痛，而這個裝置幫助眾多截肢者「遺忘」這種疼痛。想像一下有個中等大小的長方體箱子，大小約和一臺新烤麵包機的箱子差不多。這箱子的頂部沒有蓋子，正面有兩個手臂形狀的洞。箱子中間有個隔板，把箱子一分為二。隔板的其中一面是鏡子，如果截肢病患把沒有截肢的手臂伸進箱子，那麼這面鏡子會映照出這隻手臂。如果病患俯視這箱子，身體稍微向未截肢的手臂傾斜，會看到失去的手臂好像又重新出現在紙箱隔板的另一邊。這個鏡箱運用的是簡單的錯覺，但常有宛如奇蹟的效果。當病患動一動良好的手臂，他們會「看見」之前疼痛、凍結的幻肢手臂在動。拉馬錢德朗把箱子交給病人帶回家練習，之後發現更神奇的事。許多人說，他們的幻肢痛完全消失。於是他明白，疼痛基本上是幻覺——或至少可說，並不能完全正確呈現事實。於是他以幻覺治療幻肢痛，執行史上第一次的幻肢「截肢」。看見幻肢會移動的景象，就足以治療某個有幻肢痛的病患；這個過程就是你認為自己會變好，就確實變好了。很瘋狂，卻很真實。拉馬錢德朗的發現，帶領我們前往什麼是疼痛的核心，以及什麼不是。他在著作《尋找腦中幻影》（*Phantoms in the Brain*）中精準道出箇中奧祕：

「疼痛是對生命體健康狀態的意見，而不只是對損傷的反射性回應。疼痛受體到大腦的『疼痛中心』，沒有直達熱線。不同的腦部中心之間有許多互動，例如有些和視覺與觸覺相關，即使一個拳頭攤開的畫面出現，也可以回饋到病患的運動與觸覺路徑，讓他感覺到拳頭攤開，遏止不存在的手發生幻痛。」[19]

大腦認為我們哪裡受傷，我們就會覺得哪裡疼痛，然而，那未必是真正的受傷之處。因此，疼痛是大腦內創造出來的，並投射到身體部位。我們都有幻肢；只不過，我們有實際的身體部位剛好在那。我們無法分辨身體和大腦對身體的投射。拉馬錢德朗主張，我們的「全身都是幻影，那幻影是大腦純粹出於便利而建立的。」[20]我們的「身體印象」是在大腦中構成，並投射到身體上。關鍵在於，這和我們的實體身體彼此獨立。從某方面來看，幻肢痛是身體形象扭曲的情況。

這也解釋了在持續性疼痛中很常見的情況：擴散性疼痛。大腦透過中樞敏感化，對於疼痛高度敏感，在此同時，疼痛地圖在大腦形成，且會擴張到其他腦區。我們可能終結身體某部位的疼痛，但另一個部位卻開始感到疼痛，這稱為轉移痛（referred pain）。由初始傷害對某部位造成的持續性疼痛，會蔓延到全身：二〇〇九年的一項研究發現，在車禍性揮鞭症（whiplash injury）之後產生持續性頸部疼痛的病患，全身所有區域都會對疼痛更敏感，多數都是未曾受過傷的。[21]

拉馬錢德朗的鏡箱療法對許多有幻肢痛的人有效[22]，對部分有某些持續性疼痛的人來說，同樣也有療效。二〇〇三年，有些因為複雜性局部疼痛症候群（complex regional pain syndrome，簡稱CRPS）造成單臂失能的人——這疾病是身體某個部位處於極端持續性疼痛，且與初始傷勢不成比例——把健康的手臂伸入箱子，營造出受傷手臂可無痛移動的幻覺，於是疼痛漸漸緩解。[23]光是思考手臂不痛的過程，就足以讓大腦逐漸重新連結，讓手臂不再疼痛。在錯覺中看見手移動，也可能抹除大腦對於特定動作與特定疼痛之間的連結。疼痛感幾乎總是伴隨著一種運動動作（移動）：我們會從滾燙的盤子抽回手；會握住與保護受傷的手腕。看見運動動作沒有相關的疼痛，就能讓大腦鬆開緊緊抓著的疼痛。

不過，鏡箱只對承受持續性疼痛僅有幾個月的患者有效；或許疼痛更久的人，其腦部迴路已以高度保護的方式連接，因此大腦已遺忘如何讓肢體移動，又不覺得疼痛。若過度保護的程度太誇張時，大腦就會讓肢體「受防護」，這樣任何移動都會帶來極端疼痛。這正是澳洲疼痛科學家（也是優秀的疼痛詮釋專家）洛瑞馬．莫希里（Lorimer Moseley）教授的切入點。他建置一套復健計畫，稱為「分級動作想像」（graded motor imagery，簡稱GMI），這是讓人漸漸接觸到一些動作，他說，是「在疼痛雷達下悄悄潛行」。簡言之，分級動作想像包含三個階段。第一階段是要觀察身體部位的圖像，盡快辨識出這是在某人身體的左邊或右邊。有持續性疼痛的人通常在辨別大腦身體地圖的區域時會更差，因此這項訓練會為治癒神經可塑性打下基礎。在第二階段，參與者必須想像某些動作，但不要真的移動，這樣就能刺激與訓練在移動時會啟動的相同腦區，但這是在大腦疼痛雷達下悄悄行動。最後，他們進行鏡像療法。嚴謹的研究顯示，分級動作想像對於持續時間很高的複雜性局部疼痛症候群有效[24]，而我們也沒有理由認為，這對其他類型的持續性疼痛無效。在讚嘆技術很低的鏡子錯覺是多麼天才之餘，更多進階科技也採取行動。二〇一八年，倫敦大學學院與牛津大學的團隊，對截肢者進行非入侵性的「經顱直流電刺激」（transcranial direct current stimulation，即透過連在頭上的電極傳送低電流），刺激大腦地圖的手部區域，同時試著想像移動他們的幻肢手，於是降低百分之三十到五十的疼痛。[25]當然，鏡子都能有效更新大腦的身體意象，使之變得安全、健康與減少疼痛了，那麼我們的新錯覺技術當然是非常成功的。近期研究顯示，虛擬實境治療可在沉浸式與愉快的環境中，重新創造出截肢者失去的肢體，對紓解疼痛也很有效。[26]

無可否認的是，在我們的一生中，大腦是奇妙且變化多端的——美妙、有可塑性。大腦幫助我們學習、成長與愛。大腦想要保護我們，有時候則是做過頭了。在多數情況下，持續性疼痛是大腦失控的症狀。不過，雖然這一章大多談論的是神經可塑性能造成疼痛所帶來的不幸，但我們也開始了解到，同樣的機制也能帶我們遠離疼痛。如果能改變大腦，就能改變疼痛。

12 疼痛革命

持續性疼痛的新希望

正如苦難源自於人性，療法或許也在人性。

美國神經外科醫師法蘭克・佛杜錫克（Frank Vertosick）

「我提到K開頭的那個字時，醫師沒有興趣。但如果在介紹我的療法時，說這是『雙向、有節奏、社會心理性的介入』，他們就會豎起耳朵！」

貝特珊・柯克西爾（Betsan Corkhill）的臉上綻放著正向積極的氣息，猶如火焰散發出溫熱。這位來自巴斯的身心健康教練告訴我，當年如何發現一種療癒疼痛的介入法，但她並不是發揮有說服力的包裝說詞、銷售新療法，反而像個無意間被藏起來的藏寶箱絆倒的人。這寶藏是什麼？編織（knitting）。

一九七〇年代，柯克西爾在倫敦密德薩克斯醫院（The Middlesex Hospital）受訓，成為物理治療師。雖然她的訓練充滿活力，講究親自動手，但起初在英國執業的那幾年令她沮喪。當時盛行的醫療觀點（至今許多方面仍是如此）是結構主義的：要治療身體部位與生物力學的問題，而不是把人視為完整的個體。但她到瑞士的醫療復健診所工作時卻大開眼界。她看見，如果把病患視為個體來治療，心理與社會健康和身體健康一樣獲得重視，這樣治療效果會比較好，在慢性病的這條路上也更有掌控能力。她在著作《編織出健康與健全人生》（*Knitting for Health and Wellness*）中寫道：「我學到，如果人們覺得自己不錯，並鼓勵他們保持積極、熱忱與社交的態度，這樣就會痊癒。」[1] 後來，柯克西爾回到英國，很訝異為何體系不讓大腦學習、改變與改善。最後一根稻草是柯克西爾被派去探視社區一名年紀相當輕的男子，他因為重度中風，身體一側癱瘓。醫療團隊並未鼓勵他進行大腦與手臂復健，重新學習運動能力，而是教他每天早上把手臂和輪椅的一邊扶手綁在一起，以錯誤的方式設法放鬆緊繃的肌肉。這下子她完全幻滅，於是辭職。

柯克西爾改行，成為責任編輯，經手許多雜誌，其中有些是手工藝雜誌。「他們最早交付給我的工作之一，是整理讀者回函。但我開始讀這些信件時，很快發現幾乎所有的信件（大概有百分之九十八）是在說手作很療癒，尤其是編織。我向總編輯提到這一點，於是她帶我去看過去信件的檔案櫃，裡面有成千上萬的信。於是，我碰上了很重要的東西。這如雪片般飛來的大量信件是來自世界各地，寄信者出身於不同背景與文化，但大概都在說：編織療癒了他們。我隨手拿起的第一封信是來自一個十四歲的女孩，因為長期疼痛而進出醫院多次的她說：『我在編織時，就不需要吃疼痛用藥。』」

研究證據紛紛出籠，對柯克西爾大聲呼喚。這裡有成千上萬的證詞，說的似乎都是受惠於主流醫學完全忽略的東西。後來，柯克西爾參與一項廣泛調查，裡頭有三千五百名以上的編織者，包括持續性疼痛的患者，其中百分之九十的患者說，他們覺得編織是處理身體狀況的良方。[2]

這項發現堪稱奇蹟，因此我問：「怎麼會這樣？」

「編織要動用到許多層面，我把它們歸納成『編織等式』：編織＝運動＋豐富的環境＋社交投入，」她解釋。

溫和的運動經過日積月累，會是最好的止痛藥之一。運動可以打開身體的藥櫃，釋出消炎止痛分子，壓抑送上大腦的危險訊號，協助療癒身體組織，並予以滋養。不過，編織所牽涉到的運動有更多層的複雜性。這種有韻律的重複運動，會刺激血清素的釋放——天然的提振精神劑與疼痛舒緩劑。[3]正因如此，許多疼痛或憂鬱者會重複地輕拍、搖晃或踱步。或許我們可向印象中典型的老祖母學習——她們坐在搖椅上，一邊輕輕搖動，一邊編織。學習雙邊、協調的動作是需要專注，並仰賴視覺輸入，這樣確實會讓大腦重組。[4]重要的是，編織時的手部運動也會穿越身體的垂直中線。義大利米蘭比科卡大學（University of Milano-Bicocca）曾進行一項實驗，他們把雷射集中在實驗對象的手背，以這種刺激來產生疼痛；如果對象的手臂交叉，讓手放到身體中線的另一邊，則可減少疼痛。[5]這或許是因為雙手交叉、讓手越過身體中線，會干擾大腦為身體的危險刺激定位。

編織也讓人和緩地拓寬他們的個人空間。這似乎和持續性疼痛沒有那麼多關聯，但確實有關。我們都對個人空間有感覺——這是「紅色區域」，我們在這裡會感覺自在安全。要是有任何人事物闖入我們的個人空間，我們就會覺得需要遠離他們（或是要他們遠離）。這空間的邊際會持續變動，多由下意識決定；通常來說，是一步就能抵達與碰觸的空間，但也可能調整到更小（例如現場演唱會的狂舞區），或調整到很大（例如你發現了一處靜僻的野餐地點）。這都和安全感與保護有關，而在持續性疼痛的情況下，我們的身心都高度警戒，想保護的區域會不成比例擴張；比方說，如果右肩發疼，我們會很有意識，以至於對身體右邊的任何碰觸都會引發我們緊張與疼痛。過度防衛自己的地盤，會讓我們更可能把外界事物視為有潛在威脅，因此減少到處移動與探索的動力，這麼一來，又讓疼痛加劇。編織鼓勵人們慢慢摸索如何往外發展，恢復安全感，鼓勵他們走出來，到處移動。編織用的針線會讓人覺得像安全在延伸，讓自我能進入世界，而我確信，其他溫和活動所使用的物品也一樣，從釣魚竿到畫筆皆如是。

運動還只是編織等式的第一部分。編織也能打造出豐富的環境：令人放鬆、靜觀、發揮創意與有目標。就像催眠與虛擬實境一樣，編織需要的平靜的心，也需要專注（以及強大的視覺與觸覺刺激），這麼一來可轉移注意力，短期可讓大腦與疼痛分離，長期則使疼痛消失。二〇一九年，美國佛羅里達州梅約診所運用腦電圖來監測編織者的腦波，遂偵測到θ波模式，這種腦波和冥想有關。[6] 創造事物的過程能為個人賦予目標感、適應力與掌控感。創意能協助訓練大腦在充滿不確定性的變動世界裡，展現適應與調整能力。創造有用的事物也能帶來獎勵、自尊、目標與樂趣：忍受持續性疼痛的人很容易失去這些感受。編織等式的最後一項要素，是可擁有很強大的社交性。柯克西爾成立編織團體，也造訪編織團體，親眼見識過社交對疼痛的強烈效果。眾所皆知，孤立與孤獨是導致疼痛加劇的壓力源，而溝通、友誼與笑聲都是強大的止痛劑。最後，編織是便宜又非常方便攜帶的介入手法。要能獲得長久的止痛效應，則這個過程需要不斷重複，理想上是一週幾次，這樣大腦就會學習與發展，打破長期疼痛的壞習慣。由於編織需要朝著完成品而努力，因此是很適合的作法。當病人在編織時，是參與有建設性、自動且正向的習慣。他們一針一線，為大腦編織出新的神經通道。在柯克西爾的研究中，有一名編織者道出編織為何這麼有用的重點：「我相信，編織以某種方式讓大腦重新開機。這種重複、靜觀與創意的層面，幫助我回歸到更豐富的人生。」[7]

我無意表示編織是持續性疼痛的解方。它可以幫助一些人，但對其他人來說沒用。此外，還需要更多研究，才能整併出強大的證據基礎，而在我與柯克西爾訪談時，新研究因為新冠肺炎大流行而暫停，實在令人洩氣。但我喜歡編織之處在於其所代表的意義：幫助人主動地同時處理疼痛的許多層面。我自己的編織技巧實在差強人意，最後難免淪為看不出形狀、顏色雜亂的東西，原本想打個戈耳狄俄斯之結（Gordian knot，譯註：亞歷山大時代開始流傳的故事，看起來是沒有線頭，無法解開的繩結，如今則用來比喻難解的難題。），最後看起來卻像鞋帶。不妨把持續性疼痛視為這些我在無意間創造出的結，剪不斷，理還亂。這是由許多糾結的線索構成——壓力、關係、焦慮、其他健康狀況、過往經驗……。要真正處理持續性疼痛，在大腦與身體建立安全的環境，我們需要掌握幾股不同的線縷，慢慢打開這個結。

我們無法在身體找到疼痛，也無法只在心靈找到：疼痛存在於個人。要治療疼痛，需要治療整個人。若要康復，則需要改變疼痛的意義；要修復身分認同與人格。聽起來似乎令人生畏，但這表示我們有許多機會，有許多不同的切入點。疼痛是受到諸多影響的複雜系統，包括我們生活與世界的所有層面，且與之緊密交織。但我們處理複雜系統時，未必要採取複雜的手法。看似簡單的改變，可能對疼痛經歷產生極大的影響。這些改變看起來無趣，甚至似乎不夠符合「醫學」或「科學」，例如睡眠、運動與社交，但是連帶效應可是革命性的。小兵可以立大功，通常小小的事物就能創造出意料之外的正面效應。舉例而言，在新冠肺炎大流行之前，一般民眾可能沒那麼認真洗手。老實說，就連一般醫院的一般醫療人員也沒那麼認真（只有手術室的醫護例外）。但是到了二〇二〇年，洗手文化改變了，不僅有助於減緩新冠肺炎的擴散，也降低全球其他諸多病毒與細菌感染的傳播。香港對於新冠肺炎的大動作反應，讓流感季節提前兩個月結束，而困難梭狀芽孢桿菌感染（*C. difficile*，是院內發生的腸道感染，會造成嚴重腹瀉）在西班牙醫院降低百分之七十。[8]雖然小小的改變能帶來巨大成果，但科學研究或許還是低估了生活中諸多正向改變的力量，即使每一種介入本身的影響並不大。牛津大學初級醫療衛生學（Primary Care Health Sciences）教授特莉莎・葛林赫爾（Trish Greenhalgh）在推特的發文說得好：「複雜系統的相關文獻想凸顯出更有機的因果模式，多重影響會彼此互動。別問『效應值是多少；有統計顯著性、其他變數有控制嗎？』而是要問『這種介入能促成較好的結果嗎？』運用複雜系統的邏輯，多重介入中的每一種可能都對整體的有利效應有貢獻，即使從個別介入方式來看，這些介入法的影響在預定義變數上，都不具有統計顯著性。」[9]

在探討什麼樣的工具在處理持續性疼痛最有希望時，先短暫回顧疼痛的核心，看看我們在療癒什麼，以及如何療癒。神經學宛如層層洋蔥，我們通常靠著身體協助，讓位於最深層的大腦自行改變。持續性疼痛是由善變、有神經可塑性的大腦在創造疼痛越來越有效率所造成，即使危險已不存在。我們可藉由緩慢但持續重新訓練過度保護的大腦，降低其防衛，進而反轉這些變化。再進一步，我們會以間接與直接的方式來改變大腦；間接方式是指減少壓力與發炎，直接則是運用技巧，重新訓練疼痛系統。簡言之，有用的治療是能讓大腦在身體裡覺得安全的治療。我喜歡認為，這是在安撫大腦。

接下來要談到幾種持續性疼痛的療法。以下不是完整詳盡的列表（畢竟本書並非自助書籍），但這些方法可涵蓋一些重點。我把它們分成三大類：

改變：改變大腦脈絡（透過身體、心智與環境），讓大腦覺得安全。

視覺化：藉由偷回大腦，弱化疼痛。

教育：知識就是力量。

這些介入方式有的看似平凡無奇，有的令人難以置信，表面上似無相關，實則依循共同法則：訓練大腦，讓大腦在身體裡覺得安全。

改變

首先，運動的重要性再怎麼強調都不為過。我們天生就是要動。久坐會讓生命變得脆弱，固定不動會增加我們的恐懼感。長期固定不動是一種多重系統的疾病，會放大疼痛，讓肌肉與骨骼組織退化，心情更低落，在免疫與心血管系統掀起混亂。[10,11]這也會讓人連年度過悲慘生活，以及早死；一項研究顯示，在英國，一年有七萬例死亡與久坐有關。[12]所有證據都顯示，不移動的風險比活動的風險要大。好消息是，運動是成本低廉、安全有效的疼痛紓解之道，副作用是改善身體與心靈的健康。[13]運動比任何藥物或飲食，更能讓所有的身體系統維持正常平衡（這就是「恆定性」）。運動能強化身體，潤滑關節，排出組織內的廢物，打開大腦的天然止痛藥物櫃。運動能在短期直接減少疼痛[14]，能抗發炎[15]，改善睡眠，滋養心靈健康。一般人認為運動讓人疲憊，實則不然，運動其實能減少疲憊，提升活力。[16]最重要的是，運動可訓練大腦，遠離持續性疼痛。如果我們的移動方式讓身體感覺到強壯健康，大腦就會規律獲得訊息，得知我們身體強健，而且安全。慢慢地，大腦一定能放鬆下來，不再那麼有警覺；這樣就能從下而上治療大腦。古諺說得好：滾石不生苔。

聽起來或許反直覺，而對於一直處於持續性疼痛的人說，有個反對運動的理由很常見（且可理解）：會痛。是沒錯，畢竟萬事起頭難。但重要的是，別忘了多數持續性疼痛例子的核心真相：即使疼痛，身體也沒有受傷。大腦一向過度保護，在傷勢痊癒許久之後仍覺得痛，但是痛歸痛，人是安全的。了解運動是安全的，和運動本身一樣重要。正因如此，運動介入和疼痛教育結合，能產生良好成效。[17]然而，我並不是說要治療持續性疼痛，你必須仰臥推舉，或參加鐵人三項。運動必須從很溫和的方式展開，要像寶寶學步那樣累積，慢慢增加強度、運動度與協調。「漸進暴露」是符合常識的作法，你可以漸漸運動，鍛鍊一下組織，而積年累月，身體組織會強化，大腦就會把運動詮釋為安全。此外，規律執行會有些許疼痛的低強度運動，可把運動是安全的訊息傳遞給大腦，促進運動與威脅感之間的解離。這樣能給予大腦正面的資訊，說明身體發生什麼事。這和恐懼症採取的暴露療法有異曲同工之妙：先讓你看到蜘蛛，知道蜘蛛並不危險，之後漸漸增加暴露程度，這麼一來，幾週之後你就敢把蜘蛛捧在手上，嚇嚇朋友。

如果運動有趣、有創意、有意義，就更容易提高運動的極限，你可以在美麗的森林裡漫步、參加團隊運動，或是加入皮拉提斯、瑜伽或太極課程來紓壓都好。我個人喜歡的是各式各樣的水上運動，那些有幸可以到泳池的人不妨參考：水中慢跑、水中有氧或游泳。我的年輕歲月都在游泳，對游泳有個人偏好，但許多證據顯示游泳對健康有好處[18]，而水中有浮力支持，是個完美的環境，讓人在運動時有安全感。

另一種讓大腦覺得身處安全的方法既便宜又有效，且是我們常做的事。事實上，要是不做這件事，我們會撐不到幾分鐘就會死亡。呼吸顯然是生存關鍵：我們透過呼吸接收氧氣，排除身體代謝掉的二氧化碳廢物。但我在醫學院時，從沒想過呼吸的「方法」。我總以為，呼吸練習對很焦慮的人或許有用，但呼吸並不是真正的「適當」藥物。我不知道自己錯得離譜，直到因緣際會之下，練習了呼吸。我當初級醫師的第一年，得長期承受龐大壓力。某一夜相當特別，那是連續值十三小時夜班的第四夜，我得評估與治療幾百個病人，很遺憾地，還得為三個病人開死亡證明，其中一人是住在我經常照護的病房，過去幾個星期也熟識了對方。大約到了凌晨四點，一切靜了下來，我癱坐在病房辦公區的一張椅子上，打開電腦，開始猛力搜尋任何能快速減壓的建議。我的懷疑（或無知）很快煙消雲散，因為有排山倒海的證據支持呼吸練習。

健康的呼吸是緩慢深沉的，要適當運用橫隔膜，這塊肌肉位於我們肺部底下，和帳篷一般。但在有持續低度壓力的現代世界，我們都呼吸得太淺、太快。在原始的戰或逃反應中，我們的交感神經系統會啟動，設法讓呼吸快又淺，試圖增加氧氣含量。這在短期內不成問題，但長期來說就會打亂氧氣與二氧化碳平衡，以無效率的方式運用胸部肌肉，浪費能量。解決方式很簡單：深呼吸、慢慢呼吸。簡言之，深呼吸會刺激迷走神經，啟動副交感神經，幫助我們休息與消化。這是一種放鬆反應。好好呼吸固然會動用到各種方式，但核心是很單純的。首先，找個可以放鬆的地方坐下或躺下，再閉上眼睛與嘴。以鼻子慢慢深呼吸五秒鐘，讓腹部外擴，暫停一秒，之後以更長的七秒鐘緩緩吐氣。在吸氣時，應該只有腹部會動。剛開始練這種技巧時可能會覺得有點難，但很容易學會。關鍵在於要規律行動——或許每回做個十到十五次呼吸，一天做三到五回。許多研究顯示，這樣可以減壓、舒緩發炎與持續性疼痛。[19,20]

還有許多其他技巧能讓身體促成大腦放鬆。尋找放鬆、新奇的感覺，例如洗熱水澡、放鬆按摩，或者電刺激機器的震動（例如經皮神經電刺激器〔TENS〕機器）都有幫助。這些介入未必能改變身體，因為組織已痊癒了。這些介入手法其實是把具有安撫能力的感覺輸入送到大腦，分散大腦的注意力。然而很重要的是，我們不能只倚賴「被動式」治療，就只是躺下來接受治療師或機器的治療。如果治療疼痛時只採用被動療法，就無法鼓勵自我成長與自我管理。但這些作法可當作放鬆的額外方式，讓大腦在身體裡覺得安全。

我們對身體所做的事有助於治療持續性疼痛，但同樣重要的是，我們給了身體什麼。第十章提出鐵證如山的證據，說明吸菸、肥胖、飲酒過量會明顯增加發炎，讓持續性疼痛更嚴重。注重飲食健康，減少攝取尼古丁、酒精與咖啡因等生活改變，不若吞個藥丸那麼簡單，而是需要時間、努力與支援。這些介入並不是快速解決方案，也不是浪漫的作法，但確實有效。

安撫過度保護的大腦與壓力過大的身體，關鍵顯然是要讓身體休息放鬆。睡眠是最重要的休息，通常在持續性疼痛扮演關鍵角色，卻經常遭到忽略。疼痛的人很難好好睡一覺或許是無庸置疑，但缺乏睡眠本身也會讓疼痛更嚴重。事實上，失眠導致疼痛的程度，比疼痛導致失眠要高，即使這現象違反直覺。[21]這關係相當重要。有些人會主動改善一夜的睡眠，遂能大幅改善疼痛問題。不妨先從睡眠衛生的紀律做起，先培養良好習慣，讓睡眠環境達到最佳。舉例來說，確保臥室陰暗安靜；建立規律的夜晚放鬆例行程序——臥室別放有螢幕的東西——並避免在晚間攝取咖啡因；建立固定的起床時間。如果這些作法沒什麼用，則可試試失眠認知行為療法（CBT-I），這種療法可改善百分之七十到八十患者的睡眠品質與失眠症狀[22]，也能改善與失眠有關的持續性疼痛。[23]照顧身體是與大腦溝通的妙方，讓大腦知道情況是沒問題的，不必對危險過度警覺。安全運動（搭配讓人放鬆、愉快的休息）、安全呼吸、安全睡眠、選擇健康生活型態，表面上是彼此並不相似的介入方式，但原則是相同的。這些介入手法都透過兩種簡單機制，處理疼痛核心：減壓及培養安全感。

另一種和疼痛系統聊聊、有禮貌地讓它知道可以休息一下的辦法，就是透過我們的心。第五章曾談過，我們顯然無法光靠著掛上笑容，用想的就把疼痛趕走，但心靈確實對疼痛經驗有深刻的影響。緩慢而確切地重新架構我們的心態，從恐懼與壓力，轉變為信心與希望，確實能改善疼痛的經驗與強度。培養有心理彈性的人生觀，對改變保持正向與開放，接受已發生的事很重要。接受或許違反直覺，確實如此。但接受不是放棄或屈服，而是了解到什麼是疼痛，接受你所處的情境。憤怒對抗未知的敵人只會導致更多壓力，讓一切更糟。疼痛是我們的保護器、我們的守護天使。沒錯，疼痛過度保護的時候是很可怕，但疼痛無法靠否認或憤怒來安撫。我們需要以疼痛的語言，由身體和心靈告訴疼痛我們是安全的。要達到這一點，或許需要和有知識與能力的執業人員進行談話治療，例如認知行為治療、正念減壓，或接納與承諾療法。情緒覺察與表達療法（emotional awareness and expression therapy，簡稱 EAET）可協助人處理造成壓力的生活事件，諸如此類的新心理治療也前景可期。底線在於，談話治療必須吻合現代疼痛科學，減少恐懼，增加信心。在過往創傷的案例或正式心理健康診斷，由懂得體諒的心理師或精神科醫師來處理，是很有效的止痛方法。而最重要的是，發揮創意，做些你享受又能有意義的事，是在這條旅程中成長茁壯的關鍵。

透過身體與心靈來減輕壓力，培養安全感的方法很多。不過，沒有人是孤島，我們會透過關係、財務狀況、感覺到的社會位置，甚至住家與工作處建築，和環境產生深深的連結。第九章說明過，社會脈絡會以許多方式直接影響疼痛，這些方式往往是意料之外的。醫師與其他醫療專業人員經常沒準備好處理社會因素，因此常給人的印象是，如果原因不在醫學處理範圍，就不是真的那麼重要。但這樣的想法錯得離譜。任何疼痛要能療癒，可能需要直接處理外在生活的壓力源，無論是家庭、工作或其他關係。雖然說得比做得容易，但直接處理這些問題，或許能直接改善持續性疼痛。談到減輕生活的壓力源時，不妨先看看最低垂的果實，也就是最容易改變的壓力源。在《壓力》一書中，作者薩波斯基建議採用八十／二十的法則來管理壓力：「以百分之二十的力量，就能處理百分之八十的壓力源。」[24]

身處疼痛的人，萬不可獨自承受。加入團體（不光是慢性疼痛團體），與他人連結，會是很強大的止痛劑。參與善待人我、表達感激的活動很重要，這對身處疼痛的人或是給予支持的人來說都是如此。但是疼痛的社會元素也明白顯示，在持續性疼痛的旅途上，雖然自我管理很關鍵，不過並非只有疼痛者得扛起責任，減少壓力。許多有持續性疼痛的人有能力與資源改變生活型態，但如果你告訴酗酒遊民，或是失業且有創傷過往的單親父母要「找出紓壓方法」，那麼別人把你的話當耳邊風或對你下逐客令，都只是合理的回應。社會上各個階層的我們，都有責任支持他人，給予他人力量。

大腦產生疼痛的決定，多半是在我們的意識掌控之外。我們無法直接進入大腦國防部的走廊，如果大腦認為我們身處危險，即使這是依照錯誤資訊所做出的判斷，大腦還是讓我們知道自己身處危險。改變大腦所處的身體、心理或社會脈絡看似平凡之舉，卻能培養安全感，送出源源不絕的「好消息」到大腦的疼痛系統，因此常能紓解疼痛。想像一下大腦裡有一套刻度：在大腦的其中一邊放置安全與安全感的證據，另一邊則是放滿了壓力與威脅的所有可得證據。疼痛是把量表的指針指向後者。越增加大腦的安全感（例如透過運動）或減壓（遠離心靈、社交或發炎壓力源），大腦疼痛系統就會越平靜。

視覺化

雖然改變大腦對於身體與環境的感覺，可間接安撫疼痛的大腦，但有少數的臨床醫師與研究者認為，我們可以直接接觸疼痛系統，最終加以改變，而秉持這樣想法的人越來越多。若能直接將大腦重新連接，將造成疼痛的神經可塑性變化加以逆轉，則可望為持續性疼痛的治療帶來全新氣象。加州索薩利托（Sausalito）的疼痛專科醫師麥克．莫斯科維茨（Michael Moskowitz），是大名鼎鼎的「神經可塑性專家」。他指出，運用神經可塑性能減輕甚至治療多數頑固性疼痛。莫斯科維茨不是遊走於醫學邊緣的新世紀大師；他是以精神科醫師的身分展開醫學生涯，後來專精於疼痛醫學，成為美國頂尖的疼痛醫師。他成功治癒了曾試過所有醫藥與手術方式，卻沒能痊癒的病患，第一個就是他自己。精神科醫師諾曼．多吉（Norman Doidge）在二〇一六年的著作《自癒是大腦的本能：見證神經可塑性的治療奇蹟》（*The Brain's Way of Healing*）一書中曾訪問莫斯科維茨。莫氏描述一次改變生命的意外，刺激他走上通往療癒的路，日後協助他人。[25] 一九九四年，四十四歲的莫斯科維茨醫師和女兒們享受難得的假期。他們去玩「泳圈漂流」（tubing），這項活動有點類似滑水，但是滑水板換成充氣內胎，讓你躺在上面，並緊緊抓著以求保命，完全由汽艇駕駛擺布。在掠過水面時，莫斯科維茨突然翻落到泳圈之外，以時速六十公里的速度，頭往後仰撞擊水面。接下來的十年，他得承受折騰人的持續性頸部疼痛，苦不堪言。無論是強烈的類鴉片藥物或物理治療他都試過，然而成效只像隔靴搔癢。這是持續性疼痛的經典案例：疼痛積年累月，日益惡化，慢慢擴散到頸部兩邊、上背部與肩胛骨。每一回他感覺到劇痛襲來，大腦就更懂得辨識，並啟動同樣的疼痛迴路。這是神經可塑性出了問題。

二〇〇七年，在經過十三年的疼痛折騰之後，莫斯科維茨決定全心全意，了解持續性疼痛，企圖擊退疼痛（他還讀了一萬五千頁關於神經科學的書），最後得到簡單卻玄妙的結論。如果神經可塑性讓他陷入一團糟，他也可以運用神經可塑性，有效「學習」脫離之道。以持續性疼痛來說，疼痛迴路擴張開來，有效偷走大腦許多區域的神經地盤，影響感覺、情緒調節與認知功能。莫斯科維茨計畫把這些區域偷回來，方法是以非疼痛的神經活動來征服這些腦區，切斷疼痛網絡。他精選的武器是：視覺。大腦有很大的一部分是負責處理視覺，而視覺輸入在疼痛經驗中扮演重要角色。莫斯科維茨在想，強烈且重複的視覺是否足以讓疼痛的大腦重新連結。

首先，他為大腦畫了三張圖：第一張是短期疼痛，有許多不同的腦區啟動，另一張圖則是持續性疼痛，也就是那些腦區擴張，而第三張圖則是完全沒有疼痛。他感覺到疼痛襲來時就閉上雙眼，想像持續性疼痛的大腦圖像，並想像這啟動疼痛的區域在縮小。這可不只是單純靠著希望來驅趕疼痛；在剛開始的三個星期，他沒發現多少變化。他是花了一個月的時間，才會在疼痛抬起頭時自動應用這項技巧，之後奇妙的事情發生了。過了六個星期，他背後的疼痛消失，一年後，他的頸部疼痛開始減少，之後完全消失。他的大腦形成了新的身體意象圖，一份不是由疼痛主導的圖。想當然耳，莫斯科維茨興沖沖地把這新發現的知識分享給病人，於是看到奇蹟般的驚人成果。他接下來的職業生涯就在專攻神經可塑性的運用，讓大腦重新連結，告別疼痛。這過程可不容易，尤其是一開始最困難。人們必須要有動機，不屈不撓使用這技巧，即使在最初幾週或幾個月沒有獲得獎勵。這就好像在學新的語言。唯有持續努力才能獲得強烈的舒緩，重要的是，效果可以持久。

我初次讀到莫斯科維茨的奇特故事時感到有些懷疑，但之後回想起自己就曾靠著自我催眠，完全治癒腸躁症。或許是催眠的視覺化層面發揮了最強大的效果——想像我的腸子從激流變成了懶洋洋的牛津郡泰晤士河。更別提在十一章提到鏡箱的視覺幻象，可以重新訓練大腦透過分級動作想像的復健計畫，不再感到幻肢疼痛，甚至也不會感到其他持續性疼痛的狀況。最令人振奮的是，或許新興的虛擬實境技術不僅能讓視覺更有力，也更容易接近。二〇〇八年有一項卓越的研究，以慢性手部疼痛的患者為對象，如果把放大鏡放到他們手上會讓疼痛更嚴重，但如果把肢體縮到最小，則能減少疼痛。[26]當大腦看到的手比較小時，就會假定傷害不那麼大。二〇一八年的另一項研究還更進一步，運用虛擬實境的錯覺大幅降低膝蓋的骨關節炎疼痛。[27]南澳大學（University of South Australia）的團隊請骨關節炎患者配戴虛擬實境眼鏡，他們能以眼鏡看出膝蓋的實況影片。然而，虛擬實境軟體可讓膝蓋看起來更小或更大。參與者低頭看自己的膝蓋時，科學家會握著膝蓋下面的小腿肌群，並輕輕推向膝蓋，或是往足部拉動。這種畫面與觸摸的結合會產生「視覺觸覺錯覺」，好像膝蓋在縮小或放大。而多重感官的錯覺發揮了功用：反覆的錯覺讓四成的患者疼痛減輕。莫斯科維茨也發現，並不是人人都只對視覺有回應；有些人靠著另外增加的觸覺、聲音與震動，獲得很大的助益——這是美國醫師與骨療醫師瑪拉・高登（Marla Golden）引介給莫斯科維茨的要素——可以增加愉快的感知阻隔，協助拆解頑固疼痛迴路。

能偷回自己大腦、收復持續性疼痛占領的地盤，是個相當誘人的想法。直接重新訓練大腦來舒緩疼痛似乎前景可期，也符合現代的疼痛理解。不過，神經可塑性的研究與臨床實務才剛起步，還需要詳探更多的證據，才能公開宣揚。但看看這空間……

教育

我相信這是最重要的療法。如果不理解一套系統，就無法予以重建。以人人可懂的方式，理解疼痛如何運作，是與疼痛共處與紓解疼痛所必須。這是通往痊癒的路線圖。對於承受持續性疼痛的人而言，疼痛教育可能比藥物更有力，能以此為基礎，主動尋求有證據支持的生活型態改變，做出資訊更完整的選擇。疼痛教育是必須的，因多數人（包括諸多醫療專業人員）相信的是過時且完全錯誤的觀念，認為疼痛是組織受傷，並由大腦偵測到。要把一個人的觀點改變成以現代疼痛科學為基礎——疼痛是由大腦輸出，是我們的保護器與守護者，並不是組織受傷的報告者——需要完整的概念轉換。這是疼痛的革命。

以清楚好記、有證據支持的方式來傳達關於疼痛的核心事實可不是簡單任務，不過，過去已有人完成這任務，也帶來有希望的臨床效果。現代疼痛教育的先驅之作之一是《解釋疼痛》（*Explain Pain*），這本書與教育課程是由澳洲疼痛專家（與專業疼痛詮釋者）大衛・巴特勒（David Butler）與洛瑞馬・莫希里完成。[28] 這本書相當創新，趣味橫生地應用故事與隱喻，開發出新的工具與觀念。舉例而言，「危險測量計」（Protectometer）可用來辨認疼痛的肇因與紓解方式，作者分別稱之為「我的危險」（Danger In Me，簡稱 DIM）與「我的安全」（Safety In Me，SIM）。這樣可鼓勵人去追尋一些人事物與經驗，讓大腦視為安全可信的證據。最重要的是，有證據顯示這樣有效。在《解釋疼痛》初次出版後不久，有一項實驗是將患有持續性背痛的參與者隨機分派，有些人分到「解釋疼痛組」，教導他們現代關於疼痛的知識，而有些患者則分到傳統的「背痛學校」（Back School，一系列關於下背痛的教育與訓練課程與計畫），並教導他們關於脊柱解剖學、生理學與人體工學。[29]「解釋疼痛組」很快獲得疼痛紓解，但是「背痛學校組」實際上經歷更多疼痛。現代疼痛科學給予人們信心，認為疼痛未必表示組織受損，然而傳統組別卻只學到背部各個可能受傷的部位名稱。

近年來有許多隨機對照試驗，評估《解釋疼痛》的效能。這些試驗的質性不一，結論有些許差異，但浮現出了整體樣貌：《解釋疼痛》能改善疼痛知識，降低與活動相關的恐懼，提高積極參與復健，確實能減少疼痛。[30,31]重要的是，這些效果即使長期也看得到；有一項研究是在經過十二個月的追蹤之後提出結論：「對於疼痛生物學的知識提升，與降低疼痛強度有關。」[32]單靠著疼痛教育就能達到此等效果；如果疼痛者以此效果為基礎，進而尋求本章所提到的其他療法，止痛可能性甚至更高。

《解釋疼痛》只是幾個疼痛教育平臺之一，也是以良好證據為基礎的平臺。如果持續性疼痛患者也能利用簡單好上手，且有證據的應用程式，好讓他們在這趟旅程中獲得協助，將會是美事一樁。其中一個吸引我的應用程式是Curable（譯註：意為「可治癒」。），這個應用程式的作者是承受過約十年慢性疼痛的三個人，現在他們都康復了。他們有優秀的疼痛科學家當顧問委員，而這平臺會提供現代疼痛科學教育，還有虛擬教練幫助使用者展開積極的自我管理。Curable曾詢問七千名使用者，有百分之六十八在使用後三十天感覺到疼痛舒緩。在本書寫作期間，這項研究的探索與方法尚未完全公開，因此還不能下定論，但期盼Curable和其他類似的程式能幫助人自我管理疼痛，減少疼痛或與之共存，過更完整的生活。

教育的對象不僅限於疼痛者。令人訝異的是，多數醫師對於疼痛的本質缺乏真正理解。我以前也是如此。雖然許多人已懂得疼痛背後的道理，但體制卻尚未做好準備要理解。西醫是依照個別疾病來設計，把疾病分類到整齊組織的獨立倉庫。病人會依照不同的身體系統，求診不同專科醫生，而最大的分隔是在一家醫院治療身體，在另一間治療心理。醫學院專注於疼痛的生物醫學模型，卻只略略帶過力量強大的認知、心理與社會影響。醫學生在深深關心疼痛的病人時，會發現慢性疼痛是最棘手的疼痛層面。[33]老師會教授他們關於疼痛的機制——醫師通常都獲得很好的知識，知道如何在醫院處理急性疼痛——卻不知道和持續性疼痛有何關聯。多數醫師會給予病患一個值得關注（但可理解）的疾病診斷，這種病會有可辨識的病因，之後開藥或給予有用的治療，並看到病人情況轉佳。結案。不過持續性疼痛很複雜混亂，是充滿人性的狀況。

如果醫療人員不接受疼痛的現實，就看不到治療的可能性。更糟的是，我們可能強化讓人恐懼的信念，認為他人身體中某個不明組織受傷，因而在無意間強化疼痛。醫療界的人為界線、製藥業的權力，加上人們對疼痛的錯誤理解，都讓我們陷入困境，讓多數人預期自己的持續性疼痛能以藥丸治療，或藉由手術來修補組織。對多數人來說，這樣的作法無效，還會產生無助與絕望感。但還有更好的作法。如果我們教育他人與自己關於疼痛的真實性質，就能獲得力量與鼓勵，最後也會痊癒。就像多數科學革命，改變體系會是緩慢的過程，猶如設法改變河流走向。但我們一次改變一個人的人生，終究會達成目標。

我與一位已開始推動變革的疼痛專科醫師談過。迪帕克・拉文德蘭醫師（Dr Deepak Ravindran）是英國雷丁皇家伯克郡醫院（Royal Berkshire Hospital）的麻醉與疼痛醫學顧問，有二十多年的疼痛管理經驗，對於止痛藥具備專業知識，也有各種注射與神經阻斷的實務能力。他雖然是疼痛生物醫學派出身，後來則是因為證據而改變信念，加入了疼痛革命的行列：「好幾個世代的人（包括醫師）在成長過程中，都認為疼痛是受傷的表徵。多數人相信，掃描一定能找到受傷的確切原因，接下來只要把這個組織阻斷、切除、取出或使之麻木，問題就能解決。我在受訓過程中所受到的教育是，類鴉片藥物是有效的，且不會上癮，但大約在二〇一四與二〇一五年左右卻開始明白，這不是故事全貌。我開始探索證據與臨床經驗之後，發現藥物治療僅對我百分之三十的慢性疼痛病人，在百分之三十的時間，達到百分之三十的效果。而差不多在這段時間，我也讀到可信的證據，指出多種以止痛為目標的外科手術（例如肩關節鏡手術與小面關節注射等），通常並不比安慰劑有效……這實在是令身為疼痛專家的我無地自容。我們需要從把疼痛視為受傷徵象的純生物醫學模式，轉變為對疼痛有更廣泛的理解，知道疼痛是保護機制。」不過，拉文德蘭醫師並沒有拋棄藥物櫃，或者不再採行介入手法。「我們需要把傷害感受——危險偵測——和疼痛分開。」如果有證據顯示，疼痛主要是身體受傷部位的傷害感受所造成，那麼傳統療法或許適切。否則，我們需要對疼痛有更廣的看法。

拉文德蘭醫師發現疼痛的真正性質，以及這對止痛來說有何意義，於是成為熱血的疼痛教育者。他二〇二一年的書籍《無痛思維》（*The Pain-Free Mindset*），向承受持續性疼痛的人解釋疼痛，並依照現代對於疼痛為保護者的理解，安排了七大領域，讓人從中尋找紓解之道。這七個領域能簡明地縮寫為「MINDSET」。「M」與「I」分別表示「藥物」（medication）與「介入」（intervention），這是醫學專業所使用的傳統止痛法。拉文德蘭醫師清楚指出，雖然這些方法在絕大多數的持續性疼痛案例無法發揮功效，卻對有些人有用，且能與其他療法互補。他也大膽主張，如果只是消極介入，但疼痛者並不了解自己的疼痛、掌握自己的健康，那麼這些介入方式是無效的。正因如此，才有接下來的縮寫字母「N」，代表的是神經科學教育（neuroscience education）。而接下來的三個字母中，D代表飲食（diet），S代表睡眠（sleep），E代表運動（exercise），是在探索已獲實證的方式，讓我們可藉由減少發炎，讓大腦覺得在身體很安全，進而降低疼痛。T則是代表「身心療法」（therapies of mind and body），從認知療法到傳統疼痛模式經常忽略的領域都包括在內——這領域就是創傷。拉文德蘭醫師在他看診時統計，發現有百分之四十的病人在童年曾經歷過重大的不幸。對許多人來說，若不治療創傷所造成且隱藏起來的大腦變化，就只是隔靴搔癢的治療。

拉文德蘭醫師的作法呼應了我們在這最後一章所涵蓋的內容。他理解到，疼痛是個人的，因此治療方式也得個人化。疼痛是要保護整個人，而要減少疼痛，讓大腦覺得安全，我們需要全方位處理人的經驗。史丹佛大學的疼痛專家尚恩·麥基（Sean C. Mackey）簡明扼要指出：「慢性疼痛不只是身體，也不只是大腦，而是一切。目標要鎖定在一切，拿回你的人生。」[34]

速成之道並不存在。攀登療癒之山，道路是狹窄蜿蜒，常常險峻。這趟旅程會碰到暴風雨，以及虛假峰頂。但證據顯示，若能保持毅力與希望，那麼這趟旅程是值得的。善待大腦與身體，給予教育、賦予力量。現代對於疼痛的理解教導我們，別以疼痛來看待人，也別把人當成一束受體與神經，而是要把人當成有人性的人來看待。了解疼痛，就是了解自己。希望本書能讓你覺得開胃。請進一步閱讀，傳播真相。最重要的是，保持希望。

致謝

《疼痛大解密》是每個人都可讀的書，但我誠摯希望能為承受持續性（慢性）疼痛的人帶來幫助，為他們主持公道。這些人當中，有些遭到醫療專業人員的忽視，許多被告知其疼痛是自己想出來的，而所有的患者都得承受苦痛。如果這本書能做些什麼，我希望能喚醒個人與社會層面的意識，了解到持續性疼痛的嚴重性。若不是遇到了這些人的醫師或訪談者，這本書就無法問世。我能提到真實姓名的人並不多（Evan是其中之一），多數則維持匿名。謝謝你們。

我要感謝的第二群人，是科學家與臨床醫師，他們為了理解疼痛與紓解疼痛，奉獻自己的人生。《疼痛大解密》納入近四百項參考資料，代表背後有逾千名研究人員。但這些人只是一小部分，還有眾多優秀人士大膽提出不同思想，為我們帶來對疼痛的現代理解。

感謝無比優秀的編輯Andrea Henry，以及環球出版公司（Transworld）團隊的其他成員：Tom Hill、Kate Samano、Phil Lord、Alex Newby與Richard Shailer。

感謝我的經紀人Charlie Viney，謝謝他有先見之明，預測疼痛會是個精采的主題。

謝謝我的主管與良師益友，啟發我對寫作、科學與人類處境的熱愛：Kate Thomas、Colin Thubron、Margreta de Grazia、Dafydd Lloyd、Daqing Ma、Graham Ogg、Olga Tsatalou、Kate Dean、Belinda Lennox與John Beale。

謝謝本書中的訪談對象，願意慷慨與我分享時間與經驗：Jo Cameron、Candice、Betsan Corkhill、Deepak Ravindran、Joel Salinas、James Robinson、Paul Hughes、Denise Gursul、Tim Keller、Ithsham Iqbal，當然還有那些不願具名的人。

謝謝我的父母Rob與Hannah，為我樹立典範，啟發我寫作，以照護為職志。謝謝我的弟弟Phin，以只有弟弟們才有辦法的方式，提供我關於疼痛的題材。

謝謝我的妻子Hannah，妳是聖人與共鳴版，如果少了妳，我無法寫出這本書。

最後要寫謝謝你，讀者。謝謝你閱讀本書，希望這本書能拓展你對疼痛的理解，甚至完全改變。請保持好奇，繼續學習，並多多傳播這些話語。理解疼痛，乃是紓解疼痛的關鍵。

詞彙表

❐ 接納與承諾療法 Acceptance and commitment therapy（ACT）

這種心理介入法的核心，是讓人學習接受令其沮喪的情況，不嘗試抗拒或對抗。一旦達到一定程度的接受度，接納與承諾療法就會協助人重新架構對疼痛的想法，並評估人生的目標與價值。從某方面來看，接納與承諾療法不會直接減少一個人的症狀；疼痛減輕其實是副產品。

❐ 急性疼痛 Acute pain

是短期疼痛，通常和某刺激有關，無論是碰觸到滾燙的水壺，或是踩到地板上的樂高積木。如果這刺激導致受傷，待傷勢康復，急性疼痛也會解決。

❐ 觸摸痛 Allodynia

這是由通常不會導致疼痛的刺激所引發的疼痛，且通常是由已存在的傷害或發炎（參見「發炎」）所造成。可想想看在背部曬傷時穿上衣的情況。

❐ 杏仁核 Amygdala

位於大腦深處顳葉內的杏仁狀結構（amygdala 是源自於拉丁文的杏仁）。人類有兩個杏仁核，分別位於左右腦。杏仁核在處理恐懼與威脅刺激時扮演關鍵角色，會協助觸發戰或逃反應。

❐ 花生四烯乙醇胺 Anandamide

這是由身體產生的分子，可活化大腦中的大麻素受體（參見「大麻素」），帶來止痛與愉悅的效果。「Ananda」是梵文中的「樂」。

❒ 失樂症　Anhedonia

對於愉悅刺激（例如飲食或性愛）的渴望或享受能力降低，是憂鬱症的常見元素。

❒ 前扣帶迴皮質　Anterior cingulate cortex（ACC）

是大腦中一塊迴力鏢形狀的區域，大致而言，位於情緒腦區與認知腦區之間。前扣帶迴皮質不會試圖理解疼痛的強度與位置，而是尋找疼痛的**意義**。其功能眾多，包括評估與整合疼痛的身體、情緒與社會元素。如果有人傷了我們的感情，或是覺得受到排擠之痛苦，都是因為前扣帶迴皮質。

❒ 軸突　Axon

從細胞體延伸出的神經分支，基本上是大腦與神經系統的主要電線。

❒ 基底核　Basal ganglia

一組位於大腦深處的結構，負責各式各樣的機能，包括控制運動與情緒功能。

❒ 貝氏定理　Bayes' Law

P(A|B) = (P(A)·P(B|A))/(P(B))。讓我說清楚一點吧！貝氏定理是一套公式，會依照過去發生的結果，來計算某件結果的發生機率。這樣可以依據新資訊，更新未來的機率。貝氏定理是由十八世紀英國長老教會的牧師托馬斯．貝葉斯所出，但他生前沒看過自己的發明公諸於世。

❒ 生物心理社會模式　Bio-psycho-social model

這套理論是由美國醫師喬治．恩格爾（George Engel）最早提出，說明疾病（以及健康）不純粹是生物性的，而是會受心理與社會因子的深奧影響。

❒ C 型神經纖維　C-fibre

缺少髓鞘絕緣的一種神經纖維（參見「髓鞘」），因此在傳輸神經衝動時，速度會比其他神經要慢。

❒ 大麻素　Cannabinoid

存在於大麻植物裡的化合物，種類超過百種，許多對人類會產生各種影響，例如欣快、食慾增加等。大麻素可從大麻中萃取，也可以合成。我們身體甚至會自己生成大麻素，稱為內源性大麻素。

❒ 辣椒素　Capsaicin

辣椒裡的活性成分，在我們口中與皮膚所啟動的受體，和偵測熱刺激的受體一樣。辣椒素會讓大腦認為我們的身體被燙到了，即使溫度並沒有升高。

❒ 馬尾症候群　Cauda equina syndrome

位於我們脊椎尾端的一束神經，看起來像馬尾（拉丁文為「cauda equina」）。如果這個結構受損，會導致嚴重背痛、鞍部脊髓麻木、坐骨神經痛、失禁與性功能障礙。是緊急傷害，需要以手術減壓來治療。

❒ 中樞神經系統　Central nervous system（CNS）

腦與脊髓。

❒ 中樞敏感化　Central sensitization

腦與脊髓的危險訊號反應增加。這樣會造成對危險訊號的敏感度增加，而通常不會導致疼痛的刺激，這時也會讓人覺得疼痛。中樞敏感化可能是從急性疼痛轉變為慢性疼痛的主要機制。

❒ 慢性疼痛　Chronic pain

也就是長期疼痛，定義並未統一：有些人是指維持超過三個月的疼痛，有人則指是損傷痊癒後依然持續的疼痛。也稱為「持續性疼痛」，我較偏好使用這個詞，也較頻繁使用（參見「持續性疼痛」）。

❒ 認知行為療法　Cognitive behavioural therapy（CBT）

這種心理治療的目的，是讓人有能力改變負面的思想與行為。

❒ 認知功能療法　Cognitive functional therapy（CFT）

這是治療疼痛的身心療法，透過疼痛教育、運動與生活型態改變，協助個人重新架構心態與「疼痛信念」。

❒ 複雜性局部疼痛症候群　Complex regional pain syndrome（CRPS）

正如名稱所見，是複雜——且目前我們了解不夠深——的嚴重疼痛，通常局限於單肢。研究強烈認為，這是受到發炎（參見「發炎」）與中樞敏感化（參見「中樞敏感化」）影響。

❒ 先天性無痛症　Congenital analgesia

亦稱為先天性痛覺不敏感。這種罕見遺傳狀態，會導致個人無法感知到疼痛。原因之一，是神經無法把危險訊號傳到大腦。

❒ 新冠肺炎　Covid-19

二〇一九冠狀病毒病（Coronavirus disease 2019，簡稱 Covid-19，譯文稱為「新冠肺炎」）是一種傳染病，由「嚴重急性呼吸道症候群冠狀病毒 2 型」（SARS-CoV-2）造成。2 型是要與嚴重急性呼吸道症候群冠狀病毒（SARS）區別，後者是另一種冠狀病毒，在二十一世紀初曾引發致命的大流行。Covid-19 造成全世界停擺，二〇二〇年後也造成了數百萬人死亡。

❒ 板球　Cricket

你或許猜到，我不太了解這比賽。一位打板球的朋友曾告訴我，這些規則可用「老派的好用定義」來說明：「有兩支隊伍，一支在外面的場上，一支在裡面。每個在裡面這一隊的球員會出場，等他們出局，就回來裡面，下一個球員又上場，直到出局。等他們都出局，原本在外面場上的球員就會進來裡面，而本來在裡面這一隊的球員會到外面場上，設法讓那些在裡面這一隊的人出局。有時候在裡面的球員還沒出局。如果兩邊的球隊都已經待過內場和外場，包括那些沒出局的人也是，那比賽就結束。懂沒？很好。」

❒ 損害相關分子模式　Damage-associated molecular patterns（DAMPs）

組織受傷後體內所釋放的分子。免疫細胞會辨識，並啟動免疫系統（參見「免疫系統」）。這包括受損或死亡的細胞釋放的蛋白質。

❒ 腦深層刺激手術 Deep brain stimulation（DBS）

這種治療方式，是運用神經外科手術，把會釋放電脈衝的電極放置到特定腦區，這種「腦部節律器」是為了調整不正常的衝動。

❒ 預設模式網路 Default mode network

當我們在休息時，這組腦區會比較活化，而我們在活動時，這組腦區就不那麼活化。預設模式網路往往會牽涉到記憶、做白日夢與規畫未來。

❒ 樹突 Dendrite

神經類似樹枝狀的部分，會接收其他神經細胞的輸入，並把資訊傳到細胞體，通常一個細胞體會與多個樹突相連；這個字是從希臘文的樹（dendron）衍生。

❒ 多巴胺 Dopamine

這是一種化學訊息傳導物，能啟動大腦許多不同的反應，從運動到動機都包括在內。一般常被誤認為能產生獎勵帶來的愉悅感，但多巴胺的角色較著重於先激勵我們去尋求獎勵。

❒ 腦電圖 Electroencephalography（EEG）

一種非侵入的方式，記錄腦部的電活動。檢測時，頭皮上會貼滿電極片，測量整個腦部的電流變化。腦電圖最知名的用途是診斷癲癇，但也有許多其他臨床與研究功能。

❒ 同理心 Empathy

定義變化多端，還有許多次分類，但大致上來說，是對別人的經歷感同身受，且能理解。

❒ 情緒覺察和表達治療 Emotional awareness and expression therapy（EAET）

是著重於情緒與創傷的談話治療，目標是幫助人理解情緒的重要性，因為情緒會影響到能放大疼痛的腦部通道，和過往創傷或當前衝突有關的情緒尤其如此。這種療法能讓人有能力表達正面與負面情緒，並加以調整，進而解決問題。

❒ 內分泌系統　Endocrine system

是遍及全身的激素與釋放激素的腺體系統，大家熟悉的內分泌激素包括皮質醇，以及性雌激素與睪固酮等性激素。

❒ 內源性　Endogenous

源自於身體內。比方說，我們會產生內源性類鴉片（參見「類鴉片」），例如腦內啡。

❒ 內嗅皮質　Entorhinal cortex

位於大腦顳葉的一小塊區域，大家最知道的是，這裡為形成記憶的部位。談到疼痛時，內嗅皮質會負責詮釋環境中的潛在危險線索，增加焦慮，因此放大疼痛。這或許是要身體做好準備，對最糟的情況未雨綢繆。

❒ 眼動減敏法　Eye-movement desensitization and reprocessing（EMDR）

這種療法對於遭受創傷的人來說通常有效，但我們還不完全了解原因。有一種理論是說，藉由讓對象執行雙邊刺激任務（例如讓眼睛從一邊轉移到另一邊），同時要求對象回憶創傷，這樣對象只能提取事件有限的資訊，因此情緒反應會降低，久而久之，透過重新處理創傷記憶，就能讓一個人的創傷記憶影響減敏。

❒ 脂肪酸醯胺水解酶　Fatty acid amide hydrolase（FAAH）

脂肪酸醯胺水解酶是一種分解花生四烯乙醇胺的蛋白質（參見「花生四烯乙醇胺」），降低體內內源性大麻素的含量（參見「大麻素」）。

❒ 吩坦尼　Fentanyl

強力的合成類鴉片（參見「類鴉片」），用來緩解與止痛。由於價格低廉，效力又比嗎啡強一百倍，遂成為常見的娛樂性用藥，也成為最致命的藥物之一。

❒ 纖維肌痛症　Fibromyalgia

這種病症的特徵，是廣泛的持續性疼痛，還有疲憊與記憶力的問題。令人洩氣的是，我們目前尚未完善理解其生物學，但研究正在進行。疼痛處理異常可能是影響因素（參見「中樞敏感化」），而近期證據顯示，免疫系統驅動（參見「免疫系統」）也可能是部分原因。

❒ 功能性磁振造影　fMRI

功能性磁振造影（Functional magnetic resonance imaging，簡稱 fMRI）是一種腦部造影法，會偵測腦部的血流變化。這些變化能高度顯示需要血流增加的腦會需要更多能量，因此也比較活化。「功能性」意指可看到腦部運作出現變化，而不光是看到大腦結構而已。

❒ 門閥控制理論　Gate-control theory

科學家梅爾扎克與沃爾在一九六五年提出的理論，主張脊髓有「門閥」，亦即中介神經細胞，會調控來自末梢的危險訊號，決定是否讓訊號傳上大腦。雖然我們現在知道這是過於簡化的理論，但這理論仍為現代疼痛科學鋪路。

❒ 痛風　Gout

這是關節發炎的狀況，尤其會影響腳姆趾根部的蹠趾骨關節。這是血液中的尿酸含量高所引起，於是形成結晶，使關節發炎。食物和酒精攝取可能增加痛風的風險——以前痛風稱為「國王病」，因為盛行於過度攝取酒肉的年長男性——但飲食只占病例的一小部分；遺傳體質、多種健康狀況與某些用藥也是風險因素。

❒ 家庭醫師　GP

家庭醫師（general practitioner）是為社區病患提供各種醫療服務的醫師。

❒ 分級動作想像　Graded motor imagery

這種持續性疼痛的復健方案，目標是慢慢活化和動作有關的腦區，並且不觸發疼痛保護警示。這包括三個步驟，首先是給病患一張手部的圖，幫助病患判斷這是左邊或右邊的肢體，之後讓他們想像移動這隻手，最後導入「鏡像療法」，讓參與者看見其健全肢體移動的映像，讓他們疼痛的肢體似乎也在移動。

❐ 組織胺　Histamine

很小的化合物，但是效力很強。當免疫系統的肥大細胞釋放組織胺（參見「免疫系統」與「肥大細胞」），會導致許多發炎（參見「發炎」）與過敏的症狀：癢、血管擴張泛紅、皮膚發熱與腫脹，有時還會導致血壓系統性下降。也會讓人打噴嚏與鼻腔分泌物增加。

❐ 順勢療法　Homeopathy

另類醫學的一種領域，依據「以同治同」（like cures like）的理論，認為極微量且高度稀釋的致病原因，其實可以治療疾病。臨床試驗顯示，其療效並未優於安慰劑（參見「安慰劑」）。醫學界絕大多數認為順勢療法在科學上並不可信。

❐ 痛覺過敏　Hyperalgesia

對於會引起疼痛的刺激更加敏感。起因有幾種，例如神經損傷、發炎（參見「發炎」），甚至是使用類鴉片藥物（參見「類鴉片」）。勿與觸摸痛混淆（參見「觸摸痛」），後者是由通常不會引起疼痛的刺激所導致。

❐ 催眠　Hypnosis

這種狀態是意識被轉移，把注意力焦點放在特定指示，可讓人對暗示更有回應。

❐ 催眠療法　Hypnotherapy

運用催眠來治療醫療或精神狀況。

❐ 下視丘　Hypothalamus

位於大腦的小區域，形成神經系統與內分泌（激素）系統（參見「內分泌系統」）之間的重要橋梁，可控制飢餓、睡眠與體溫調節，還有其他許多機能。

❐ 國際疾病分類標準　International Classification of Diseases（ICD）

由世界衛生組織（World Health Organization，簡稱 WHO）提出的疾病列表，有助於診斷標準化。

❐ 免疫系統　Immune system

身體防護系統之一。免疫系統是高明又繁複的細胞、分子與過程網絡，保護身體不受外來威脅，無論是病原體、癌細胞，或是穿過皮膚的無生命物體。

❐ 額下回　Inferior frontal gyrus

大腦的一部分，是布洛卡區（Broca's area）的所在，這區域對於語言處理與言語產生很關鍵，還有越來越多證據顯示，這區域在疼痛情緒處理上也扮演重要角色。

❐ 發炎　Inflammation

身體對有害威脅的協調反應，這些威脅從細菌到骨折都包括在內。發炎的角色是排除傷害的原因，並開始組織修復過程。

❐ 腦島　Insula

位於大腦深處的區域，負責各式各樣的機能，令人稱奇。這些包括感受數種情緒，例如恐懼與厭惡，以及把這些情緒與疼痛經驗連接。

❐ 內囊　Internal capsule

大腦高速公路的交叉點，含有連接皮質與其他大腦結構的神經纖維束。

❐ 國際疼痛研究協會　International Association for the Study of Pain（IASP）

重要的全球性疼痛協會，將臨床醫師、科學家與政策制定者整合起來。

❐ 大腸激躁症　Irritable bowel syndrome（IBS）

這種病症的特色是反覆或持續的腹痛，以及排泄習慣變化（排便與／或腹瀉，以及排便頻率與糞便外觀）。會由幾種因此造成或觸動，其中最重要的是心理壓力。目前證據顯示，腸躁症是腸道與大腦軸心——這是連結腸道（與數兆個微生物）與大腦的訊號系統——失調。

❐ KCNG4

這種基因會控制 $K_v6.4$ 的鉀離子通道。（參見「$K_v6.4$」）

❒ $K_v6.4$

這種通道（或嚴格來說，是通道子單位）會調節鉀離子穿越傷害感受器的細胞膜流動（參見「傷害感受器」）。這會讓神經衝動從受傷處攜帶危險訊號，送到大腦。

❒ 痲瘋　Leprosy

由痲瘋桿菌（*Mycobacterium leprae*）引發的慢性感染疾病。和一般觀念不同，這種疾病並不會造成手指與肢體斷落。相反地，一旦痲瘋桿菌來到人類宿主身上，就會尋找溫度較低的人類末梢系統，在人類皮膚神經居住。痲瘋對神經的傷害首先是失去溫度辨別能力，之後是輕觸的感覺，然後是疼痛。由於失去疼痛警告，因此患者會有割傷與燙傷的傷害，導致感染（一樣無感），並對手指、腳趾與臉部結構造成永久性傷害。

❒ 左多巴　L-dopa

這種分子分解後可形成多巴胺（參見「多巴胺」）。左多巴是用來增加腦內多巴胺，因為多巴胺本身無法跨越血腦屏障，因此無法以藥物的形式給予。

❒ 利多卡因　Lidocaine

又稱為里格卡因（lignocaine），是局部麻醉劑，通常在牙科運用。以及小型手術或不適的醫療程序中使用。這是藉由暫時阻斷傷害感受器（參見「傷害感受器」）的鈉離子通道，讓危險訊號無法觸動而達成。

❒ 肥大細胞　Mast cell

我喜歡把肥大細胞視為免疫系統埋設的地雷。會接觸到外界的身體表面大多有肥大細胞，包括皮膚、腸道與肺。病原體或過敏原若是啟動了肥大細胞，則肥大細胞會釋放出很有力的組織胺混合物（參見「組織胺」）與促發炎分子，導致腫、痛、癢。

❒ 正念減壓法　Mindfulness-based stress reduction（MBSR）

這過程包括冥想、瑜伽與身體覺察，其設計是要改善情緒調控，以及減輕壓力。

❒ 鏡像觸覺聯覺　Mirror-touch synaesthesia

這種狀況是指，一個人看見另一人被碰觸時，也會感覺到自己身體受到相同的碰觸——或他們的大腦會察覺到那種碰觸的感覺。對有些人來說，他們感受到的碰觸會和所看到的人同一邊，有些人則會是鏡像反映，在對側感受到碰觸（參見「聯覺」）。

❒ 嗎啡　Morphine

一種天然生成的類鴉片（參見「類鴉片」），是從罌粟衍生而來，會對類鴉片受體起作用，紓解疼痛。

❒ 磁振造影　MRI

磁振造影（Magnetic resonance imaging，簡稱 MRI）是以一種近乎奇蹟的方式，為身體繪製圖像。原子的構成要素之一（因此我們的身體與宇宙中的多數物體都是如此）就是帶正電的「質子」。磁振造影掃描儀基本上是個巨大的磁鐵，讓質子依照磁場排列。這種情況發生時，磁振造影儀也會釋放出無線電脈衝，讓質子離開排列。一移除脈衝，質子又會回來排列，釋放出電磁能，讓掃描儀偵測，於是我們就能看到身體不同組織的詳細圖像。不同類型的磁振造影可讓我們看到身體不同組織與功能，例如功能性磁振造影（參見「磁振造影」）。

❒ 髓鞘　Myelin

包圍在多數神經外的脂質，可以絕緣，也可加速神經衝動。

❒ 納洛酮　Naloxone

常見商品名為「Narcan」，是用來阻斷或逆轉類鴉片物質效果的用藥（參見「類鴉片」），最常使用在類鴉片劑量過度。

❒ 英國國家健康與照顧卓越研究院　National Institute for Health and Care Excellence（NICE）

這是英國的全國性機構，為臨床實務、藥物與健康科技提供引導。

❒ $Na_v1.7$ ／ $Na_v1.9$

位於傷害感受器（參見「傷害感受器」）外的鈉離子通道，可啟動傷害感受器，產生神經衝動（危險信號），傳到大腦。通道要做到這一點，是讓帶正電的鈉離子進入神經，之後電荷快速翻轉，產生神經衝動。「Na」就是鈉的原子符號，會在這通道移動；「v」代表穿過神經膜的電壓變化，而 1.7 或 1.9 單純表示這是這類通道中的第七或第九條被發現的通道。

❒ 神經元　Neuron

神經細胞。含有細胞體（含有細胞 DNA、會產生能量的發電廠）、樹突（參見「樹突」）與軸突（參見「軸突」）。

❒ 神經可塑性　Neuroplasticity

神經可塑性是我們大腦網絡的奇特能力，可隨著時間調整與變化。過去大家以為，神經可塑性僅有兒童時期才存在，也就是密集學習期，但現在很清楚，我們的大腦在一生中都有奇妙的可塑性，能發揮彈性。

❒ 神經標記　Neurosignature

大腦中沒有特定的「疼痛路徑」或「疼痛中心」；疼痛是大腦的輸出，由許多腦區同時活動的模式所產生。這種模式稱為「神經標記」。「標記」（signature）是個適當的詞，因為每一次疼痛經驗都有其特有的模式。

❒ 神經傳導物質　Neurotransmitter

這種化學物質會把神經訊號傳導到另一條神經。大家最熟悉的應是多巴胺（參見「多巴胺」）與血清素，但神經傳導物質至少還有其他兩百種。

❒ 英國國民保健署　NHS

英國國民保健署（The National Health Service）是英國有公共經費的醫療保健系統，並在四個構成國（英格蘭、威爾斯、蘇格蘭與北愛爾蘭）有不同分支。成立於一九四八年，目標是「使用時免費」，今天多數服務依然如此。

❒ 反安慰劑效應　Nocebo effect

指任何對於藥物或治療方案的負面期望，降低這些療法的正面效果。

❒ 傷害感受　Nociception

危險或傷害刺激的偵測過程。傷害感受**不是**疼痛！傷害感受不是疼痛經驗的必須要素，也不是充分條件。

❒ 傷害感受器　Nociceptor

經常稱為「危險受體」。這個受體會偵測有害刺激（參見「有害刺激」）所導致的傷害與危險，無論是溫度、機械式或化學類。衍生自拉丁文的「傷害」（nocere）。

❒ 有害刺激　Noxious stimulus

對身體有危險（或潛在危險）的刺激。可分為溫度（滾燙的水）、機械式（拳打）或化學性質（有腐蝕性的酸）。

❒ 依核　Nucleus accumbens

位於大腦獎勵網路的小區塊，其最廣為人知的功能，是在動機與尋求愉悅獎勵刺激中所扮演的角色。

❒ 開放式安慰劑　Open-label placebo

惰性藥丸，服用者知道其為惰性（參見「安慰劑」）。

❒ 類鴉片　Opioid

這種物質會對身體的類鴉片受體起作用。可從罌粟中天然提取（例如嗎啡——參見參見「嗎啡」與可待因〔codeine〕，也稱為鴉片製劑〔opiates〕）、合成（例如吩坦尼——參見「吩坦尼」），或是我們人體自行產生（例如腦內啡）。

❒ 眼窩額葉皮質　Orbitofrontal cortex

這大腦的一部分就位於眼窩上方，位於前額葉皮質（參見「前額葉皮質」）。有許多功用，包括決策與評估不同選項的相對價值。

❒ 疼痛　Pain

重大名詞！疼痛是一種可怕的感覺，會促使我們保護身體的一部分，這是我最喜歡的定義之一。任何定義都來自核心事實：疼痛是保護器，不是組織受傷的偵測器。疼痛沒有普世一致的最終定義，不過最接近科學界共識的，是國際疼痛研究學會（參見「國際疼痛研究學會」）二〇二〇年的定義是：「疼痛是一種不愉快的感覺與情緒經驗，和實際或潛在的組織傷害相關，或類似相關。」

❒ 痛覺說示不能症　Pain asymbolia

一種罕見且奇特的病症，患者可以感受與體認到疼痛，卻沒有反感或不悅。

❒ 陣發性劇痛症　Paroxysmal extreme pain disorder

一種先天性的病症，終生會有偶發性疼痛。患者通常會經歷直腸痛，但身體各處都可感受到疼痛。這是因為 SCN9A 基因突變，影響到 $Na_v1.7$ 通道（參見「$Na_v1.7$ ／ $Na_v1.9$」），接下來又降低危險訊號送到大腦的閾值。

❒ 病原相關分子模式　Pathogen-associated molecular patterns（PAMPs）

出現在病原微生物群的分子，這些分子由免疫系統（參見「免疫系統」）辨識出。

❒ 模式識別受體　Pattern recognition receptors（PRRs）

身體免疫細胞的受體，會辨識出病原相關分子模式（參見上一條）。

❒ 中腦導水管周圍灰質　Periaqueductal grey

這是腦幹的一小區，在阻止來自身體的傷害訊號扮演重要角色。這是擋下危險信號，不讓它傳到大腦、被詮釋為疼痛的最後「門閥」之一。

❒ 末梢神經系統　Peripheral nervous system

所有中樞神經系統（腦與脊隨——參見「中樞神經系統」）以外的神經。

❒ 周邊敏感化　**Peripheral sensitization**

對神經刺激的敏感度增加。而在疼痛脈絡下，通常是發生在組織受傷之後：想想看，我們如果腳踝扭傷，為了避免讓腳踝承受體重而疼痛，走路就會一拐一拐的。

❒ 持續性疼痛　**Persistent pain**

比預期痊癒時間還持久的疼痛。時間該如何訂定雖莫衷一是，但多數案例中，損傷會在大約三個月痊癒。

❒ 安慰劑　**Placebo**

任何看起來像是醫藥的東西，但實際上是惰性或非活性，例如糖錠。

❒ 安慰劑效應　**Placebo effect**

更精準的描述方式為「期望效應」，因為這是大腦對於治療脈絡所興起的反應。如果大腦認為，某個東西能減少疼痛——無論是因為病人必須先閱讀關於療法的資訊，或是因為由看起來很有信心的臨床醫師所給予——它確實會產生紓解疼痛的化學物質（參見「安慰劑」）。

❒ 安慰劑基因組　**Placebome**

我們的基因結構影響安慰劑效應的方法（參見「安慰劑」）。

❒ 正子斷層造影　**Positron emission tomography（PET）**

這種造影技術是利用放射性示蹤劑，偵測大腦氧合與葡萄糖消耗程度。會顯示出大腦活動的區域。

❒ 創傷後壓力症候群　**Post-traumatic stress disorder（PTSD）**

暴露於創傷事件之後所發展出的焦慮症。其特徵有：經驗再現、惡夢、過度警覺、負面心情與迴避。

❒ 預測處理　**Predictive processing**

這理論是，大腦持續修正關於外界情況的想法，這樣可預測我們會經歷到什麼事，任何新的或有衝突的證據，會讓大腦更新其預測。

❐ **前額葉皮質　Prefrontal cortex**

占大腦相當大的一部分，就位於顱骨前面之後。前額葉皮質執行多種功能，最廣為人知的是「執行功能」：決策、自我控制、短期記憶與注意力控制。

❐ **原發性紅斑性肢痛症　Primary erythromelalgia**

這種先天性的狀況會導致陣發性灼熱疼痛，通常是手腳會感覺到。這是因為 SCN9A 基因突變所導致，會影響到 $Na_v1.7$ 通道（參見「$Na_v1.7$／$Na_v1.9$」），接下來會降低送到大腦的危險訊號閾值。

❐ **隨機對照試驗　Randomized controlled trial**

這是把規模及人口統計相似的組別，隨機指派到下列組別：a）我們想要測試的新藥（或任何治療介入）；或 b）「比較治療」，這可能是安慰劑（參見「安慰劑」）或者「一般療法」。如果為「雙盲」研究，則不僅參與者不知道自己獲得何種治療，研究者或臨床醫師也不知道自己給予的是什麼。

❐ **類風濕性關節炎　Rheumatoid arthritis**

自體免疫失調（身體的免疫系統——參見「免疫系統」——攻擊自己的組織），主要影響小關節，尤其是手腕與手。

❐ **SCN9A**

控制 $Na_v1.7$ 通道的基因（參見「$Na_v1.7$／$Na_v1.9$」）

❐ **體感覺皮質　Somatosensory cortex**

位於大腦中央頂端腦區的腦脊，負責處理觸覺、平衡、溫度與疼痛。大腦的身體地圖就儲存在此。

❐ **聯覺　Synaesthesia**

一種感覺的刺激，會導致其他感覺不由自主也產生知覺。舉例來說，在看到特定數字時，會想到特定顏色（參見「鏡像觸覺聯覺」）。

❐ 突觸　Synapse

兩條神經末端之間的微小間隙。神經訊號會穿過突觸（參見「神經傳導物質」）。

❐ 視丘　Thalamus

大腦的重要中繼站。位於大腦低深之處，所有感覺資訊（嗅覺除外）會先傳到視丘，之後才送到大腦的各相關位置。

❐ 經顱直流電刺激　Transcranial direct current stimulation

這個過程是在頭上貼電極片，把低電流送到特定腦區，啟動這些區域。

❐ 經皮神經電刺激器　Transcutaneous electrical nerve stimulation（TENS）

這過程是用電極片，將微弱電流傳進皮膚，電極片會與裝了電池的裝置相連，這裝置稱為「經皮神經電刺激器」。有些人非常相信其功效，但有效性的證據好壞參半。

❐ 功利主義　Utilitarianism

一種倫理學的理論，主張一般而言，我們必須採取行動，為最多數人達到最大的愉悅與快樂。

❐ 腹側蒼白球　Ventral pallidum

位於大腦基底核的小結構（參見「基底核」），是大腦獎勵系統的關鍵部分，在動機與上癮扮演重要角色。

❐ 鋅指同源框 2　ZFHX2

名稱怪異的「鋅指同源框 2」是不太知名的基因，能調節基因解讀。二〇一八年，研究人員辨識出來自義大利托斯卡尼大區、以高疼痛閾值馳名的馬西里家族（Marsili）成員有此基因突變，也為未來止痛劑揭露了可能的新途徑。

參考資料

作者註

1. Edelstein, L., 'The Hippocratic Oath: Text, Translation and Interpretation', *Ancient Medicine: Selected Papers of Ludwig Edelstein*, eds. Temkin, R. and Lilian, C., Johns Hopkins University Press, 1967, pp.1484–5

序言

1. Manchikanti, L., Singh, V., Datta, S., Cohen, S. P. and Hirsch, J. A., 'Comprehensive review of epidemiology, scope, and impact of spinal pain', *Pain Physician*, 12(4), 2009, pp.E35–70
2. Jarvik, J. G. and Deyo, R. A., 'Diagnostic evaluation of low back pain with emphasis on imaging', *Annals of Internal Medicine*, 137(7), 2002, pp.586–97
3. Vos, T., Abajobir, A. A., Abate, K. H. *et al.*, 'Global, regional, and national incidence, prevalence, and years lived with disability for 328 diseases and injuries for 195 countries, 1990–2016: a systematic analysis for the Global Burden of Disease Study 2016', *The Lancet*, 390(10100), 2017, pp.1211–59

1 國防部

1. Fisher, J. P., Hassan, D. T. and O'Connor, N., 'Minerva', *BMJ*, 310(70), 1995
2. Bayer, T. L., Baer, P. E. and Early, C., 'Situational and psychophysiological factors in psychologically induced pain', *Pain*, 44(1), 1991, pp.45–50
3. Shakespeare, W., *The Merchant of Venice: Texts and Contexts*, ed. Kaplan, M. L., Palgrave Macmillan, 2002, pp.25–120
4. Descartes, R., *Treatise of Man*, Harvard University Press, 1972

5. Sherrington, C., 'The integrative action of the nervous system', *Journal of Nervous and Mental Disease*, 34(12), 1907, p.801
6. Tewksbury, J. J. and Nabhan, G. P., 'Directed deterrence by capsaicin in chillies', *Nature*, 412(6845), 2001, pp.403–4
7. Wall, P. D. and McMahon, S. B., 'The relationship of perceived pain to afferent nerve impulses', *Trends in Neurosciences*, 9(6), 1986, pp.254–5
8. Melzack, R. and Wall, P. D., 'Pain mechanisms: a new theory', *Science*, 150(3699), 1965, pp.971–9
9. Morton, D. L., Sandhu, J. S. and Jones, A. K., 'Brain imaging of pain: state of the art', *Journal of Pain Research*, 9, 2016, p.613
10. Raja, S. N., Carr, D. B., Cohen, M. *et al.*, 'The revised International Association for the Study of Pain definition of pain: concepts, challenges, and compromises', *Pain*, 161(9), pp.1976–82
11. Ramachandran, V. S. and Blakeslee, S., *Phantoms in the Brain: Probing the Mysteries of the Human Mind*, William Morrow, 1998, p.224
12. Adelson, E. H., 'Checker shadow illusion', 1995
13. MacKay, D. M., 'The epistemological problem for automata', *Automata Studies*, 1956, pp.235–52
14. Beecher, H. K., 'Relationship of significance of wound to pain experienced', *Journal of the American Medical Association*, 161(17), 1956, pp.1609–13

2 五位無痛奇人

1. Knight, T., 'Bacon: The Slice of Life', *The Kitchen As Laboratory: Reflections on the Science of Food and Cooking*, Columbia University Press, 2012, pp.73–82
2. Dearborn, G. V. N., 'A case of congenital general pure analgesia', *Journal of Nervous and Mental Disease*, 75, 1932, pp.612–15
3. Cox J. J., Reimann, F., Nicholas, A. K. *et al.*, 'An SCN9A channelopathy causes congenital inability to experience pain', *Nature*, 444(7121), 2006, pp.894–8
4. McDermott, L. A., Weir, G. A., Themistocleous, A. C. *et al.*, 'Defining the functional role of $Na_v1.7$ in human nociception', *Neuron*, 101(5),

2019, pp.905–19

5. Minett, M. S., Pereira, V., Sikandar, S. *et al.*, 'Endogenous opioids contribute to insensitivity to pain in humans and mice lacking sodium channel $Na_v1.7$', *Nature Communications*, 6(8967), 2015
6. Fertleman, C. R., Baker, M .D., Parker, K. A. *et al.*, 'SCN9A mutations in paroxysmal extreme pain disorder: allelic variants underlie distinct channel defects and phenotypes', *Neuron*, 52(5), 2006, pp.767–74
7. Moyer, B. D., Murray, J. K., Ligutti, J. *et al.*, 'Pharmacological characterization of potent and selective Nav1. 7 inhibitors engineered from Chilobrachys jingzhao tarantula venom peptide JzTx-V', *PLOS ONE*, 13(5), 2018, p.e0196791
8. Woods, C. G., Babiker, M. O. E., Horrocks, I., Tolmie, J. and Kurth, I., 'The phenotype of congenital insensitivity to pain due to the Nav1.9 variant p.L811P', *European Journal of Human Genetics*, 23, 2015, pp.561–3
9. Habib, A. M., Matsuyama, A., Okorokov, A. L. *et al.*, 'A novel human pain insensitivity disorder caused by a point mutation in ZFHX2', *Brain*, 141(2), 2018, pp.365–76
10. Sasso, O., Pontis, S., Armirotti, A. *et al.*, 'Endogenous *N*-acyl taurines regulate skin wound healing', *Proceedings of the National Academy of Sciences*, 113(30), 2016, pp.E4397–406
11. Bluett, R. J., Báldi, R., Haymer, A. *et al.*, 'Endocannabinoid signalling modulates susceptibility to traumatic stress exposure', *Nature Communications*, 8(14782), 2017, pp.1–18
12. Van Esbroeck, A. C., Janssen, A. P., Cognetta, A. B. *et al.*, 'Activity-based protein profiling reveals off-target proteins of the FAAH inhibitor BIA 10-2474', *Science*, 356(6342), 2017, pp.1084–7
13. Lee, M. C., Nahorski, M. S., Hockley, J. R. *et al.*, 'Human labor pain is influenced by the voltage-gated potassium channel Kv6.4 subunit', *Cell Reports*, 32(3), 2020, p.107941
14. Andresen, T., Lunden, D., Drewes, A. M. and Arendt-Nielsen, L., 'Pain sensitivity and experimentally induced sensitisation in red haired females', *Scandinavian Journal of Pain*, 2(1), 2011, pp.3–6
15. Wienemann, T., Chantelau, E. A. and Koller, A., 'Effect of painless dia-

betic neuropathy on pressure pain hypersensitivity (hyperalgesia) after acute foot trauma', *Diabetic Foot & Ankle*, 5(1), 2014, p.24926

16. Ndosi, M., Wright-Hughes, A., Brown, S. *et al.*, 'Prognosis of the infected diabetic foot ulcer: a 12-month prospective observational study', *Diabetic Medicine*, 35(1), 2018, pp.78–88
17. Roglic, G., 'WHO Global report on diabetes: A summary', *International Journal of Noncommunicable Diseases*, 1(1), 2016, p.3
18. Pop-Busui, R., Lu, J., Lopes, N. and Jones, T. L., 'Prevalence of diabetic peripheral neuropathy and relation to glycemic control therapies at baseline in the BARI 2D cohort', *Journal of the Peripheral Nervous System*, 14(1), 2009, pp.1–13
19. Narres M., Kvitkina, T., Claessen H. *et al.*, 'Incidence of lower extremity amputations in the diabetic compared with the non-diabetic population: A systematic review', *PLOS ONE*, 12(8), 2017, p.e0182081
20. Kerr, M., Barron, E., Chadwick, P. *et al.*, 'The cost of diabetic foot ulcers and amputations to the National Health Service in England', *Diabetic Medicine*, 36(8), 2019, pp.995–1002
21. Schilder, P. and Stengel, E., 'Asymbolia for pain', *Archives of Neurology & Psychiatry*, 25(3), 1931, pp.598–600
22. Berthier, M., Starkstein, S. and Leiguarda, R., 'Asymbolia for pain: a sensory–limbic disconnection syndrome', *Annals of Neurology: Official Journal of the American Neurological Association and the Child Neurology Society*, 24(1), 1988, pp.41–9
23. Hagiwara, K., Garcia-Larrea, L., Tremblay, L. *et al.*, 'Pain behavior without pain sensation: an epileptic syndrome of "symbolism for pain"?', *Pain*, 161(3), 2020, pp.502–8
24. Ploner, M., Freund, H. J. and Schnitzler, A., 'Pain affect without pain sensation in a patient with a postcentral lesion', *Pain*, 81(1–2), 1999, pp.211–14

3 你注意到我了嗎？

1. Hoffman, H. G., Chambers, G. T., Meyer III, W. J. *et al.*, 'Virtual reality as an adjunctive non-pharmacologic analgesic for acute burn pain during medical procedures', *Annals of Behavioral Medicine*, 41(2), pp.183–91

2. Maani, C. V., Hoffman, H. G., Fowler, M. *et al.*, 'Combining ketamine and virtual reality pain control during severe burn wound care: one military and one civilian patient', *Pain Medicine*, 12(4), 2011, pp.673–8
3. Mallari, B., Spaeth, E. K., Goh, H. and Boyd, B. S., 'Virtual reality as an analgesic for acute and chronic pain in adults: a systematic review and meta-analysis', *Journal of Pain Research*, 12, 2019, pp.2053–85
4. 'Paget, Henry William, First Marquess of Anglesey (1768–1854), Army Officer and Politician', *Oxford Dictionary of National Biography*, Oxford University Press, 2004 (online edition)
5. Titus Lucretius Carus, *Lucretius: The Nature of Things,* trans. Stallings, A. E., Penguin Classics, 2007
6. Hall, K. R. L. and Stride, E., 'The varying response to pain in psychiatric disorders: a study in abnormal psychology', *British Journal of Medical Psychology*, 27(1–2), 1954, pp.48–60
7. Sprenger, C., Eippert, F., Finsterbusch, J., Bingel, U., Rose, M. and Büchel, C., 'Attention modulates spinal cord responses to pain', *Current Biology*, 22(11), 2012, pp.1019–22
8. Herr, H. W., 'Franklin, Lavoisier, and Mesmer: origin of the controlled clinical trial', *Urologic Oncology: Seminars and Original Investigations*, 23(5), 2005, pp.346–51
9. Flik, C. E., Laan, W., Zuithoff, N. P. *et al.*, 'Efficacy of individual and group hypnotherapy in irritable bowel syndrome (IMAGINE): a multicentre randomised controlled trial', *The Lancet Gastroenterology & Hepatology*, 4(1), 2019, pp.20–31
10. Miller, V., Carruthers, H. R., Morris, J., Hasan, S. S., Archbold, S. and Whorwell, P. J., 'Hypnotherapy for irritable bowel syndrome: an audit of one thousand adult patients', *Alimentary Pharmacology & Therapeutics*, 41(9), 2015, pp.844–55
11. McGlashan, T. H., Evans, F. J. and Orne, M. T., 'The nature of hypnotic analgesia and placebo response to experimental pain', *Psychosomatic Medicine*, 31(3), 1969, pp.227–46
12. Hilgard, E. R., 'A neodissociation interpretation of pain reduction in hypnosis', *Psychological Review*, 80(5), 1973, p.396–411
13. Kosslyn, S. M., Thompson, W. L., Costantini-Ferrando, M. F., Alpert, N.

M. and Spiegel, D., 'Hypnotic visual illusion alters color processing in the brain', *American Journal of Psychiatry*, 157(8), 2000, pp.1279–84

14. Jiang, H., White, M. P., Greicius, M. D., Waelde, L. C. and Spiegel, D., 'Brain activity and functional connectivity associated with hypnosis', *Cerebral Cortex*, 27(8), 2017, pp.4083–93
15. Schulz-Stübner, S., Krings, T., Meister, I. G., Rex, S., Thron, A. and Rossaint, R., 'Clinical hypnosis modulates functional magnetic resonance imaging signal intensities and pain perception in a thermal stimulation paradigm', *Regional Anesthesia & Pain Medicine*, 29(6), 2004, pp.549–56
16. Rainville, P., Carrier, B., Hofbauer, R. K., Bushnell, M. C. and Duncan, G. H., 'Dissociation of sensory and affective dimensions of pain using hypnotic modulation', *Pain*, 82(2), 1999, pp.159–71
17. Flik, C. E., Laan, W., Zuithoff, N. P. *et al.*, 'Efficacy of individual and group hypnotherapy in irritable bowel syndrome (IMAGINE): a multicentre randomised controlled trial', *The Lancet Gastroenterology & Hepatology*, 4(1), 2019, pp.20–31
18. Butler, L. D., Koopman, C., Neri, E. *et al.*, 'Effects of supportive- expressive group therapy on pain in women with metastatic breast cancer', *Health Psychology*, 28(5), 2009, pp.579–87
19. Accardi, M. C. and Milling, L. S., 'The effectiveness of hypnosis for reducing procedure-related pain in children and adolescents: a comprehensive methodological review', *Journal of Behavioral Medicine*, 32(4), 2009, pp.328–39
20. Berlière, M., Roelants, F., Watremez *et al.,* 'The advantages of hypnosis intervention on breast cancer surgery and adjuvant therapy', *The Breast*, 37, 2018, pp.114–118
21. Lang, E. V., Berbaum, K. S., Faintuch, S. *et al.*, 'Adjunctive self-hypnotic relaxation for outpatient medical procedures: a prospective randomized trial with women undergoing large core breast biopsy', *Pain*, 126(1–3), 2006, pp.155–64
22. Landolt, A. S. and Milling, L. S., 'The efficacy of hypnosis as an intervention for labor and delivery pain: a comprehensive methodological review', *Clinical Psychology Review*, 31(6), 2011, pp.1022–31

23. Vlieger, A. M., Rutten, J. M., Govers, A. M., Frankenhuis, C. and Benninga, M. A., 'Long-term follow-up of gut-directed hypnotherapy vs. standard care in children with functional abdominal pain or irritable bowel syndrome', *American Journal of Gastroenterology*, 107(4), 2012, pp.627–31

24. Jensen, M. P., Mendoza, M. E., Ehde, D. M. *et al.*, 'Effects of hypnosis, cognitive therapy, hypnotic cognitive therapy, and pain education in adults with chronic pain: a randomized clinical trial', *Pain*, 161(10), 2020, pp.2284–98

25. Larbig, W., Elbert, T., Lutzenberger, W., Rockstroh, B., Schnerr, G. and Birbaumer, N., 'EEG and slow brain potentials during anticipation and control of painful stimulation', *Electroencephalography and Clinical Neurophysiology*, 53(3), 1982, pp.298–309

26. Jensen, M. P., Adachi, T. and Hakimian, S., 'Brain oscillations, hypnosis, and hypnotizability', *American Journal of Clinical Hypnosis*, 57(3), 2015, pp.230–53

27. Guilbert, A. S., Chauvin, C. and De Melo, C., 'Effect of virtual reality hypnosis on postoperative pain and morphine consumption after surgery for scoliosis: a retrospective evaluation in children', abstract A2375 from the Anesthesiology Annual Meeting, 2018

4 期望效應

1. 'Headaches, chilli pepper patches and the placebo effect', *Airing Pain, 53*, painconcern.org.uk, 30 January 2014

2. Chaucer, G., *The Canterbury Tales*, eds. Boenig, R. and Taylor, A., Broadview Press, 2012

3. Handfield-Jones, R. P. C., 'A bottle of medicine from the doctor', *The Lancet*, 262(6790), 1953, pp.823–25

4. Hróbjartsson, A. and Gøtzsche, P. C., 'Is the placebo powerless? An analysis of clinical trials comparing placebo with no treatment', *New England Journal of Medicine*, 344(21), 2001, pp.1594–1602

5. Moseley, J. B., O'Malley, K., Petersen, N. J. *et al.*, 'A controlled trial of arthroscopic surgery for osteoarthritis of the knee', *New England Journal of Medicine*, 347(2), pp.81–8

6. Thorlund, J. B., Juhl, C. B., Roos, E. M. and Lohmander, L. S., 'Arthroscopic surgery for degenerative knee: systematic review and meta-analysis of benefits and harms', *BMJ*, 350, 2015, p.h2747
7. Wartolowska, K., Judge, A., Hopewell, S. *et al.*, 'Use of placebo controls in the evaluation of surgery: systematic review', *BMJ*, 348, 2014
8. Wager, T. D., Rilling, J. K., Smith, E. E. *et al.*, 'Placebo-induced changes in FMRI in the anticipation and experience of pain', *Science*, 303(5661), 2004, pp.1162–7
9. Wager, T. D., Scott, D. J. and Zubieta, J. K., 'Placebo effects on human μ-opioid activity during pain', *Proceedings of the National Academy of Sciences*, 104(26), 2007, pp.11056–61
10. Levine, J., Gordon, N. and Fields, H., 'The mechanism of placebo analgesia', *The Lancet*, 312(8091), 1978, pp.654–7
11. Eippert, F., Bingel, U., Schoell, E. D. *et al.*, 'Activation of the opioidergic descending pain control system underlies placebo analgesia', *Neuron*, 63(4), pp.533–43
12. Benedetti, F., Amanzio, M., Rosato, R. and Blanchard, C., 'Nonopioid placebo analgesia is mediated by CB1 cannabinoid receptors', *Nature Medicine*, 17(10), 2011, pp.1228–30
13. Scott, D. J., Stohler, C. S., Egnatuk, C. M., Wang, H., Koeppe, R. A. and Zubieta, J. K., 'Individual differences in reward responding explain placebo-induced expectations and effects', *Neuron*, 55(2), 2007, pp.325–36
14. Eippert, F., Finsterbusch, J., Bingel, U. and Büchel, C., 'Direct evidence for spinal cord involvement in placebo analgesia', *Science*, 326(5951), 2009, p.404
15. Bannuru, R. R., McAlindon, T. E., Sullivan, M. C., Wong, J. B., Kent, D. M. and Schmid, C.H., 'Effectiveness and implications of alternative placebo treatments: a systematic review and network meta-analysis of osteoarthritis trials', *Annals of Internal Medicine*, 163(5), 2015, pp.365–72
16. Espay, A. J., Norris, M. M., Eliassen, J. C. *et al.*, 'Placebo effect of medication cost in Parkinson disease: a randomized double-blind study', *Neurology*, 84(8), 2015, pp.794–802
17. Haake, M., Müller, H. H., Schade-Brittinger, C. *et al.*, 'German acu-

puncture trials (GERAC) for chronic low back pain: randomized, multicenter, blinded, parallel-group trial with 3 groups', *Archives of Internal Medicine*, 167(17), 2007, pp.1892–8

18. Tuttle, A. H., Tohyama, S., Ramsay, T. *et al.*, 'Increasing placebo responses over time in US clinical trials of neuropathic pain', *Pain*, 156(12), 2015, pp.2616–26
19. Amanzio, M., Pollo, A., Maggi, G. and Benedetti, F., 'Response variability to analgesics: a role for non-specific activation of endogenous opioids', *Pain*, 90(3), 2001, pp.205–15
20. Gracely, R. H., Dubner, R., Deeter, W. R. and Wolskee, P. J., 'Clinicians' expectations influence placebo analgesia', *The Lancet*, 1(8419), 1985
21. Morton, D. L., Watson, A., El-Deredy, W. and Jones, A. K., 'Reproducibility of placebo analgesia: effect of dispositional optimism', *Pain*, 146(1–2), 2009, pp.194–8
22. Barsky, A. J., Saintfort, R., Rogers, M. P. and Borus, J. F., 'Nonspecific medication side effects and the nocebo phenomenon', *JAMA*, 287(5), 2002, pp.622–7
23. Wood, F. A., Howard, J. P., Finegold, J. A. *et al.*, 'N-of-1 trial of a statin, placebo, or no treatment to assess side effects', *New England Journal of Medicine*, 383, 2020, pp.2182–4
24. Bartholomew, R. E. and Wessely, S., 'Protean nature of mass sociogenic illness: from possessed nuns to chemical and biological terrorism fears', *British Journal of Psychiatry*, 180(4), 2002, pp.300–6
25. Benedetti, F., Lanotte, M., Lopiano, L. and Colloca, L., 'When words are painful: unraveling the mechanisms of the nocebo effect', *Neuroscience*, 147(2), 2007, pp.260–71
26. Ritter, A., Franz, M., Puta, C., Dietrich, C., Miltner, W. H. and Weiss, T., 'Enhanced brain responses to pain-related words in chronic back pain patients and their modulation by current pain', *Healthcare*, 4(3), 2016, p.54
27. Hansen, E. and Zech, N., 'Nocebo effects and negative suggestions in daily clinical practice – forms, impact and approaches to avoid them', *Frontiers in Pharmacology*, 10, 2019, p.77
28. Varelmann, D., Pancaro, C., Cappiello, E. C. and Camann, W. R.,

'Nocebo-induced hyperalgesia during local anesthetic injection', *Anesthesia & Analgesia*, 110(3), 2010, pp.868–70

29. Bingel, U., Wanigasekera, V., Wiech, K. *et al.*, 'The effect of treatment expectation on drug efficacy: imaging the analgesic benefit of the opioid remifentanil', *Science Translational Medicine*, 3(70), 2011, p.70ra14
30. Amanzio, M., Pollo, A., Maggi, G. and Benedetti, F., 'Response variability to analgesics: a role for non-specific activation of endogenous opioids', *Pain*, 90(3), 2001, pp.205–15
31. Walach, H. and Jonas, W. B., 'Placebo research: the evidence base for harnessing self-healing capacities', *Journal of Alternative & Complementary Medicine*, 10 (Supplement 1), 2004, p.S-103
32. Interview with Dan Moerman in Marchant, J., *Cure: A Journey into the Science of Mind Over Body*, Broadway Books, 2016
33. Conboy, L. A., Macklin, E., Kelley, J., Kokkotou, E., Lembo, A. and Kaptchuk, T., 'Which patients improve: characteristics increasing sensitivity to a supportive patient–practitioner relationship', *Social Science & Medicine*, 70(3), 2010, pp.479–84
34. Ernst, E., 'A systematic review of systematic reviews of homeopathy', *British Journal of Clinical Pharmacology*, 54(6), 2002, pp.577–82
35. Specter, M., 'The power of nothing', *New Yorker*, 5 December 2011
36. Kaptchuk, T. J., Friedlander, E., Kelley, J. M. *et al.*, 'Placebos without deception: a randomized controlled trial in irritable bowel syndrome', *PLOS ONE*, 5(12), 2010, p.e15591
37. Carvalho, C., Caetano, J. M., Cunha, L., Rebouta, P., Kaptchuk, T. J. and Kirsch, I., 'Open-label placebo treatment in chronic low back pain: a randomized controlled trial', *Pain*, 157(12), 2016, p.2766–72
38. Kam-Hansen, S., Jakubowski, M., Kelley, J. M. *et al.*, 'Altered placebo and drug labeling changes the outcome of episodic migraine attacks', *Science Translational Medicine*, 6(218), 2014, p.218ra5
39. Wang, R. S., Hall, K. T., Giulianini, F., Passow, D., Kaptchuk, T. J. and Loscalzo, J., 'Network analysis of the genomic basis of the placebo effect', *JCI Insight*, 2(11), 2017, p.e93911
40. Colloca, L. and Benedetti, F., 'How prior experience shapes placebo an-

algesia', *Pain*, 124(1–2), 2006, pp.126–33

41. Schafer, S. M., Colloca, L. and Wager, T. D., 'Conditioned placebo analgesia persists when subjects know they are receiving a placebo', *Journal of Pain*, 16(5), 2015, pp.412–20
42. Tu, Y., Park, J., Ahlfors, S. P. *et al.*, 'A neural mechanism of direct and observational conditioning for placebo and nocebo responses', *NeuroImage*, 184, 2019, pp.954–63
43. Colloca, L., Enck, P. and DeGrazia, D., 'Relieving pain using dose- extending placebos: a scoping review', *Pain*, 157(8), 2016, pp.1590–98
44. Thompson, P., 'Margaret Thatcher: A new illusion', *Perception*, 9(4), 1980, pp.483–4
45. Summerfield, C., Egner, T., Greene, M., Koechlin, E., Mangels, J. and Hirsch, J., 'Predictive codes for forthcoming perception in the frontal cortex', *Science*, 314(5803), 2006, pp.1311–14
46. George, K. and Das, J. M., 'Neuroanatomy, thalamocortical radiations', StatPearls Publishing, 2019
47. Wallisch, P., 'Illumination assumptions account for individual differences in the perceptual interpretation of a profoundly ambiguous stimulus in the color domain: "The dress" ', *Journal of Vision*, 17(4), 2017
48. Casey, K., 'Theory of predictive brain as important as evolution – Prof. Lars Muckli', *Horizon,* 29 May 2018
49. Ongaro, G. and Kaptchuk, T. J., 'Symptom perception, placebo effects, and the Bayesian brain', *Pain*, 160(1), 2019, pp.1–4
50. Kaptchuk, T. J., 'Open-label placebo: reflections on a research agenda', *Perspectives in Biology and Medicine*, 61(3), 2018, pp.311–34

5 疼痛的意義

1. International Committee of the Red Cross (ICRC), Geneva Convention Relative to the Protection of Civilian Persons in Time of War (Fourth Geneva Convention), 12 August 1949, 75 UNTS 287
2. Tsur, N., Defrin, R. and Ginzburg, K., 'Posttraumatic stress disorder, orientation to pain, and pain perception in ex-prisoners of war who un-

derwent torture', *Psychosomatic Medicine*, 79(6), 2017, pp.655–63

3. Raja, S. N., Carr, D. B., Cohen, M. *et al.*, 'The revised International Association for the Study of Pain definition of pain: concepts, challenges, and compromises', *Pain*, 161(9), 2020, pp.1976–82
4. Shackman, A. J. and Wager, T. D., 'The emotional brain: fundamental questions and strategies for future research', *Neuroscience Letters*, 693, 2019, pp.68–74
5. Eisenberger, N. I., Lieberman, M. D. and Williams, K. D., 'Does rejection hurt? An fMRI study of social exclusion', *Science*, 302(5643), 2003, pp.290–2
6. DeWall, C. N., MacDonald, G., Webster, G. D. *et al.*, 'Acetaminophen reduces social pain: behavioral and neural evidence', *Psychological Science*, 21(7), 2010, pp.931–7
7. Ratner, K. G., Kaczmarek, A. R. and Hong, Y., 'Can over-the-counter pain medications influence our thoughts and emotions?', *Policy Insights from the Behavioral and Brain Sciences*, 5(1), 2018, pp.82–9
8. Farrell, S. M., Green, A. and Aziz, T., 'The current state of deep brain stimulation for chronic pain and its context in other forms of neuromodulation', *Brain Sciences*, 8(8), 2018, p.158
9. Lempka, S. F., Malone Jr, D. A., Hu, B. *et al.*, 'Randomized clinical trial of deep brain stimulation for poststroke pain', *Annals of Neurology*, 81(5), 2017, pp.653–63
10. Ploghaus, A., Narain, C., Beckmann, C.F. *et al.*, 'Exacerbation of pain by anxiety is associated with activity in a hippocampal network', *Journal of Neuroscience*, 21(24), 2001, pp.9896–9903
11. Zhou, F., Shefer, A., Wenger, J. *et al.*, 'Economic evaluation of the routine childhood immunization program in the United States, 2009', *Pediatrics*, 133(4), 2014, pp.577–85
12. McMurtry, C. M., Riddell, R. P., Taddio, A. *et al.*, 'Far from "just a poke": common painful needle procedures and the development of needle fear', *Clinical Journal of Pain*, 31 (Supplement 10), 2015, pp.S3–11
13. Taddio, A., McMurtry, C. M., Shah, V. *et al.*, 'Reducing pain during vaccine injections: clinical practice guideline', *CMAJ*, 187(13), 2015, pp.975–82

14. Wang, Y., Wang, J. Y. and Luo, F., 'Why self-induced pain feels less painful than externally generated pain: distinct brain activation patterns in self- and externally generated pain', *PloS one*, 6(8), 2011, p.e23536
15. Mowrer, O. H. and Viek, P., 'An experimental analogue of fear from a sense of helplessness', *Journal of Abnormal and Social Psychology*, 43(2), 1948, pp.193–200
16. Bowers, K. S., 'Pain, anxiety, and perceived control', *Journal of Consulting and Clinical Psychology*, 32(5) (Part 1), 1968, pp.596–602
17. Segal, Z. V., Kennedy, S., Gemar, M., Hood, K., Pedersen, R. and Buis, T., 'Cognitive reactivity to sad mood provocation and the prediction of depressive relapse', *Archives of General Psychiatry*, 63(7), 2006, pp.749–55
18. Berna, C., Leknes, S., Holmes, E. A., Edwards, R. R., Goodwin, G. M. and Tracey, I., 'Induction of depressed mood disrupts emotion regulation neurocircuitry and enhances pain unpleasantness', *Biological Psychiatry*, 67(11), 2010, pp.1083–90
19. Andersson, G. B., 'Epidemiological features of chronic low-back pain', *The Lancet*, 354(9178), 1999, pp.581–5
20. Vlaeyen, J. W. and Linton, S. J., 'Fear-avoidance and its consequences in chronic musculoskeletal pain: a state of the art', *Pain*, 85(3), 2000, pp. 317–32
21. Hashmi, J. A., Baliki, M. N., Huang, L. *et al.*, 'Shape shifting pain: chronification of back pain shifts brain representation from nociceptive to emotional circuits', *Brain*, 136(Part 9), 2013, pp.2751–68
22. Price, D. D., 'Psychological and neural mechanisms of the affective dimension of pain', *Science*, 288(5472), 2000, pp.1769–72
23. Wertli, M. M., Burgstaller, J. M., Weiser, S., Steurer, J., Kofmehl, R. and Held, U., 'Influence of catastrophizing on treatment outcome in patients with nonspecific low back pain: a systematic review', *Spine*, 39(3), 2014, pp.263–73
24. Cherkin, D. C., Sherman, K. J., Balderson, B. H. *et al.*, 'Effect of mindfulness-based stress reduction vs cognitive behavioral therapy or usual care on back pain and functional limitations in adults with chronic low back pain: a randomized clinical trial', *JAMA*, 315(12), 2016, pp.1240–

9

25. Hughes, L. S., Clark, J., Colclough, J. A., Dale, E. and McMillan, D., 'Acceptance and commitment therapy (ACT) for chronic pain', *Clinical Journal of Pain*, 33(6), 2017, pp.552–68
26. Lutz, A., McFarlin, D. R., Perlman, D. M., Salomons, T. V. and Davidson, J., 'Altered anterior insula activation during anticipation and experience of painful stimuli in expert meditators', *NeuroImage*, 64, 2013, pp.538–46
27. Lumley, M. A., Schubiner, H., Lockhart, N. A. *et al.*, 'Emotional awareness and expression therapy, cognitive-behavioral therapy, and education for fibromyalgia: a cluster-randomized controlled trial', *Pain*, 158(12), 2017, pp.2354–63
28. Lumley, M. A. and Schubiner, H., 'Psychological therapy for centralized pain: an integrative assessment and treatment model', *Psychosomatic Medicine*, 81(2), 2019, pp.114–24
29. C de C Williams, A., Fisher, E., Hearn L. and Eccleston, C., 'Psychological therapies for the management of chronic pain (excluding headache) in adults', *Cochrane Database of Systematic Reviews*, 8, 2020, CD007407

6　沒有疼痛，沒有收穫

1. Bentham, J., *The Principles of Morals and Legislation*, Prometheus Books, 1988, pp.57–79
2. Leknes, S., Berna, C., Lee, M. C., Snyder, G. D., Biele, G. and Tracey, I., 'The importance of context: when relative relief renders pain pleasant', *Pain*, 154(3), 2013, pp.402–10
3. Ameriks, K. and Clarke, D. M., *Aristotle: Nicomachean Ethics*, Cambridge University Press, 2000
4. Price, D. D., Harkins, S. W. and Baker, C., 'Sensory-affective relationships among different types of clinical and experimental pain', *Pain*, 28(3), 1987, pp.297–307
5. Petrovic, P., Dietrich, T., Fransson, P., Andersson, J., Carlsson, K. and Ingvar, M., 'Placebo in emotional processing—induced expectations of anxiety relief activate a generalized modulatory network', *Neuron*, 46(6), 2005, pp.957–69

6. Harper, P., 'No pain, no gain: pain behaviour in the armed forces', *British Journal of Nursing*, 15(10), 2006, pp.548–51
7. Fields, H. L., 'A motivation-decision model of pain: the role of opioids', *Proceedings of the 11th World Congress on Pain*, IASP Press, 2006
8. Barbano, M. F. and Cador, M., 'Differential regulation of the consummatory, motivational and anticipatory aspects of feeding behavior by dopaminergic and opioidergic drugs', *Neuropsychopharmacology*, 31(7), 2006, pp.1371–81
9. Forsberg, G., Wiesenfeld-Hallin, Z., Eneroth, P. and Södersten, P., 'Sexual behavior induces naloxone-reversible hypoalgesia in male rats', *Neuroscience Letters*, 81(1–2), 1987, pp.151–4
10. Sharot, T., Shiner, T., Brown, A. C., Fan, J. and Dolan, R. J., 'Dopamine enhances expectation of pleasure in humans', *Current Biology*, 19(24), 2009, pp.2077–80
11. Budygin, E. A., Park, J., Bass, C. E., Grinevich, V. P., Bonin, K. D. and Wightman, R. M., 'Aversive stimulus differentially triggers subsecond dopamine release in reward regions', *Neuroscience*, 201, 2012, pp.331–7
12. Leknes, S., Lee, M., Berna, C., Andersson, J. and Tracey, I., 'Relief as a reward: hedonic and neural responses to safety from pain', *PLOS ONE*, 6(4), 2011, p.e17870
13. Zubieta, J. K., Heitzeg, M. M., Smith, Y. R. *et al.*, 'COMT val158met genotype affects μ-opioid neurotransmitter responses to a pain stressor', *Science*, 299(5610), 2003, pp.1240–43
14. Durso, G. R., Luttrell, A. and Way, B. M., 'Over-the-counter relief from pains and pleasures alike: acetaminophen blunts evaluation sensitivity to both negative and positive stimuli', *Psychological Science*, 26(6), 2015, pp.750–8
15. Forsberg, G., Wiesenfeld-Hallin, Z., Eneroth, P. and Södersten, P., 'Sexual behavior induces naloxone-reversible hypoalgesia in male rats', *Neuroscience Letters*, 81(1–2), 1987, pp.151–4
16. Roy, M., Peretz, I. and Rainville, P., 'Emotional valence contributes to music-induced analgesia', *Pain*, 134(1–2), 2008, pp.140–7
17. Gandhi, W. and Schweinhardt, P., 'How accurate appraisal of behavioral

costs and benefits guides adaptive pain coping', *Frontiers in Psychiatry*, 8, 2017, p.103

18. Baliki, M. N., Petre, B., Torbey, S. *et al.*, 'Corticostriatal functional connectivity predicts transition to chronic back pain', *Nature Neuroscience*, 15(8), 2012, pp.1117–19
19. Kaneko, H., Zhang, S., Sekiguchi, M. *et al.*, 'Dysfunction of nucleus accumbens is associated with psychiatric problems in patients with chronic low back pain: a functional magnetic resonance imaging study', *Spine*, 42(11), 2017, pp.844–53
20. Taylor, A. M., Becker, S., Schweinhardt, P. and Cahill, C., 'Mesolimbic dopamine signaling in acute and chronic pain: implications for motivation, analgesia, and addiction', *Pain*, 157(6), 2016, p.1194
21. Loggia, M. L., Berna, C., Kim, J. *et al.*, 'Disrupted brain circuitry for pain-related reward/punishment in fibromyalgia', *Arthritis & Rheumatology*, 66(1), 2014, pp.203–12
22. Rozin, P., Guillot, L., Fincher, K., Rozin, A. and Tsukayama, E., 'Glad to be sad, and other examples of benign masochism', *Judgment and Decision Making*, 8(4), 2013, pp.439–47
23. McGraw, A. P., Warren, C., Williams, L. E. and Leonard, B., 'Too close for comfort, or too far to care? Finding humor in distant tragedies and close mishaps', *Psychological Science*, 23(10), 2012, pp.1215–23
24. Franklin, J. C., Lee, K. M., Hanna, E. K. and Prinstein, M. J., 'Feeling worse to feel better: pain-offset relief simultaneously stimulates positive affect and reduces negative affect', *Psychological Science*, 24(4), 2013, pp.521–9
25. Glenn, J. J., Michel, B. D., Franklin, J. C., Hooley, J. M. and Nock, M. K., 'Pain analgesia among adolescent self-injurers', *Psychiatry Research*, 220(3), 2014, pp.921–6
26. Kirtley, O. J., O'Carroll, R. E. and O'Connor, R. C., 'Pain and self-harm: a systematic review', *Journal of Affective Disorders*, 203, 2016, pp.347–63
27. Fox, K. R., O'Sullivan, I. M., Wang, S. B. and Hooley, J. M., 'Self- criticism impacts emotional responses to pain', *Behavior Therapy*, 50(2), 2019, pp.410–20

28. Niedtfeld, I., Schulze, L., Kirsch, P., Herpertz, S. C., Bohus, M. and Schmahl, C., 'Affect regulation and pain in borderline personality disorder: a possible link to the understanding of self-injury', *Biological Psychiatry*, 68(4), 2010, pp.383–91

29. Hooley, J. M. and Franklin, J. C., 'Why do people hurt themselves? A new conceptual model of nonsuicidal self-injury', *Clinical Psychological Science*, 6(3), 2018, pp.428–51

30. Hooley, J. M., Dahlgren, M. K., Best, S. G., Gonenc, A. and Gruber, S. A., 'Decreased amygdalar activation to NSSI-stimuli in people who engage in NSSI: a neuroimaging pilot study', *Frontiers in Psychiatry*, 11, 2020, p.238

31. Hooley, J. M. and St. Germain, S. A., 'Nonsuicidal self-injury, pain, and self-criticism: does changing self-worth change pain endurance in people who engage in self-injury?', *Clinical Psychological Science*, 2(3), 2014, pp.297–305

7 你的疼痛，我感同身受

1. Salinas, J., *Mirror Touch: A Memoir of Synesthesia and the Secret Life of the Brain,* HarperCollins, 2017

2. Miller, L. and Spiegel, A., 'Entanglement', *Invisibilia* podcast, 20 January 2015

3. Ward, J., Schnakenberg, P. and Banissy, M. J., 'The relationship between mirror-touch synaesthesia and empathy: new evidence and a new screening tool', *Cognitive Neuropsychology*, 35(5–6), 2018, pp.314–32

4. Banissy, M. J., Kadosh, R. C., Maus, G. W., Walsh, V. and Ward, J., 'Prevalence, characteristics and a neurocognitive model of mirror-touch synaesthesia', *Experimental Brain Research*, 198(2–3), 2009, pp.261–72

5. Blakemore, S. J., Bristow, D., Bird, G., Frith, C. and Ward, J., 'Somatosensory activations during the observation of touch and a case of vision–touch synaesthesia', *Brain*, 128(7), 2005, pp.1571–83

6. Goller, A. I., Richards, K., Novak, S. and Ward, J., 'Mirror-touch synaesthesia in the phantom limbs of amputees', *Cortex*, 49(1), 2013, pp.243–51

7. Lamm, C., Decety, J. and Singer, T., 'Meta-analytic evidence for com-

mon and distinct neural networks associated with directly experienced pain and empathy for pain', *NeuroImage*, 54(3), 2011, pp.2492–502

8. Bekkali, S., Youssef, G. J., Donaldson, P. H., Albein-Urios, N., Hyde, C. and Enticott, P. G., 'Is the putative mirror neuron system associated with empathy? A systematic review and meta-analysis', *Neuropsychology Review*, 2020, pp.1–44
9. Rütgen, M., Seidel, E. M., Silani, G. *et al.*, 'Placebo analgesia and its opioidergic regulation suggest that empathy for pain is grounded in self pain', *Proceedings of the National Academy of Sciences*, 112(41), 2015, pp.E5638–46
10. Decety, J., Michalska, K. J. and Akitsuki, Y., 'Who caused the pain? An fMRI investigation of empathy and intentionality in children', *Neuropsychologia*, 46(11), 2008, pp.2607–14
11. Decety, J. and Michalska, K. J., 'Neurodevelopmental changes in the circuits underlying empathy and sympathy from childhood to adulthood', *Developmental Science*, 13(6), 2010, pp.886–99
12. Marsh, A. A., Finger, E. C., Fowler, K. A. *et al.*, 'Empathic responsiveness in amygdala and anterior cingulate cortex in youths with psychopathic traits', *Journal of Child Psychology and Psychiatry*, 54(8), 2013, pp.900–10
13. Lockwood, P. L., Apps, M. A., Roiser, J. P. and Viding, E., 'Encoding of vicarious reward prediction in anterior cingulate cortex and relationship with trait empathy', *Journal of Neuroscience*, 35(40), 2015, pp.13720–7
14. Jeon, D., Kim, S., Chetana, M. *et al.*, 'Observational fear learning involves 2+affective pain system and Cav1.2 Ca *Neuroscience*, 13(4), 2010, pp.482–8
15. Sapolsky, R. M., *Behave: The Biology of Humans at Our Best and Worst*, Penguin, 2017
16. Decety, J., Echols, S. and Correll, J., 'The blame game: the effect of responsibility and social stigma on empathy for pain', *Journal of Cognitive Neuroscience*, 22(5), 2010, pp.985–97
17. Xu, X., Zuo, X., Wang, X. and Han, S., 'Do you feel my pain? Racial group membership modulates empathic neural responses', *Journal of Neuroscience*, 29(26), 2009, pp.8525–9

18. Shen, F., Hu, Y., Fan, M., Wang, H. and Wang, Z., 'Racial bias in neural response for pain is modulated by minimal group', *Frontiers in Human Neuroscience*, 11, 2018, p.661

19. Cao, Y., Contreras-Huerta, L. S., McFadyen, J. and Cunnington, R., 'Racial bias in neural response to others' pain is reduced with other-race contact', *Cortex*, 70, 2015, pp.68–78

20. Cikara, M. and Fiske, S. T., 'Their pain, our pleasure: stereotype content and schadenfreude', *Annals of the New York Academy of Sciences*, 1299, 2013, pp.52–9

21. Takahashi, H., Kato, M., Matsuura, M., Mobbs, D., Suhara, T. and Okubo, Y., 'When your gain is my pain and your pain is my gain: neural correlates of envy and schadenfreude', *Science*, 323(5916), 2009, pp.937–9

22. Singer, T., Seymour, B., O'Doherty, J. P., Stephan, K. E., Dolan, R. J. and Frith, C. D., 'Empathic neural responses are modulated by the perceived fairness of others', *Nature*, 439(7075), 2006, pp.466–9

23. Decety, J., Yang, C. Y. and Cheng, Y., 'Physicians down-regulate their pain empathy response: an event-related brain potential study', *NeuroImage*, 50(4), 2010, pp.1676–82

24. Lamm, C., Batson, C. D. and Decety, J., 'The neural substrate of human empathy: effects of perspective-taking and cognitive appraisal', *Journal of Cognitive Neuroscience*, 19(1), 2007, pp.42–58

25. Klimecki, O. M., Leiberg, S., Lamm, C. and Singer, T., 'Functional neural plasticity and associated changes in positive affect after compassion training', *Cerebral Cortex*, 23(7), 2013, pp.1552–61

26. Cánovas, L., Carrascosa, A.J., García, M. *et al.*, 'Impact of empathy in the patient–doctor relationship on chronic pain relief and quality of life: a prospective study in Spanish pain clinics', *Pain Medicine*, 19(7), 2018, pp.1304–14

27. Gray, K., 'The power of good intentions: perceived benevolence soothes pain, increases pleasure, and improves taste', *Social Psychological and Personality Science*, 3(5), 2012, pp.639–45

28. Butler, D. and Moseley, G., *Explain Pain Supercharged*, NOI Group, 2017.

8 相連相繫

1. Eisenberger, N. I., Lieberman, M. D. and Williams, K. D., 'Does rejection hurt? An fMRI study of social exclusion', *Science*, 302(5643), 2003, pp.290–2
2. Eisenberger, N. I., Jarcho, J. M., Lieberman, M. D. and Naliboff, B. D., 'An experimental study of shared sensitivity to physical pain and social rejection', *Pain*, 126(1–3), pp.132–8
3. Murphy, M. R., MacLean, P. D. and Hamilton, S. C., 'Species-typical behavior of hamsters deprived from birth of the neocortex', *Science*, 213(4506), 1981, pp.459–61
4. MacLean, P. D. and Newman, J. D., 'Role of midline frontolimbic cortex in production of the isolation call of squirrel monkeys', *Brain Research*, 450(1–2), 1988, pp.111–23
5. Martin, L. J., Tuttle, A. H. and Mogil, J. S., 'The interaction between pain and social behavior in humans and rodents', *Behavioral Neurobiology of Chronic Pain*, 2014, pp.233–50
6. Holt-Lunstad, J., Smith, T. B. and Layton, J. B., 'Social relationships and mortality risk: a meta-analytic review', *PLOS Medicine*, 7(7), 2010, p.e1000316
7. Karayannis, N. V., Baumann, I., Sturgeon, J. A., Melloh, M. and Mackey, C., 'The impact of social isolation on pain interference: a longitudinal study', *Annals of Behavioral Medicine*, 53(1), 2019, pp.65–74
8. Cohen, E. E., Ejsmond-Frey, R., Knight, N. and Dunbar, R. I., 'Rowers' high: behavioural synchrony is correlated with elevated pain thresholds', *Biology Letters*, 6(1), 2010, pp.106–8
9. Launay, J., Grube, M. and Stewart, L., 'Dysrhythmia: a specific congenital rhythm perception deficit', *Frontiers in Psychology*, 5, 2014, p.18
10. Hopper, M. J., Curtis, S., Hodge, S. and Simm, R., 'A qualitative study exploring the effects of attending a community pain service choir on wellbeing in people who experience chronic pain', *British Journal of Pain*, 10(3), 2016, pp.124–34
11. Dunbar, R. I., Baron, R., Frangou, A. *et al.*, 'Social laughter is correlated with an elevated pain threshold', *Proceedings of the Royal Society B:*

Biological Sciences, 279(1731), 2012, pp.1161–7

12. Provine, R. R. and Fischer, K. R., 'Laughing, smiling, and talking: relation to sleeping and social context in humans', *Ethology*, 83(4), 1989, pp.295–305
13. Manninen, S., Tuominen, L., Dunbar, R. I. *et al*., 'Social laughter triggers endogenous opioid release in humans', *Journal of Neuroscience*, 37(25), pp.6125–31
14. Johnson, K. V. A. and Dunbar, R. I., 'Pain tolerance predicts human social network size', *Scientific Reports*, 6, 2016, p.25267
15. Langford, D. J., Crager, S. E., Shehzad, Z. *et al*., 'Social modulation of pain as evidence for empathy in mice', *Science*, 312(5782), 2006, pp.1967–70
16. Goldstein, P., Shamay-Tsoory, S. G., Yellinek, S. and Weissman-Fogel, I., 'Empathy predicts an experimental pain reduction during touch', *Journal of Pain*, 17(10), 2016, pp.1049–57
17. Huddy, J., 'A new hope: social prescribing in Cornwall', *British Journal of General Practice*, 69(682), 2019, p.243
18. Singhal, A., Tien, Y. Y. and Hsia, R. Y., 'Racial-ethnic disparities in opioid prescriptions at emergency department visits for conditions commonly associated with prescription drug abuse', *PLOS ONE*, 11(8), 2016, p.e0159224
19. Goyal, M. K., Kuppermann, N., Cleary, S. D., Teach, S. J. and Chamberlain, J. M., 'Racial disparities in pain management of children with appendicitis in emergency departments', *JAMA Pediatrics*, 169(11), 2015, pp.996–1002
20. Druckman, J. N., Trawalter, S., Montes, I., Fredendall, A., Kanter, N. and Rubenstein, A.P., 'Racial bias in sport medical staff's perceptions of others' pain', *Journal of Social Psychology*, 158(6), 2018, pp.721–9
21. Hoffman, K. M., Trawalter, S., Axt, J. R. and Oliver, M. N., 'Racial bias in pain assessment and treatment recommendations, and false beliefs about biological differences between blacks and whites', *Proceedings of the National Academy of Sciences*, 113(16), 2016, pp.4296–301
22. Laurencin, C. T. and Murray, M., 'An American crisis: the lack of black men in medicine', *Journal of Racial and Ethnic Health Disparities*,

4(3), 2017, pp.317–21

23. Fillingim, R. B., King, C. D., Ribeiro-Dasilva, M. C., Rahim-Williams, B. and Riley III, J. L., 'Sex, gender, and pain: a review of recent clinical and experimental findings', *Journal of Pain*, 10(5), 2009, pp.447–85
24. Chen, E. H., Shofer, F. S., Dean, A. J. *et al.*, 'Gender disparity in analgesic treatment of emergency department patients with acute abdominal pain', *Academic Emergency Medicine*, 15(5), 2008, pp.414–18
25. Cepeda, M. S. and Carr, D. B., 'Women experience more pain and require more morphine than men to achieve a similar degree of analgesia', *Anesthesia & Analgesia*, 97(5), 2003, pp.1464–8
26. Bartley, E. J. and Fillingim, R. B., 'Sex differences in pain: a brief review of clinical and experimental findings', *British Journal of Anaesthesia*, 111(1), 2013, pp.52–8
27. England, C., 'Erectile dysfunction studies outnumber PMS research by five to one', *The Independent*, 15 August 2016
28. '10 things you should know about endometriosis', Royal College of Obstetricians and Gynaecologists, 2017
29. Lawesson, S. S., Isaksson, R. M., Ericsson, M., Ängerud, K. and Thylén, I., 'Gender disparities in first medical contact and delay in ST-elevation myocardial infarction: a prospective multicentre Swedish survey study', *BMJ Open*, 8(5), 2018, p.e020211
30. Moser, D. K., McKinley, S., Dracup, K. and Chung, M. L., Gender differences in reasons patients delay in seeking treatment for acute myocardial infarction symptoms, *Patient education and counseling*, 56(1), 2005, pp.45-54
31. 'Naomi Musenga death: emergency operator blames pressure after mocking caller', BBC News, 14 May 2018
32. Boseley, S., ' "Listen to women": UK doctors issued with first guidance on endometriosis', *Guardian*, 6 September 2017
33. McParland, J. L., Eccleston, C., Osborn, M. and Hezseltine, L., 'It's not fair: an interpretative phenomenological analysis of discourses of justice and fairness in chronic pain', *Health*, 15(5), 2011, pp.459–74
34. McParland, J. L., Knussen, C. and Murray, J., 'The effects of a recalled

injustice on the experience of experimentally induced pain and anxiety in relation to just-world beliefs', *European Journal of Pain*, 20(9), 2016, pp.1392–1401

35. Trost, Z., Scott, W., Lange, J. M., Manganelli, L., Bernier, E. and Sullivan, M. J., 'An experimental investigation of the effect of a justice violation on pain experience and expression among individuals with high and low just world beliefs', *European Journal of Pain*, 18(3), 2014, pp.415–23
36. Bissell, D. A., Ziadni, M. S. and Sturgeon, J. A., 'Perceived injustice in chronic pain: an examination through the lens of predictive processing', *Pain Management*, 8(2), 2018, pp.129–38
37. Rodkey, E. N. and Riddell, R. P., 'The infancy of infant pain research: the experimental origins of infant pain denial', *Journal of Pain*, 14(4), 2013, pp.338–50
38. Rovner S., 'Surgery without anesthesia: can preemies feel pain?', *Washington Post*, 13 August 1986
39. Anand, K. J., Sippell, W. G. and Green, A. A., 'Randomised trial of fentanyl anaesthesia in preterm babies undergoing surgery: effects on the stress response', *The Lancet*, 329(8527), 1987, pp.243–8
40. Raja, S. N., Carr, D. B., Cohen, M. *et al.*, 'The revised International Association for the Study of Pain definition of pain: concepts, challenges, and compromises', *Pain*, 161(9), 2020, pp.1976–82
41. Goksan, S., Hartley, C., Emery, F. *et al.*, 'fMRI reveals neural activity overlap between adult and infant pain', *eLife*, 4, 2015, p.e06356
42. Hartley, C., Goksan, S., Poorun, R. *et al.*, 'The relationship between nociceptive brain activity, spinal reflex withdrawal and behaviour in newborn infants', *Scientific Reports*, 5, 2015, p.12519
43. Williams, M. D. and Lascelles, B. D. X., 'Early neonatal pain – review of clinical and experimental implications on painful conditions later in life', *Frontiers in Pediatrics*, 8, 2020
44. van den Bosch, G. E., White, T., El Marroun, H. *et al.*, 'Prematurity, opioid exposure and neonatal pain: do they affect the developing brain?', *Neonatology*, 108(1), 2015, pp.8–15
45. Hartley, C., Duff, E. P., Green, G. *et al.*, 'Nociceptive brain activity as

a measure of analgesic efficacy in infants', *Science Translational Medicine*, 9(388), 2017, p.eaah6122

46. Hartley, C., Moultrie, F., Hoskin, A. *et al.*, 'Analgesic efficacy and safety of morphine in the Procedural Pain in Premature Infants (Poppi) study: randomised placebo-controlled trial', *The Lancet*, 392(10164), 2018, pp.2595–605
47. Brauer, J., Xiao, Y., Poulain, T., Friederici, A. D. and Schirmer, A., 'Frequency of maternal touch predicts resting activity and connectivity of the developing social brain', *Cerebral Cortex*, 26(8), 2016, pp.3544–52
48. Liljencrantz, J. and Olausson, H., 'Tactile C fibers and their contributions to pleasant sensations and to tactile allodynia', *Frontiers in Behavioral Neuroscience*, 8, 2014
49. Liljencrantz, J., Strigo, I., Ellingsen, D. M. *et al.*, 'Slow brushing reduces heat pain in humans', *European Journal of Pain*, 21(7), 2017, pp.1173–85
50. Gursul, D., Goksan, S., Hartley, C. *et al*, 'Stroking modulates noxious-evoked brain activity in human infants', *Current Biology*, 28(24), 2018, pp.R1380–1

9　信仰的鎮痛效果

1. Clark, W. C. and Clark, S. B., 'Pain responses in Nepalese porters', *Science*, 209(4454), 1980, pp.410–12
2. Sargent, C. F., '*Maternity, Medicine, and Power: Reproductive Decisions in Urban Benin*', University of California Press, 1989
3. Sternbach, R. A. and Tursky, B., 'Ethnic differences among housewives in psychophysical and skin potential responses to electric shock', *Psychophysiology*, 1(3), 1965, pp.241–6
4. Kim, H. J., Yang, G. S., Greenspan, J. D. *et al.*, 'Racial and ethnic differences in experimental pain sensitivity: systematic review and meta-analysis', *Pain*, 158(2), 2017, pp.194–211
5. Nayak, S., Shiflett, S. C., Eshun, S. and Levine, F. M., 'Culture and gender effects in pain beliefs and the prediction of pain tolerance', *Cross-Cultural Research*, 34(2), 2000, pp.135–51

6. Dragioti, E., Tsamakis, K., Larsson, B. and Gerdle, B., 'Predictive association between immigration status and chronic pain in the general population: results from the SwePain cohort', *BMC Public Health*, 20(1), 2020, pp.1–11
7. Kim, H. J., Greenspan, J. D., Ohrbach, R. *et al.*, 'Racial/ethnic differences in experimental pain sensitivity and associated factors – cardiovascular responsiveness and psychological status', *PLOS ONE*, 14(4), 2019, p.e0215534
8. Byrne, M., Callahan, B., Carlson, K. *et al.*, *Nursing: A Concept-Based Approach to Learning*, ed. Trakalo, K., vol. 1., 2014
9. Wiech, K., Farias, M., Kahane, G., Shackel, N., Tiede, W. and Tracey, I., 'An fMRI study measuring analgesia enhanced by religion as a belief system', *Pain*, 139(2), 2008, pp.467–76
10. Ferreira-Valente, A., Sharma, S., Torres, S. *et al.*, 'Does religiosity/ spirituality play a role in function, pain-related beliefs, and coping in patients with chronic pain? A systematic review', *Journal of Religion and Health*, 2019, pp.1–55
11. Marx, K., *Critique of Hegel's 'Philosophy of Right'*, ed. O'Malley, J., Cambridge University Press, 2009
12. Brand, P. and Yancey, P., *Pain: The Gift Nobody Wants*, HarperCollins, 1995
13. Al-Bukhari, M., *Sahih al-Bukhari*, Mohee Uddin, 2020
14. Alembizar, F., Hosseinkhani, A. and Salehi, A., 'Anesthesia and pain relief in the history of Islamic medicine', *Iranian Journal of Medical Sciences*, 41(3 Suppl), 2016, p.S21
15. Sallatha, S., 'The Arrow', trans. Bhikkhu, T., *Access to Insight*, 1997
16. 1 Peter 4:13, *The Bible* (English Standard Version)
17. Revelation 21:4, *The Bible* (English Standard Version)
18. Chou, R., Qaseem, A., Snow, V. *et al.*, 'Diagnosis and treatment of low back pain: a joint clinical practice guideline from the American College of Physicians and the American Pain Society', *Annals of Internal Medicine*, 147(7), 2007, pp.478–91

19. Brinjikji, W., Luetmer, P. H., Comstock, B. *et al.*, 'Systematic literature review of imaging features of spinal degeneration in asymptomatic populations', *American Journal of Neuroradiology*, 36(4), 2015, pp.811–16

20. Vibe Fersum, K., O'Sullivan, P., Skouen, J. S., Smith, A. and Kvåle, A., 'Efficacy of classification-based cognitive functional therapy in patients with non-specific chronic low back pain: a randomized controlled trial', *European Journal of Pain*, 17(6), 2013, pp.916–28

21. Vibe Fersum, K., Smith, A., Kvåle, A., Skouen, J. S. and O'Sullivan, P., 'Cognitive functional therapy in patients with non-specific chronic low back pain – a randomized controlled trial 3-year follow-up', *European Journal of Pain*, 23(8), 2019, pp.1416–24

10 無聲的大流行

1. Fayaz, A., Croft, P., Langford, R. M., Donaldson, L. J. and Jones, G. T., 'Prevalence of chronic pain in the UK: a systematic review and meta-analysis of population studies', *BMJ Open*, 6(6), 2016, p.e010364

2. Shipton, E. E., Bate, F., Garrick, R., Steketee, C., Shipton, E. A. and Visser, E. J., 'Systematic review of pain medicine content, teaching, and assessment in medical school curricula internationally', *Pain and Therapy*, 7(2), 2018, pp.139–61

3. Blyth, F. M., March, L. M., Brnabic, A. J., Jorm, L. R., Williamson, M. and Cousins, M. J., 'Chronic pain in Australia: a prevalence study', *Pain*, 89(2–3), 2001, pp.127–34

4. Sá, K. N., Moreira, L., Baptista, A. F. *et al.*, 'Prevalence of chronic pain in developing countries: systematic review and meta-analysis', *Pain Reports*, 4(6), 2019, p.e779

5. McQuay, H., 'Help and hope at the bottom of the pile', *BMJ*, 336(7650), 2008, pp.954–5

6. Treede, R. D., Rief, W., Barke, A. *et al.*, 'Chronic pain as a symptom or a disease: the IASP Classification of Chronic Pain for the International Classification of Diseases (ICD-11)', *Pain*, 160(1), 2019, pp.19–27

7. Dyer, O., 'US life expectancy falls for third year in a row', *BMJ*, 363, 2018

8. 'Odds of dying', *Injury Facts*, https://injuryfacts.nsc.org

9. Olfson, M., Wall, M., Wang, S., Crystal, S. and Blanco, C., 'Service use preceding opioid-related fatality', *American Journal of Psychiatry*, 175(6), 2018, pp.538–44

10. Krebs, E. E., Gravely, A., Nugent, S. *et al.*, 'Effect of opioid vs nonopioid medications on pain-related function in patients with chronic back pain or hip or knee osteoarthritis pain: the SPACE randomized clinical trial', *JAMA*, 319(9), 2018, pp.872–82

11. King, A., 'Analgesia without opioids', *Nature*, 573(7773), 2019, pp.S4-S6

12. Rivat, C. and Ballantyne, J., 'The dark side of opioids in pain management: basic science explains clinical observation', *Pain Reports*, 1(2), 2016, p.e570

13. Colvin, L. A., Bull, F. and Hales, T. G., 'Perioperative opioid analgesia – when is enough too much? A review of opioid-induced tolerance and hyperalgesia', *The Lancet*, 393(10180), 2019, pp.1558–68

14. 'Opioids aware', Faculty of Pain Medicine, https://fpm.ac.uk/ opioids-aware

15. Pavlovic, S., Daniltchenko, M., Tobin, D. J. *et al.*, 'Further exploring the brain–skin connection: stress worsens dermatitis via substance P-dependent neurogenic inflammation in mice', *Journal of Investigative Dermatology*, 128(2), 2008, pp.434–46

16. Liu, Y., Zhou, L. J., Wang, J. *et al.*, 'TNF-α differentially regulates synaptic plasticity in the hippocampus and spinal cord by microglia- dependent mechanisms after peripheral nerve injury', *Journal of Neuroscience*, 37(4), 2017, pp.871–81

17. Hayley, S., 'The neuroimmune-neuroplasticity interface and brain pathology', *Frontiers in Cellular Neuroscience*, 8, 2014, p.419

18. Araldi, D., Bogen, O., Green, P. G. and Levine, J. D., 'Role of nociceptor Toll-like Receptor 4 (TLR4) in opioid-induced hyperalgesia and hyperalgesic priming', *Journal of Neuroscience*, 39(33), 2019, pp.6414–24

19. Evers, A. W. M., Verhoeven, E. W. M., Kraaimaat, F. W. *et al.*, 'How stress gets under the skin: cortisol and stress reactivity in psoriasis', *British Journal of Dermatology*, 163(5), 2010, pp.986–91

20. Young, M. B., Howell, L. L., Hopkins, L. *et al.*, 'A peripheral immune

response to remembering trauma contributes to the maintenance of fear memory in mice', *Psychoneuroendocrinology*, 94, 2018, pp.143–51

21. Goshen, I., Kreisel, T., Ounallah-Saad, H. *et al*., 'A dual role for interleukin-1 in hippocampal-dependent memory processes', *Psychoneuroendocrinology*, 32(8–10), 2007, pp.1106–15
22. Michopoulos, V., Powers, A., Gillespie, C. F., Ressler, K. J. and Jovanovic, T., 'Inflammation in fear- and anxiety-based disorders: PTSD, GAD, and beyond', *Neuropsychopharmacology*, 42(1), 2017, pp.254–70
23. Burke, N. N., Finn, D. P., McGuire, B. E. and Roche, M., 'Psychological stress in early life as a predisposing factor for the development of chronic pain: clinical and preclinical evidence and neurobiological mechanisms', *Journal of Neuroscience Research*, 95(6), 2017, pp.1257–70
24. Bower, J .E. and Irwin, M. R., 'Mind–body therapies and control of inflammatory biology: a descriptive review', *Brain, Behavior, and Immunity*, 51, 2016, pp.1–11
25. Smith, K., 'The association between loneliness, social isolation and inflammation: a systematic review and meta-analysis', *Neuroscience & Biobehavioral Reviews*, 112, 2020, pp.519–41
26. Hussain, S. M., Urquhart, D. M., Wang, Y. *et al*., 'Fat mass and fat distribution are associated with low back pain intensity and disability: results from a cohort study', *Arthritis Research & Therapy*, 19, 2017, p.26
27. Smuck, M., Schneider, B. J., Ehsanian, R., Martin, E. and Kao, M. C. J., 'Smoking is associated with pain in all body regions, with greatest influence on spinal pain', *Pain Medicine*, 21(9), 2020, pp.1759–68
28. Morin, C. M., LeBlanc, M., Daley, M., Gregoire, J. P. and Merette, C., 'Epidemiology of insomnia: prevalence, self-help treatments, consultations, and determinants of help-seeking behaviors', *Sleep Medicine*, 7(2), 2006, pp.123–30
29. Taylor, D. J., Mallory, L. J., Lichstein, K. L., Durrence, H. H., Riedel, B. W. and Bush, A. J., 'Comorbidity of chronic insomnia with medical problems', *Sleep*, 30(2), 2007, pp.213–18
30. Gerhart, J. I., Burns, J. W., Post, K. M. *et al*., 'Relationships between sleep quality and pain-related factors for people with chronic low back pain: tests of reciprocal and time of day effects', *Annals of Behavioral*

Medicine, 51(3), 2017, pp.365–75

31. Krause, A. J., Prather, A. A., Wager, T. D., Lindquist, M. A. and Walker, M. P., 'The pain of sleep loss: a brain characterization in humans', *Journal of Neuroscience*, 39(12), 2019, pp.2291–300
32. Irwin, M. R., Wang, M., Ribeiro, D. *et al.*, 'Sleep loss activates cellular inflammatory signaling', *Biological Psychiatry*, 64(6), 2008, pp.538–40
33. Billari, F. C., Giuntella, O. and Stella, L., 'Broadband internet, digital temptations, and sleep', *Journal of Economic Behavior & Organization*, 153, 2018, pp.58–76
34. Lam, K. K., Kunder, S., Wong, J., Doufas, A. G. and Chung, F., 'Obstructive sleep apnea, pain, and opioids: is the riddle solved?', *Current Opinion in Anaesthesiology*, 29(1), 2016, pp.134–40
35. Moore, J. T. and Kelz, M. B., 'Opiates, sleep, and pain: the adenosinergic link', *Anesthesiology*, 111(6), 2009, pp.1175–76

11　逃跑的大腦

1. Woolf C. J., 'Evidence for a central component of post-injury pain hypersensitivity', *Nature*, 306, 1983, pp.686–8
2. Sandkühler, J. and Gruber-Schoffnegger, D., 'Hyperalgesia by synaptic long-term potentiation (LTP): an update', *Current Opinion in Pharmacology*, 12(1), 2012, pp.18–27
3. Jepma, M., Koban, L., van Doorn, J., Jones, M. and Wager, T.D., 'Behavioural and neural evidence for self-reinforcing expectancy effects on pain', *Nature Human Behaviour*, 2(11), 2018, pp.838–55
4. Soni, A., Wanigasekera, V., Mezue, M. *et al.*, 'Central sensitization in knee osteoarthritis: relating presurgical brainstem neuroimaging and PainDETECT-based patient stratification to arthroplasty outcome', *Arthritis & Rheumatology*, 71(4), 2019, pp.550–60
5. Tagliazucchi, E., Balenzuela, P., Fraiman, D. and Chialvo, D. R., 'Brain resting state is disrupted in chronic back pain patients', *Neuroscience Letters*, 485(1), pp.26–31
6. Apkarian, A. V., Sosa, Y., Sonty, S. *et al.*, 'Chronic back pain is associated with decreased prefrontal and thalamic gray matter density', *Journal of Neuroscience*, 24(46), 2004, pp.10410–15

7. Johnston, K. J., Adams, M. J., Nicholl, B. I. *et al.*, 'Genome-wide association study of multisite chronic pain in UK Biobank', *PLOS Genetics*, 15(6), 2019, p.e1008164
8. Khoury, S., Piltonen, M. H., Ton, A. T. *et al.*, 'A functional substitution in the L-aromatic amino acid decarboxylase enzyme worsens somatic symptoms via a serotonergic pathway', *Annals of Neurology*, 86(2), 2019, pp.168–80
9. Desmeules, J. A., Cedraschi, C., Rapiti, E. *et al.*, 'Neurophysiologic evidence for a central sensitization in patients with fibromyalgia', *Arthritis & Rheumatism*, 48(5), 2003, pp.1420–9
10. Cagnie, B., Coppieters, I., Denecker, S., Six, J., Danneels, L. and Meeus, M., 'Central sensitization in fibromyalgia? A systematic review on structural and functional brain MRI', *Seminars in Arthritis and Rheumatism*, 44(1), 2014, pp.68–75
11. Bäckryd, E., Tanum, L., Lind, A. L., Larsson, A. and Gordh, T., 'Evidence of both systemic inflammation and neuroinflammation in fibromyalgia patients, as assessed by a multiplex protein panel applied to the cerebrospinal fluid and to plasma', *Journal of Pain Research*, 10, 2017, pp.515–25
12. Albrecht, D. S., Forsberg, A., Sandström, A. *et al.*, 'Brain glial activation in fibromyalgia – a multi-site positron emission tomography investigation', *Brain, Behavior, and Immunity*, 75, 2019, pp.72–83
13. Stankevicius, A., Wallwork, S. B., Summers, S. J., Hordacre, B. and Stanton, T. R., 'Prevalence and incidence of phantom limb pain, phantom limb sensations and telescoping in amputees: a systematic rapid review', *European Journal of Pain*, 25(2), 2020
14. Weinstein, S. M., 'Phantom limb pain and related disorders', *Neurologic Clinics*, 16(4), 1998, pp.919–35
15. Penfield, W. and Jasper, H., *Epilepsy and the Functional Anatomy of the Human Brain*, Little, Brown, 1954
16. Ramachandran, V. S., 'Perceptual Correlates of Neural Plasticity in the Adult Human Brain', *Early Vision and Beyond*, eds. Papathomas, T. V., Kowler, E., Chubb, C. and Gorea, A., MIT Press, 1995, pp.227–47
17. Flor, H., Nikolajsen, L. and Jensen, T. S., 'Phantom limb pain: a case

of maladaptive CNS plasticity?', *Nature Reviews Neuroscience*, 7(11), 2006, pp.873–81

18. Flor, H., Elbert, T., Knecht, S. *et al.*, 'Phantom-limb pain as a perceptual correlate of cortical reorganization following arm amputation', *Nature*, 375(6531), pp.482–4
19. Ramachandran, V. S. and Blakeslee, S., *Phantoms in the Brain*, Fourth Estate, 1999
20. Doidge, N., *The Brain That Changes Itself: Stories of Personal Triumph from the Frontiers of Brain Science*, Penguin, 2008
21. Freeman, M. D., Nystrom, A. and Centeno, C., 'Chronic whiplash and central sensitization; an evaluation of the role of a myofascial trigger point in pain modulation', *Journal of Brachial Plexus and Peripheral Nerve Injury*, 4(1), 2009, pp.1–8
22. Campo-Prieto, P. and Rodríguez-Fuentes, G., 'Effectiveness of mirror therapy in phantom limb pain: a literature review', *Neurología*, English edition, 2018
23. McCabe, C. S., Haigh, R. C., Ring, E. F. J., Halligan, P. W., Wall, P. D. and Blake, D. R., 'A controlled pilot study of the utility of mirror visual feedback in the treatment of complex regional pain syndrome (type 1)', *Rheumatology*, 42(1), 2003, pp.97–101
24. Bowering, K. J., O'Connell, N. E., Tabor, A. *et al.*,'The effects of graded motor imagery and its components on chronic pain: a systematic review and meta-analysis', *Journal of Pain*, 14(1), 2013, pp.3–13
25. Kikkert, S., Mezue, M., O'Shea, J. *et al.*, 'Neural basis of induced phantom limb pain relief', *Annals of Neurology*, 85(1), 2019, pp.59–73
26. Rutledge, T., Velez, D., Depp, C. *et al.*, 'A virtual reality intervention for the treatment of phantom limb pain: development and feasibility results', *Pain Medicine*, 20(10), 2019, pp.2051–9

12 疼痛革命

1. Corkhill, B., *Knitting for Health and Wellness*, Flatbear Publishing, 2014
2. Riley, J., Corkhill, B. and Morris, C., 'The benefits of knitting for per-

sonal and social wellbeing in adulthood: findings from an international survey', *British Journal of Occupational Therapy*, 76(2), 2013, pp.50–7

3. Jacobs, B. L. and Fornal, C. A., 'Activity of serotonergic neurons in behaving animals', *Neuropsychopharmacology*, 21(1), 1999, pp.9–15
4. Draganski, B., Gaser, C., Busch, V., Schuierer, G., Bogdahn, U. and May, A., 'Changes in grey matter induced by training', *Nature*, 427(6972), 2004, pp.311–12
5. Gallace, A., Torta, D. M. E., Moseley, G. L. and Iannetti, G. D., 'The analgesic effect of crossing the arms', *Pain*, 152(6), 2011, pp.1418–23
6. McKay, J. H. and Tatum, W. O., 'Knitting induced fronto-central theta rhythm', *Epilepsy & Behavior Reports*, 12, 2019, p.100335
7. Corkhill, B. and Davidson, C., 'Exploring the effects of knitting on the experience of chronic pain – a qualitative study', poster at the British Pain Society Annual Scientific Meeting, 2009
8. Ponce-Alonso, M., de la Fuente, J. S., Rincón-Carlavilla, A. *et al*., 'Impact of the coronavirus disease 2019 (COVID-19) pandemic on nosocomial *Clostridioides difficile* infection', *Infection Control & Hospital Epidemiology*, 2020, pp.1–5
9. Greenhalgh, T., 'Pondering whether COVID-19 will be evidence-based medicine's nemesis', Twitter post, 2 May 2020
10. Tremblay, M. S., Colley, R. C., Saunders, T. J., Healy, G. N. and Owen, N., 'Physiological and health implications of a sedentary lifestyle', *Applied Physiology, Nutrition, and Metabolism*, 35(6), 2010, pp.725–40
11. Hanna, F., Daas, R. N., El-Shareif, T. J., Al-Marridi, H. H., Al-Rojoub, Z. M. and Adegboye, O. A., 'The relationship between sedentary behavior, back pain, and psychosocial correlates among university employees', *Frontiers in Public Health*, 7, 2019, p.80
12. Heron, L., O'Neill, C., McAneney, H., Kee, F. and Tully, M. A., 'Direct healthcare costs of sedentary behaviour in the UK', *Journal of Epidemiolgy and Community Health*, 73(7), 2019, pp.625–9
13. Gopinath, B., Kifley, A., Flood, V. M. and Mitchell, P., 'Physical activity as a determinant of successful aging over ten years', *Scientific Reports*, 8(1), 2018, pp.1–5

14. Rice, D., Nijs, J., Kosek, E. *et al.*, 'Exercise-induced hypoalgesia in pain-free and chronic pain populations: state of the art and future directions', *Journal of Pain*, 20(11), 2019, pp.1249–66

15. Dimitrov, S., Hulteng, E. and Hong, S., 'Inflammation and exercise: inhibition of monocytic intracellular TNF production by acute exercise via β2-adrenergic activation', *Brain, Behavior, and Immunity*, 61, 2017, pp.60–8

16. Puetz, T. W., Flowers, S. S. and O'Connor, P. J., 'A randomized controlled trial of the effect of aerobic exercise training on feelings of energy and fatigue in sedentary young adults with persistent fatigue', *Psychotherapy and Psychosomatics*, 77(3), 2008, pp.167–74

17. Nijs, J., Girbés, E. L., Lundberg, M., Malfliet, A. and Sterling, M., 'Exercise therapy for chronic musculoskeletal pain: innovation by altering pain memories', *Manual Therapy*, 20(1), 2015, pp.216–20

18. 'The Health and Wellbeing Benefits of Swimming', Swimming and Health Commission, 2017

19. Busch, V., Magerl, W., Kern, U., Haas, J., Hajak, G. and Eichhammer, P., 'The effect of deep and slow breathing on pain perception, autonomic activity, and mood processing – an experimental study', *Pain Medicine*, 13(2), 2012, pp.215–28

20. Anderson, B. E. and Bliven, K. C. H., 'The use of breathing exercises in the treatment of chronic, nonspecific low back pain', *Journal of Sport Rehabilitation*, 26(5), 2017, pp.452–8

21. Gerhart, J. I., Burns, J. W., Post, K. M. *et al.*, 'Relationships between sleep quality and pain-related factors for people with chronic low back pain: tests of reciprocal and time of day effects', *Annals of Behavioral Medicine*, 51(3), 2017, pp.365–75

22. Brasure, M., Fuchs, E., MacDonald, R. *et al.*, 'Psychological and behavioral interventions for managing insomnia disorder: an evidence report for a clinical practice guideline by the American College of Physicians', *Annals of Internal Medicine*, 165(2), 2016, pp.113–24

23. Finan, P. H., Buenaver, L. F., Runko, V. T. and Smith, M. T., 'Cognitive- behavioral therapy for comorbid insomnia and chronic pain', *Sleep Medicine Clinics*, 9(2), 2014, pp.261–74

24. Sapolsky, R. M., *Why Zebras Don't Get Ulcers: The Acclaimed Guide to Stress, Stress-related Diseases, and Coping*, Holt, 2004
25. Doidge, N., *The Brain's Way of Healing: Remarkable Discoveries and Recoveries from the Frontiers of Neuroplasticity*, Penguin, 2016
26. Moseley, G. L., Parsons, T. J. and Spence, C., 'Visual distortion of a limb modulates the pain and swelling evoked by movement', *Current Biology*, 18(22), 2008, pp.R1047–8
27. Stanton, T. R., Gilpin, H. R., Edwards, L., Moseley, G. L. and Newport, R., 'Illusory resizing of the painful knee is analgesic in symptomatic knee osteoarthritis', *PeerJ*, 6, 2018, p.e5206
28. Butler, D. S. and Moseley, G. L., *Explain Pain*, 2nd edition, NOI Group, 2013
29. Moseley, G. L., 'Evidence for a direct relationship between cognitive and physical change during an education intervention in people with chronic low back pain', *European Journal of Pain*, 8(1), 2004, pp.39–45
30. Moseley, G. L. and Butler, D. S., 'Fifteen years of explaining pain: the past, present, and future', *Journal of Pain*, 16(9), 2015, pp.807–13
31. Louw, A., Zimney, K., Puentedura, E. J. and Diener, I., 'The efficacy of pain neuroscience education on musculoskeletal pain: a systematic review of the literature', *Physiotherapy Theory and Practice*, 32(5), 2016, pp.332–55
32. Lee, H., McAuley, J. H., Hübscher, M., Kamper, S. J., Traeger, A. C. and Moseley, G. L., 'Does changing pain-related knowledge reduce pain and improve function through changes in catastrophizing?', *Pain*, 157(4), 2016, pp.922–30
33. Corrigan, C., Desnick, L., Marshall, S., Bentov, N. and Rosenblatt, R. A., 'What can we learn from first-year medical students' perceptions of pain in the primary care setting?', *Pain Medicine*, 12(8), 2011, pp.1216–22
34. Mackey, C., 'Pain and the Brain', lecture at Stanford Back Pain Education Day 2016, Youtube.com